U0218912

脑电图图谱｜第3卷

神经系统疾病和重症监护

Neurology and Critical Care

原著 ［法］菲利普·盖利斯
Philippe Gélisse

［法］艾丽尔·克雷斯佩尔
Arielle Grespel

［法］皮埃尔·格通
Pierre Genton

主译 任连坤　陈卫碧　赵国光

中国协和医科大学出版社

北　京

著作权合同登记图字：01-2024-2430号

Atlas of Electroencephalography：Neurology and Critical Care
Vol.3 © 2019, John Libbey Eurotext. All rights reserved.
ISBN：978-2-7420-1579-5

图书在版编目（CIP）数据

神经系统疾病和重症监护 /（法）菲利普·盖利斯，（法）艾丽尔·克雷斯佩尔，（法）皮埃尔·格通著；任连坤，陈卫碧，赵国光译.—北京：中国协和医科大学出版社，2024.7
（脑电图图谱. 第3卷）
书名原文：Neurology and Critical Care
ISBN 978－7－5679－2387－4

Ⅰ.①神…　Ⅱ.①菲…②艾…③皮…④任…⑤陈…⑥赵…　Ⅲ.①神经系统疾病-脑电图-图谱　Ⅳ.①R741.044-64

中国国家版本馆CIP数据核字（2024）第087846号

原　　著	［法］菲利普·盖利斯（Philippe Gélisse）
	［法］艾丽尔·克雷斯佩尔（Arielle Grespel）
	［法］皮埃尔·格通（Pierre Genton）
主　　译	任连坤　陈卫碧　赵国光
责任编辑	杨小杰
封面设计	邱晓俐
责任校对	张　麓
责任印制	黄艳霞
出版发行	中国协和医科大学出版社
	（北京市东城区东单三条9号　邮编100730　电话010-65260431）
网　　址	www.pumcp.com
印　　刷	北京天恒嘉业印刷有限公司
开　　本	889mm×1194mm　　1/16
印　　张	22
字　　数	483千字
版　　次	2024年7月第1版
印　　次	2024年7月第1次印刷
定　　价	178.00元

作者简介

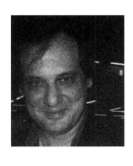

菲利普·盖利斯（Philippe Gélisse）

法国Montpellier医院内外科癫痫病区神经科医生和癫痫专科医生。其主要研究方向为青少年肌阵挛性癫痫、伴中央－颞区棘波的良性癫痫、精神疾病与癫痫，以及抗癫痫药物药理学。在国际期刊上发表了多篇文章，并参编了相关专业的书籍。

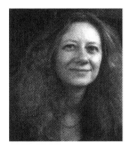

艾丽尔·克雷斯佩尔（Arielle Grespel）

法国Montpellier医院内外科癫痫病区神经科医生和癫痫专科医生，主治儿童及成人难治性癫痫。其主要研究方向为睡眠与癫痫、内侧颞叶癫痫的病理生理学，以及抗癫痫药物药理学。在国际期刊上发表了多篇文章，并参编了相关专业的书籍。

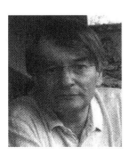

皮埃尔·格通（Pierre Genton）

神经科医生和癫痫专科医生。曾在法国、德国和美国学习，曾就职于Henri Gastaut医院Saint-Paul中心，与多位专家合作，包括Joseph Roger、Charlotte Dravet和Michelle Bureau等。曾担任法国抗癫痫联盟主席（2004—2005年），并在欧洲和全球范围内开展了国家、地区和国际合作项目。他编写的出版物涵盖了癫痫遗传学、特发性全面性癫痫、进行性肌阵挛性癫痫及癫痫疑难诊治等领域。此外，他还担任了多本癫痫学教材的主编或联合主编。

译者名单

顾　　问　吴　逊　北京大学第一医院　　　　　　吴立文　中国医学科学院北京协和医院
　　　　　刘晓燕　北京大学第一医院　　　　　　王玉平　首都医科大学宣武医院

主　　译　任连坤　陈卫碧　赵国光

副 主 译　亓　蕾　王小鹏　薛　青

译　　者（按姓氏笔画排序）
　　　　　马灿灿　江苏省苏北人民医院　　　　　刘文婧　北京丰台右安门医院
　　　　　王　巧　首都医科大学宣武医院　　　　刘亚青　兰州大学第二医院
　　　　　王　迪　北京航空航天大学　　　　　　安　红　首都医科大学附属朝阳医院
　　　　　王小鹏　徐州医科大学附属医院　　　　许贤瑞　宁夏医科大学总医院
　　　　　王丹慧　许昌市中心医院　　　　　　　孙凤侨　北京大学国际医院
　　　　　王雨珂　首都医科大学宣武医院　　　　杜佳琳　首都医科大学宣武医院
　　　　　亓　蕾　首都医科大学宣武医院　　　　李荣杰　南宁市第一人民医院
　　　　　朴媛媛　首都医科大学宣武医院　　　　吴　迪　首都医科大学宣武医院
　　　　　任连坤　首都医科大学宣武医院　　　　吴戊辰　深圳大学总医院
　　　　　刘丹丹　深圳大学总医院　　　　　　　何　柳　首都医科大学宣武医院

张华强　首都医科大学宣武医院　　　　徐国卫　郑州大学附属郑州中心医院

张夏婷　首都医科大学宣武医院　　　　徐翠萍　首都医科大学宣武医院

陈　佳　首都医科大学宣武医院　　　　高　颖　首都医科大学宣武医院

陈卫碧　首都医科大学宣武医院　　　　唐毅斯　柳州市人民医院

陈元宏　首都医科大学宣武医院　　　　黄昕祺　首都医科大学宣武医院

林　楠　中国医学科学院北京协和医院　　崔　璨　郑州大学附属第一医院

金萍萍　北京大学第三医院秦皇岛医院　　章晓富　郑州大学附属郑州中心医院

周晓霞　首都医科大学宣武医院　　　　蒋德明　首都医科大学宣武医院

单永治　首都医科大学宣武医院　　　　遇　涛　首都医科大学宣武医院

赵　毅　山东省立第三医院　　　　　　程岳阳　首都医科大学宣武医院

赵国光　首都医科大学宣武医院　　　　靳光远　首都医科大学宣武医院

郝贵亮　首都医科大学宣武医院　　　　薛　青　首都医科大学宣武医院

胡旻靖　南通大学附属医院　　　　　　薛岩松　首都医科大学宣武医院

段立晖　江苏省人民医院　　　　　　　魏　妍　清华大学附属玉泉医院

学术秘书　刘婧溏　首都医科大学宣武医院　　乔子宸　首都医科大学宣武医院

　　　　　杨浩勋　首都医科大学宣武医院　　高润石　首都医科大学宣武医院

序

继"脑电图图谱"丛书第1卷和第2卷成功出版后，菲利普·盖利斯教授、艾丽尔·克雷斯佩尔教授和皮埃尔·格通教授又推出了第3卷。第1卷和第2卷分别专注于清醒和睡眠模式、癫痫和癫痫综合征，第3卷则更加聚焦于引起脑电图改变的神经系统疾病和危重症，因此，适用于广泛的医疗场景，尤其是针对住院患者。

在医学领域的出版物中，由几位作者合著的这样规模的书籍越来越稀少，这对读者来说是不利的。事实上，相对于现在流行的多作者汇编，这种著作方式更加困难，需要作者付出相当多的时间和精力。然而，它确实能够让读者在整本书中找到一个明确的观点和解释，这无疑会减轻读者的学习负担。这一点在临床脑电图解读领域尤其突出，即使对于像这3位作者一样广受认可的临床专家来说，脑电图解读仍然涉及一定的主观性。第3卷在详尽整合美国临床神经生理学会（American Clinical Neurophysiology Society，ACNS）重症脑电监测标准术语后，帮助读者熟悉这种分类方法，并有利于推广到其他最近的科学论文，尤其是来自北美的论文。

第3卷按病因汇编，分为代谢性、中毒性及其他脑病，炎症、感染及自身免疫性疾病，血管性疾病，偏头痛及相关疾病，痴呆及神经退行性疾病，神经外科与脑电图。这种编写方式的好处是提供了这些疾病中非常漂亮、有时很罕见的脑电模式示例，即使其中一些模式并不是疾病特异的，也可能出现在其他原因的疾病中。作者强调了在昏睡或昏迷患者中进行背景反应性测试的重要性，以区分发作性和非发作性模式，从而获得更好的治疗效果。全书引用很多有价值的参考文献，部分包括几十年前的研究成果。这一点非常重要，因为人们一般会在约20年的"学术半衰期"过后遗忘了这些开创性研究。此外，还可以在书中发现一些宝贵的细节，这些细节反映了作者在睡眠研究方面具有扎实的专业基础，如Lance-Adams综合征中快速眼动睡眠期多棘波的增强，或在朊蛋白病（早期阶段）中周期性瞬变的睡眠相关衰减等。

每幅插图都配有细致而简明的图注，使读者能够快速、有效地理解信息，从而使本书不但适合初学者，而且适合有经验的脑电图专家。

安德莉亚·罗塞蒂（Andrea Rossetti）教授
瑞士洛桑

译者前言

薪火相传，脑电图百年

1924年7月6日，第一次世界大战后的德国满目疮痍，在一个相对简陋的实验室里，神经精神专科医生Hans Berger正目不转睛地观察发光二极管屏幕上微弱的光芒。在经历了多次失败后，他终于第一次观察到一位在战争中受头外伤导致颅骨缺损患者枕部出现的规则波动，当时的他并没有意识到，这微弱的电波却标志着人类第一次记录到自身的脑电活动，开启了人类脑电图发展的序幕。1929年，Hans Berger正式发表了人类脑电图研究系列成果，各国科学家们纷纷开始了对人类大脑活动的研究。1934年，Gibbs夫妇在哈佛记录到来自2名癫痫患者的3Hz棘慢复合波脑电活动，脑电图开始聚焦于癫痫诊断。1936年，美国学者Grass开发了脑电图模型，同年第一台脑电图仪问世。1948年，可移动8导联脑电图仪问世，此后逐渐出现了12、16等多导联脑电图仪。1958年，加拿大Jasper教授和Ajmone教授提出了10-20国际头皮脑电电极标准系统，在1985年的国际脑电图大会上被正式制定，并成为全球脑电图的标准。20世纪50年代，加拿大贾斯珀教授在蒙特利尔初步创立了硬膜下电极的颅内脑电图；在法国圣安妮医院，Talairach和Bancaud逐步发展了立体定向脑电图。20世纪50—60年代，基于脑电图逐步发展出了事件相关电位分析。20世纪80年代以后，睡眠脑电图、动态脑电图开始应用于临床。20世纪90年代，美国和德国研制出了脑电图监测装置，以及基于计算机的脑电图功率谱分析、脑电地形图等定量技术，模拟脑电图逐渐被数字化脑电图替代。

在我国，南京精神病院的王慰曾教授于1948年购入了第一台脑电图仪。新中国成立后，各大城市开始陆续建立脑电图检查室，我国的脑电生理技术也快速发展。1957年，在北京协和医院著名医学家冯应琨教授的牵头下，我国举办了首届临床脑电图培训班，力求普及脑电图知识，越来越多的临床医生开始应用脑电图进行疾病诊治。20世纪60年代末，国产脑电图仪问世，配备脑电图仪的医院比例大幅度增加，越来越多的医院有条件引入脑电图仪，同期国内也出版了多部有关脑电图的书籍，如1959年张葆樽翻译的《临床脑电图学》、1960年刘普和翻译的《脑电图描记法研究技术》，以及1984年黄远桂教授主编的《临床脑电图学》等，为国内医生学习脑电图提供了丰富的中文理论资料。北京大学第一医院的吴逊教授深耕脑电图领域50年，是我国脑电图的奠定者和传播者之一，目前90岁高龄仍然坚持在临床一线。1978年改革开放后，脑电图仪的使用率进一步扩大，县级医院、区级医院都开始使用脑电图仪帮助癫痫诊断。1982年，冯应琨教授成立了北京医学会脑电图学学组（1992年更名为北京医学会脑电图及神经电生理学分会），中国开始有了自己的脑电图专业协会。同年，第一届脑电图与临床神经生理学术会议召开。20世纪90年代前后，我国涌现出大批优秀的脑电图专家。例如，北京协和医院吴立文教授师从冯应琨教授，在1995年牵头建立了我国第一个以脑电生理为核心、多学科团队协作的国际标准癫痫中心；北京大学第一医院刘晓燕教授为我国推广和普及高质量标准化脑电图作了突出贡献；首都医科大学宣武医院王玉平教授率先采用颅内硬膜下电极置入精确定位癫痫灶；李世绰教授于2005年倡导成立中国抗癫痫协会，在我国癫痫和电生理事业发展中发挥了重要作用。

百年后的今天，坐在现代化的脑电生理室回望恢弘过往，我感受到了脑电图发展的强烈脉动。自远古以来，人类对于自身思想溯源充满了好奇和猜测，Hans Berger的开拓性工作使人类脑电活动实现了可视化、可描述化和可测量化，为人类研究自身思维和脑疾病打开了一扇窗户。陆续发展起来的颅内脑电图，包括皮质脑电图和立体定向脑电图，使直接记录脑电活动成为可能，高时间和空间分辨率的特征揭示了更多的脑电信号细节。脑电图展现了一幅人类大脑在三维空间清醒和睡眠中频率、波幅、波形、时相时刻变化的动态画卷，波澜壮阔，节律振荡，循环往复，生生不息。在大数据的背景下，脑电图的解读正经历变革的时代。数字化技术的发展推动了宽频带脑电信号的记录，从传统的定性分析逐步过渡到定量分析，呈现人工判读结合人工智能解读的趋势。计算神经科学的发展对于脑电信息的提取，从一元脑电特征到多元特征分析，从单频带分析到跨频带分析，从局部脑区到脑区间神经协调机制的网络分析及脑电连接组学，拓展了对于脑电特征的认识。而从脑电生理单模态到联合神经成像技术，包括功能磁共振、多种示踪剂正电子扫描等多模态分析及影像转录组学分析，从基因水平、细胞类型、神经递质和神经环路及功能系统的多层级水平分析，深化了脑电信号的神经生物学基础理解，并对于增进脑功能和脑功能障碍疾病的理解具有潜在的重要价值。

脑电信号异常是癫痫的本质特征。在癫痫领域中，长期以来，脑电图可识别出特异性放电形态特征、多种特征组合放电模式，成为癫痫的基础诊断工具，也是划分特定癫痫综合征类型和发作类型的关键依据之一，为癫痫的准确药物治疗和疗效观察提供了重要信息。同时，脑电图也是构架癫痫临床发作症状和大脑功能解剖的核心。脑电图或脑电指纹对于癫痫灶的准确定位和探讨癫痫发作空间动态网络机制具有至关重要的作用，并推动癫痫是脑网络疾病的概念更新。目前，脑电图已广泛应用于睡眠障碍、认知障碍、运动障碍、意识障碍及精神障碍等疾病，从脑电角度，由于具有疾病特异性环路脑电节律异常，这类疾病可以理解为脑电节律疾病。而正是通过对于包括癫痫在内一系列疾病特异性环路脑电节律改变的认识，脑电图不仅仅是诊断工具，而更多地揭示了疾病发生和发展的内在机制，并助力发展新颖的治疗手段，推动了以调节和改善脑电节律，并恢复正常脑电节律的调控治疗发展，对于包括癫痫的脑电节律疾病的治疗，特别是经典的药物和手术治疗不能有效改善的患者，为有效控制疾病，改善患者的生活质量带来新的希望。

近年来，脑电信号解码能力的跃升重新激发了人类对于大脑功能的无限憧憬和想象，在解码的基础上进一步人工编码信息从而模拟人类脑功能的理论和技术发展，使脑机接口已能够初步替代并模拟简单的人类大脑初级功能，为解决一系列神经系统疾病造成的功能缺损带来了希望。然而，不得不承认，在目前的时代，尽管我们可以多维度地理解脑电信号，但仅基于脑电信号来理解人类的行为和疾病，依然是以现象解释现象。对于简单的大脑初级功能，我们能够大致建立脑电-行为的因果联系，但对于物理层面的电信号如何能涌现出人类复杂的思想和行为这一最终问题的解答，技术的发展仅仅是基础，还需要更多的生物学理解、数学的解释，更需要思想局限的突破，新理论的提出，甚至哲学领域的发展。人类对于大脑工作规律和细节的进一步了解，或许在可以预见的未来，将使脑机接口技术能够模拟人类复杂的脑功能和行为，为人类的发展、突破自身局限带来无限可能。

今天，随着中国经济与科技的不断进步，21世纪的脑电图充满了机遇。脑电技术的发展也为我国培养相关人才提出了多视角立体理解和运用脑电图的更高要求，但对于脑电图理论和基础实践的深入理解和系统掌握仍然是重中之重。多年前，我在国外系统学习了由法国学者编写的"脑电图图谱"丛书，共3卷，为国际公认的脑电图经典著作。我萌发了将这套佳作译作中文，供同仁学习参考的想法。历经一年时间，在年轻医生的帮助下，我们终于将这套中文版"脑电图图谱"丛书带到了大家面前。在翻译过程中，我们参阅了国内外相关文献、技术指导意见及专家共识，在此表示感谢。

这套图谱从脑电基础知识开始，沿着脑电安装和基本理论徐徐铺开，从伪差的识别，到常被忽略的生理变异的展示，由浅入深地讲解了各种类型的癫痫发作，从常见的疾病到一些相对罕见的情况。本卷收录了各种病因神经系统疾病示例病例，每一个病例都配置了清晰的图片和详细的解释，以帮助读者更好地识别和理解脑电图的特征。这套图谱特别强调了可视化和简洁性，通过直观的图片和简明的文字让读者可以更轻松地掌握复杂的概念。为了满足读者自学的需要，这套图谱的每一个示例病例包含了两页示例脑电图，其中第1页为带有图例注释的脑电图，将相应的脑电图特征进行提取展示；第2页提供了无注释的全尺寸原始脑电图，以配合该病例"脑电图特征"部分的讲解，以更快地掌握核心知识点。我们的目标是将本图谱打造成学习脑电图的经典，不仅适用于专业人士，也适用于对这一领域感兴趣的读者们。

薪火相传，一路追光。纵观脑电图的百年历史，一代代脑电学家们在探索中开创了一条路。今天，我们要有开阔的视野，勇于承担发展的时代重任，才能创建更好的未来。在这里，由衷地感谢我的导师吴立文教授，感谢所有的专家和译者的大力支持，正是你们的支持和信任，我们才能够完成这套图谱的翻译工作。愿我们的努力为脑电图领域的发展和应用贡献出微薄而坚实的一份力量。

任连坤

2023年10月

目　录

引　言

脑电图（electroencephalography，EEG）是一种简便、经济、安全、高效的脑功能评估技术，结果可立即获取，也可调整用于长程监测。近年来，尽管影像学、功能影像学、生物学和多种监测技术等方面取得了进展，但脑电图仍被视为神经病学研究和监测的主要工具，尤其是在神经重症监护领域。当癫痫发作的临床症状完全缺乏、十分有限或有误导性时，脑电图是唯一能够监测癫痫脑活动的方法。同时，它也是唯一能够在潜在严重疾病早期显示出特异性变化的方法，使疾病可以通过其他方法（通常是生物学方法）得到进一步确诊，从而使患者得到充分适当的治疗。

因此，任何与脑电图相关的技术或医学领域的从业者都应该认识到这种经过时间考验的方法在神经病学和急症护理中具有巨大的信息潜力：某些情况下应该尽早而不是在病程晚期进行脑电图检查，因为当患者病情恶化后再进行脑电图检查就太迟了，会延迟诊断和治疗。

我们必须对神经病学和急症情况下的脑电图的指征和结果进行分类。基于该方法的特定优势、疾病发作频率和医疗紧急性，以及个人的喜好和经验，我们首先考虑代谢性和中毒性疾病，其次是炎症性疾病，然后是血管性疾病、偏头痛和头痛、痴呆和神经外科疾病。我们选择将临床案例放在最前面，并避免冗长的评论。

脑电图的解读并非易事。病情和脑电记录可能会因潜在的解剖或代谢变化，以及受到某些药物对中枢神经系统意识和反应状态的影响而变得复杂。这其中存在许多陷阱。我们希望这本图谱能够帮助读者解决其中一些困惑。通过清晰的例子展示各种情况下的脑电图图像，以及这些图像的含义，或者本应注意到但不幸被忽略的细节或诊断，还有一些未出现特异性表现但被诊断出来的情况。具体而言，在某些情况下，周期性和节律性活动或多或少具有特异性，但仍经常被错误地识别为癫痫、癫痫持续状态或非惊厥性癫痫持续状态。

我们尽可能多地使用修订后的重症脑电监测标准术语定义。因此，读者会发现旧的术语和概念已被替换。

—周期性偏侧性癫痫样放电（periodic lateralized epileptiform discharges，PLEDs）→偏侧周期性放电（lateralized periodic discharges，LPDs）

—双侧周期性偏侧性癫痫样放电（bilateral periodic lateralized epileptiform discharges，BIPLEDs）→双侧周期性放电（bilateral periodic discharges，BIPDs）

—全面性周期性癫痫样放电（generalized periodic epileptiform discharges，GPEDs）→全面性周期性放电（generalized periodic discharges，GPDs）

—三相波→连续的2/s具有三相形态的GPDs

然而，为了简化起见，我们仍然使用"三相波"这个术语（在许多插图中），因为它们并不总是符合定义描述，且确实经常既不是全面性也不连续。图1展示了一些三相波的例子。

在神经病学急症中，脑电图解读的核心是围绕对节律性和周期性活动的理解，不应将其误认为癫痫现象，也不应忽视它，而应给予恰当的处理。周期性活动的特点是阵发性活动被非阵发性活动隔开，而节律性活动的特点是阵发性波有规律地连续出现。图2显示了连续的节律性活动（局灶性癫痫发作）和周期性活动之间的区别。

无论发作类型如何，癫痫发作和癫痫持续状态都属于节律性活动。关于失神发作持续状态，Porter和Penry（1983）指出，几乎任何全面性的连续或近连续的异常都可能是该综合征的基础。相比之下，周期性活动更为复杂。在大多数情况下，周期性活动并非一次癫痫发作，因此，也不是癫痫持续状态。首先，让我们从一个简单的问题开始：这种异常的脑电活动

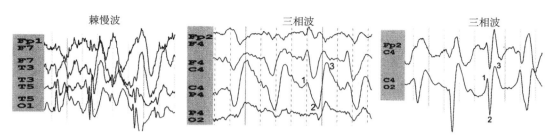

图1　一位特发性全面性癫痫患者的棘慢复合波和2例代谢性脑病患者的典型三相波比较

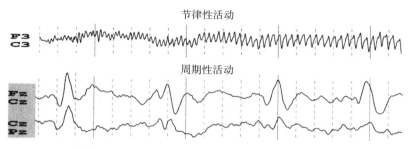

图2　癫痫发作的节律性活动与克-雅病患者周期性活动的比较

是节律性的还是周期性的？此外，癫痫持续状态是一个动态过程，记录过程中模式会发生改变，包括频率和形态改变。然而，在中毒性/代谢性脑病中，这种模式非常单一。图3展示了失神发作持续状态和中毒性/代谢性脑病之间脑电模式的差异。

对听觉或伤害性刺激的反应性是区分癫痫持续状态和中毒性/代谢性脑病的关键。癫痫持续状态不会在患者意识水平提高时停止，而代谢性脑病的周期性活动会在患者完全清醒时减少，在睡眠时消失。克-雅病也是如此，阿尔茨海默病的晚期可能也是如此。因此，在苯二氮䓬类药物或丙泊酚诱导睡眠期间，周期性活动消失是合乎逻辑的。这种反应性并不意味着周期活动是"癫痫性"的。一个常见的错误是将这种反应解释为药物的直接影响，从而认为是癫痫持续状态。Ⅰ·2、Ⅰ·9、Ⅰ·12、Ⅰ·13、Ⅴ·10和Ⅴ·15的图描述了诱导睡眠的镇静类药物的"假反应性"。

最后一点也颇具争议，关于刺激诱发的节律性、周期性或发作性放电（stimulus-induced rhythmic，periodic，or ictal discharges，SIRPIDs），在修订后术语中称为刺激诱发的节律性δ活动（stimulus induced rhythmical delta activity，SIRDA）。一些学者将这种类型的反应解释为具有潜在发作性或发作期-发作间期连续体，导致对非惊厥性癫痫持续状态的过度诊断，尤其是在昏迷患者中。在我们看来，SIRPIDs是中毒性/代谢性脑病和克-雅病常见的觉醒模式。这些周期性活动在睡眠期间消失，但当患者被噪声或疼痛唤醒时，在昏昏欲睡状态下会重新出现，如果患者完全清醒或立即再次入睡，它们最终会消失。Ⅰ·9、Ⅰ·33、Ⅴ·11和Ⅴ·13的图展示了一些病例。

偏侧周期性放电（LPDs），以前被称为周期性偏侧性癫痫样放电（PLEDs），是危重患者常见的脑电图模式。对其解读比较困难。难以区别它是发作间期模式还是发作期模式（癫痫持续状态）。LPDs往往见于局灶性脑损伤（脓肿、脑炎、出血、脑卒中等）或见于发作间期模式，或两者

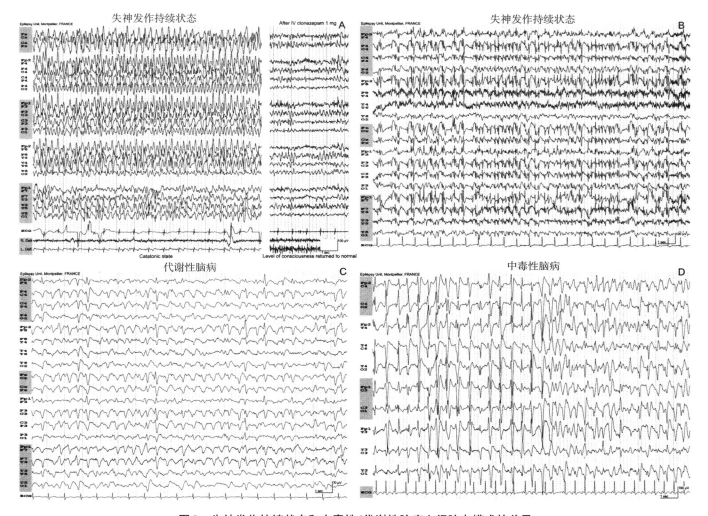

图3 失神发作持续状态和中毒性/代谢性脑病之间脑电模式的差异

A.一位青少年肌阵挛性癫痫患者停服氯硝西泮（16mg/d）后出现失神和肌阵挛性癫痫持续状态。静脉注射氯硝西泮后患者的意识恢复正常。B.一位67岁新发失神发作持续状态的女性患者，该患者有青春期癫痫病史。C.一位91岁男性出现氨性脑病（血氨174μmol/L；正常范围11～45μmol/L）。D.一位89岁女性接受头孢吡肟治疗后出现药物中毒性脑病。注意患者入睡后三相波减少。

兼而有之。有时LPDs与癫痫发作有关，或者本身可以是癫痫发作，并预示着癫痫持续状态。这种区分对于调整抗癫痫发作药物的治疗方案至关重要。Reiher等（1991）提议将LPDs分为LPDs本身和LPDs"附加"两类。LPDs"附加"与复合波中的快节律、棘波或多棘波有关。LPDs"附加"患者中有74%观察到癫痫发作和癫痫持续状态，而在LPDs无附加患者中仅有6%观察到（Reiher等，1991）。图4显示了LPDs的特征，并与LPDs"附加"进行了比较。

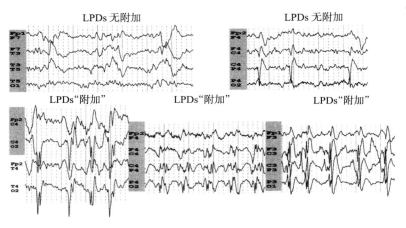

LPDs 无附加　　　　　　　LPDs 无附加

LPDs"附加"　　　LPDs"附加"　　　LPDs"附加"

图4　记录速度15mm/s。LPDs无附加和LPDs"附加"的比较

在发作间期和发作期之间，我们认为存在一种发作期-发作间期连续体，可以称之为"发作前"的过渡状态。发作前意味着LPDs与癫痫发作有关，因此，需要延长脑电监测的时间，以便监测到癫痫发作。发作前的LPDs需要积极治疗来终止活动，并避免进一步发展成癫痫持续状态。表1总结了发作间期/脑损伤LPDs与发作前/发作期LPDs之间的区别。LPDs"附加"的存在是发作前或发作期活动的强有力指标。LPDs周期越短，表示更可能具备发作前/发作期的性质。发作间期/脑损伤LPDs，频率

较低，一般为0.5Hz，通常波幅更低，形态相对单一。而发作前或发作期的LPDs振幅较高，周期更短，如1Hz或更快，频率和形态会随时间波动。两次放电之间的平坦期有利于判断发作前/发作期活动。Ⅱ·15、Ⅱ·32、Ⅲ·10、Ⅲ·21、Ⅲ·22、Ⅵ·4、Ⅵ·8、Ⅵ·9、Ⅵ·21的图展示了癫痫持续状态，Ⅱ·16、Ⅲ·3、Ⅲ·8、Ⅲ·19、Ⅲ·22、Ⅲ·26、Ⅲ·30、Ⅴ·7、Ⅵ·17的图展示了发作期-发作间期连续体。

表1　偏侧周期性放电

发作间期/脑损伤	发作前/发作期
·LPDs 无附加	·LPDs "附加"
·频率≤0.5Hz	·频率≥1Hz
·低波幅	·高波幅
·单一形态的活动	·频率和形态的波动
	·周期性平坦期
	·癫痫发作

因此，笔者清楚地认识到仍然存在许多有争议的问题。我们将这本书作为一种教学工具，供年轻人和初学者使用，同时也作为经验丰富的人进行思考和讨论的文献资源。

想要更深入查阅文档，读者可以参考以下脑电相关权威手册：

· Niedermeyer's Electroencephalography. Basic Principles，Clinical Applications，and Related Fields. Seventh Edition. Donald L. Schomer，Fernando H. Lopes da Silva（editors）. Oxford，2018.

· Current Practice of Clinical Electroencephalography. Fourth Edition. John S. Ebersole（editor）. Aatif M. Husain，Douglas R. Nordly（associate editors）. Wolters Kluwer，2014.

编者

第一章

代谢性、中毒性及其他脑病

临床提示

患者，女，68岁。因意识障碍就诊。血肌酐343μmol/L，血尿素氮38.7mmol/L。

脑电图特征

脑电图可见三相波形态（triphasic morphology）的全面性周期性放电，频率为2Hz。后头部尖波成分更为显著。这种模式在代谢性脑病中并不少见。在图b中，可见当患者出现自主动作（肌电伪差）时，脑电图同步呈现反应性变化（典型三相波形态变得不规则，波幅降低，频率增加）。而在患者完全清醒时，三相波消失。鉴于非惊厥性癫痫持续状态的脑电活动缺乏类似脑电反应，因此，这种反应有助于鉴别代谢性脑病及非惊厥性癫痫持续状态。

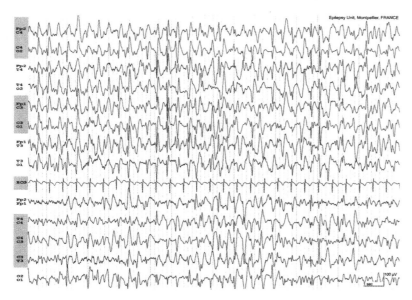

图a　记录速度15mm/s

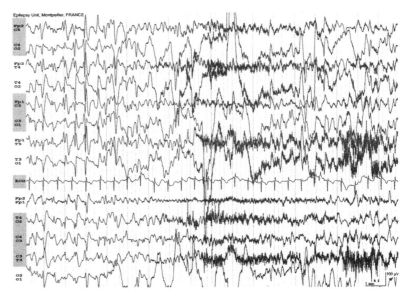

图b　记录速度15mm/s。患者完全清醒时三相波的反应

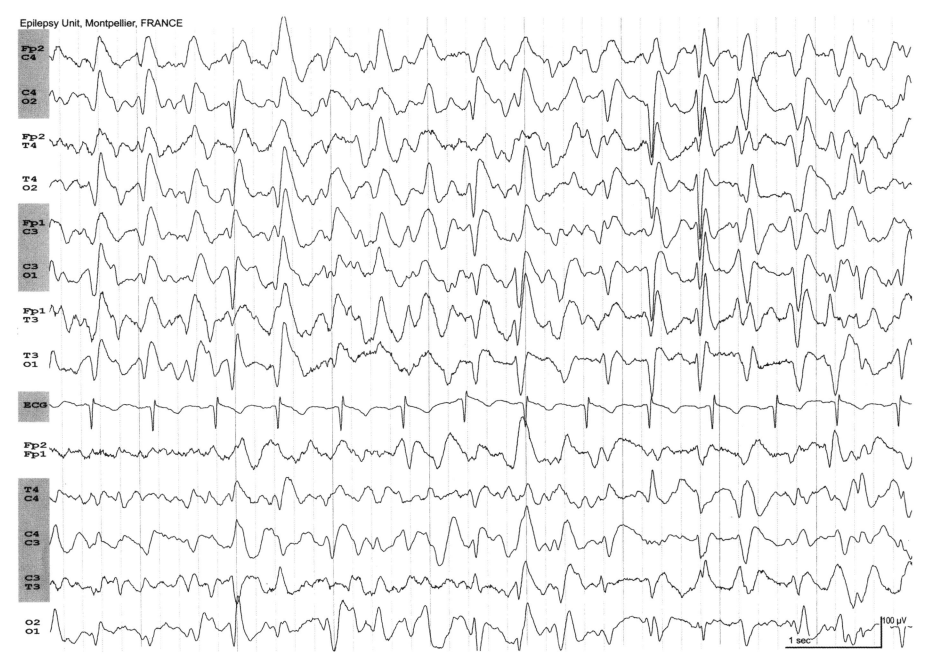

Epilepsy Unit, Montpellier, FRANCE

临床提示

同Ⅰ·1患者。

脑电图特征

本例患者由于被误诊为非惊厥性癫痫持续状态，在进行脑电图检查期间予以氯硝西泮（1mg）静脉注射。可见脑电图初期显示的三相波消失，但患者的精神状态没有明显改善，而是进入睡眠状态。苯二氮䓬静脉注射试验阳性指静脉注射抗癫痫发作药物之后，脑电图和意识均恢复正常。本例患者在透析治疗后，精神状态和脑电图才完全恢复正常。

评注

在代谢性脑病中，三相波通常在静脉注射苯二氮䓬类药物后消失。事实上，这并不是三相波对苯二氮䓬类药物的真实反应：三相波在完全清醒状态下并不存在，在困倦状态下出现，而进入睡眠期则会消失（Baldy-Moulinier等，1981）。因此，在静脉注射苯二氮䓬类药物诱导的睡眠中，三相波也会消失。

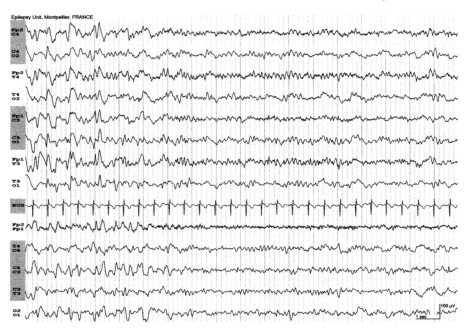

图a　记录速度15mm/s

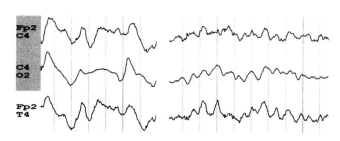

图b　第一部分，三相波；第二部分，三相波消失

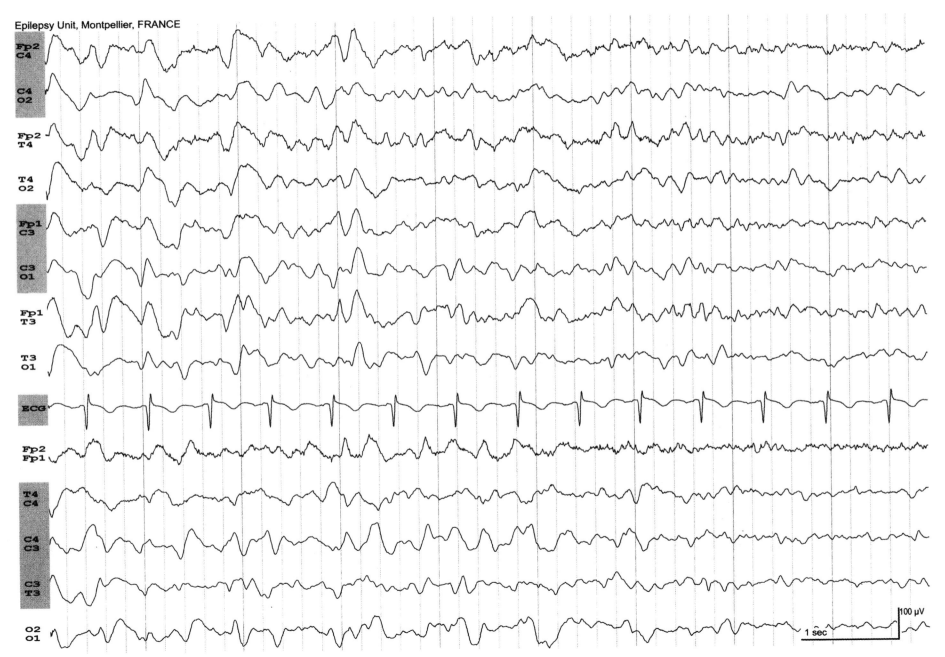

临床提示

患者，女，84岁。因意识障碍住院治疗。2型糖尿病病史。血肌酐154μmol/L（↑），血尿素氮14mmol/L（↑），血糖11.5mmol/L（↑），碳酸氢根19mmol/L（↓）。头磁共振成像（magnetic resonance imaging，MRI）显示脑萎缩伴血管性脑白质病变。

脑电图特征

患者处于困倦状态。脑电图可见近连续的三相波形态的全面性周期性放电，频率为2Hz，中线区域显著。在图b中，患者出现自发运动（额极导联可见肌电伪差，O2和Pz可见运动引起的电极伪差），同时图b起始处的三相波消失。这一反应说明代谢性脑病诊断正确。对于非惊厥性癫痫持续状态的患者，身体活动时脑电图没有类似反应。

评注

本例患者的血肌酐水平（154μmol/L）低于Ⅰ·1患者（343μmol/L），但本例患者的年龄更大，并伴脑萎缩。代谢性脑病的易感性随年龄增长而增加。

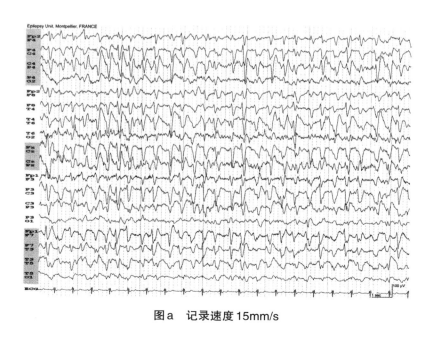

图a　记录速度15mm/s

图b　记录速度15mm/s。注意脑电图的反应性，在患者完全清醒的状态下三相波消失

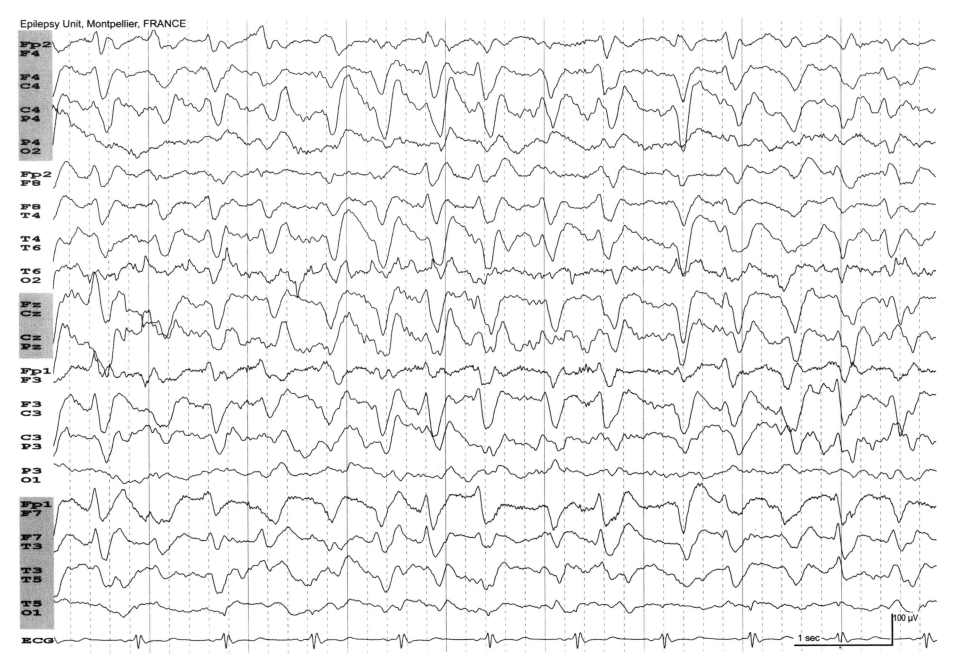

Epilepsy Unit, Montpellier, FRANCE

100 μV

1 sec

临床提示

患者，女，61岁。一侧肾脏肿瘤，急性肾衰竭。血肌酐679μmol/L，血尿素氮38.5mmol/L。在重症监护病房（intensive care unit，ICU）出现一次惊厥发作后行脑电图检查。头MRI未见明显病灶。

脑电图特征

脑电图可见近连续的2Hz三相波，以后头部为著，右侧波幅更高。

评注

后头部占优势的三相波在代谢性脑病中并不少见。

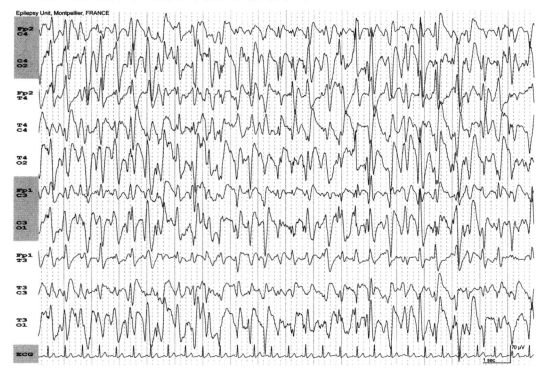

图a　记录速度15mm/s

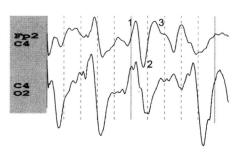

图b　三相波，数字（1，2，3）表示三相波中的三个位相

Epilepsy Unit, Montpellier, FRANCE

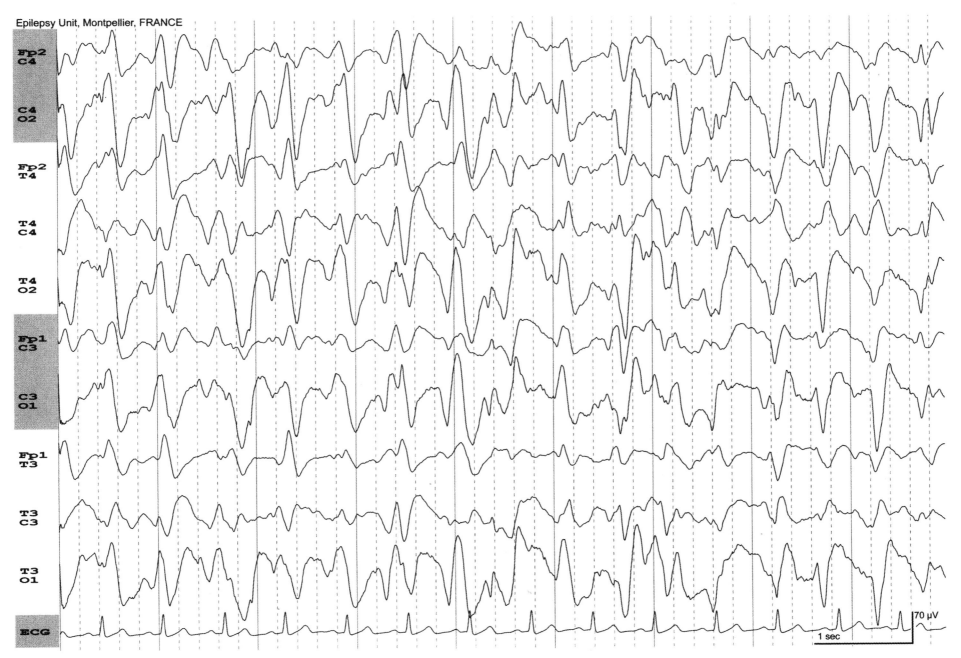

70 μV

1 sec

临床提示

同Ⅰ·4患者。

脑电图特征

图左：发作起始在双侧枕区可见棘波发放。图右：发作继续，可见6Hz棘波与慢波叠加。（译者注：图左、图右指的是每个示例病例的全尺寸原始脑电图左侧、右侧。）

评注

与其他代谢性脑病相比，急性肾衰竭患者癫痫发作的发生率更高，有超过30%的患者可出现癫痫发作（Ikeda等，2003）。

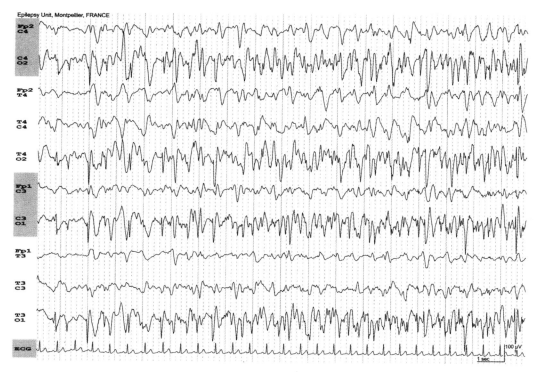

图a 记录速度15mm/s

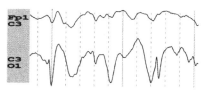

图b 癫痫发作起始（节选自图左）

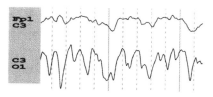

图c 可见棘波和慢波混合出现（节选自图右）

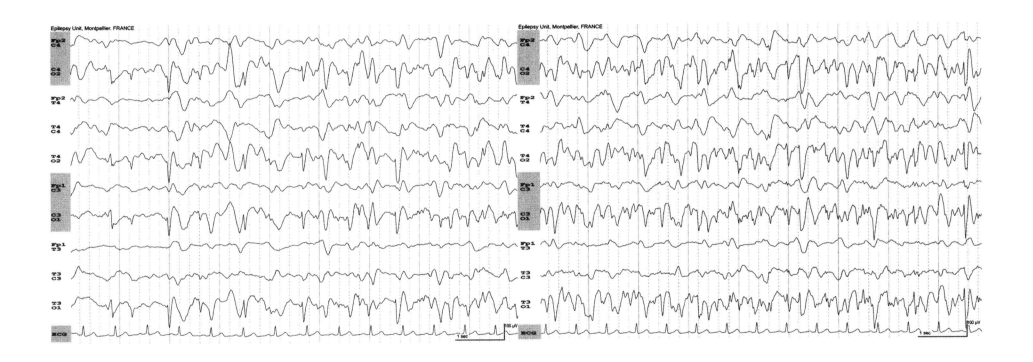

Ⅰ·6　代谢性脑病：急性肾衰竭（6）

临床提示

同Ⅰ·4患者。

脑电图特征

A和B：随着发作进展，枕区出现棘慢复合波节律，但患者仍无临床发作表现。C：2分钟后出现惊厥发作。与阵挛相对应的周期性全面性肌电伪差消失，标志着发作阵挛期结束。需要注意，在阵挛期结束后双侧半球仍有发作性电活动。D：左侧半球的发作先结束，然后右侧后头部区域又持续了数秒。

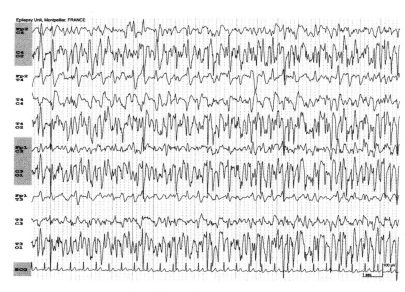

图a　记录速度15mm/s（A和B）

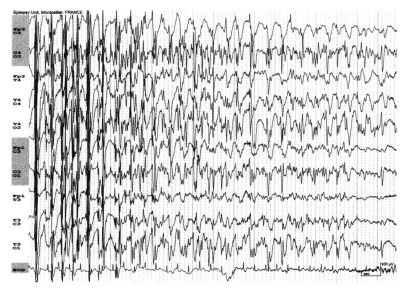

图b　记录速度15mm/s（C和D）

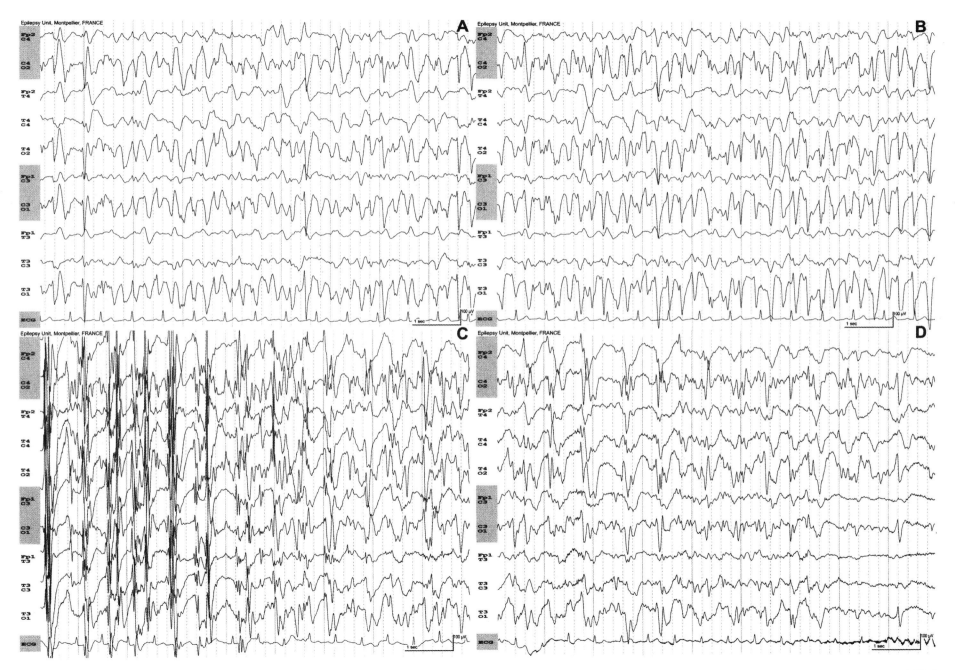

I · 7　脓毒症相关性脑病

临床提示

患者，男，29岁。因肺炎引起感染性休克就诊。C反应蛋白174.6mg/L（↑）。没有代谢改变。血气分析：动脉血氧分压（PaO$_2$）151mmHg，动脉血二氧化碳分压（PaCO$_2$）36mmHg，pH 7.37，血红蛋白10g/L。

脑电图特征

脑电图可见近连续的弥漫性三相波，左侧半球占优势。

评注

脑电图是脓毒症相关性脑病最敏感的检查方法，可显示非代谢性三相波。脑电图异常与精神状态损害相对应：1=正常脑电图，2=在θ范围轻度减慢，3=弥漫性δ活动，4=全面性三相波，5=抑制或暴发抑制（Wilson &Young，2003）。然而，这些变化并不具有特异性。

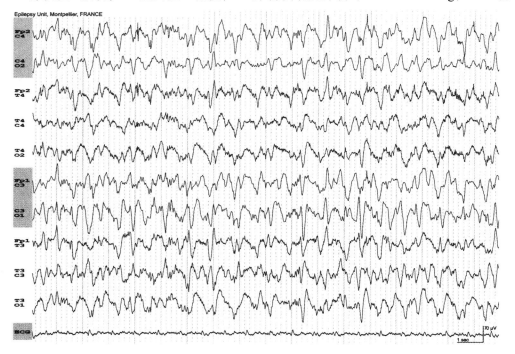

图a　记录速度15mm/s

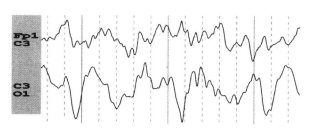

图b　三相波

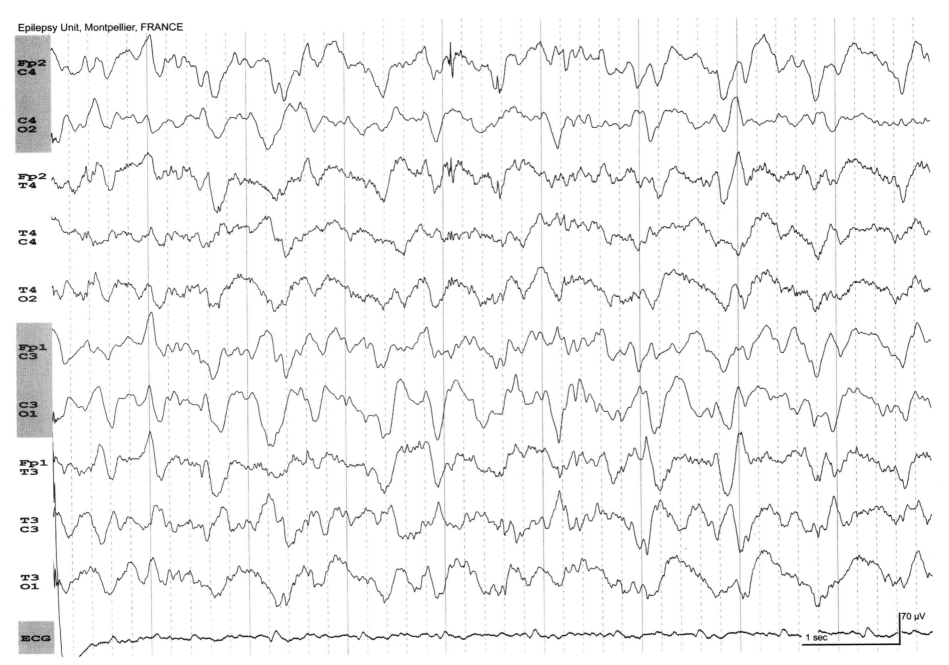

Epilepsy Unit, Montpellier, FRANCE

临床提示

患者，女，74岁。因肺炎引起意识模糊和意识水平下降入院。急性肾衰竭。血肌酐184μmol/L（↑），血尿素氮14.7mmol/L（↑），血钾5.2mmol/L（↑），血钠146mmol/L（↑），C反应蛋白249.7mg/L（↑）。

脑电图特征

脑电图可见典型的近连续的全面性2Hz三相波。

评注

脓毒症脑病可观察到三相波，其形态与代谢性脑病相似。因此，这两种疾病经常联系在一起，特别是在老年人中，在脓毒症的情况下，可伴有一定程度的脱水和肾功能损害。

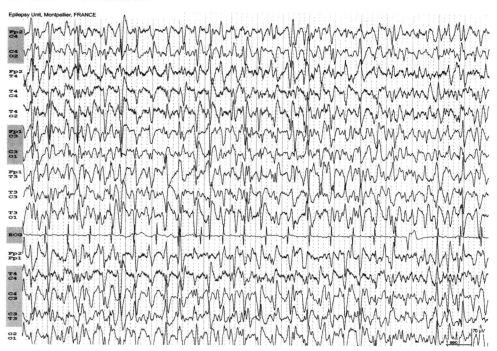

图a　记录速度15mm/s

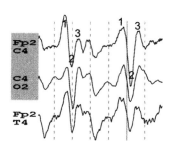

图b　具有三相形态的慢波。数字（1，2，3）表示三相波的三个位相

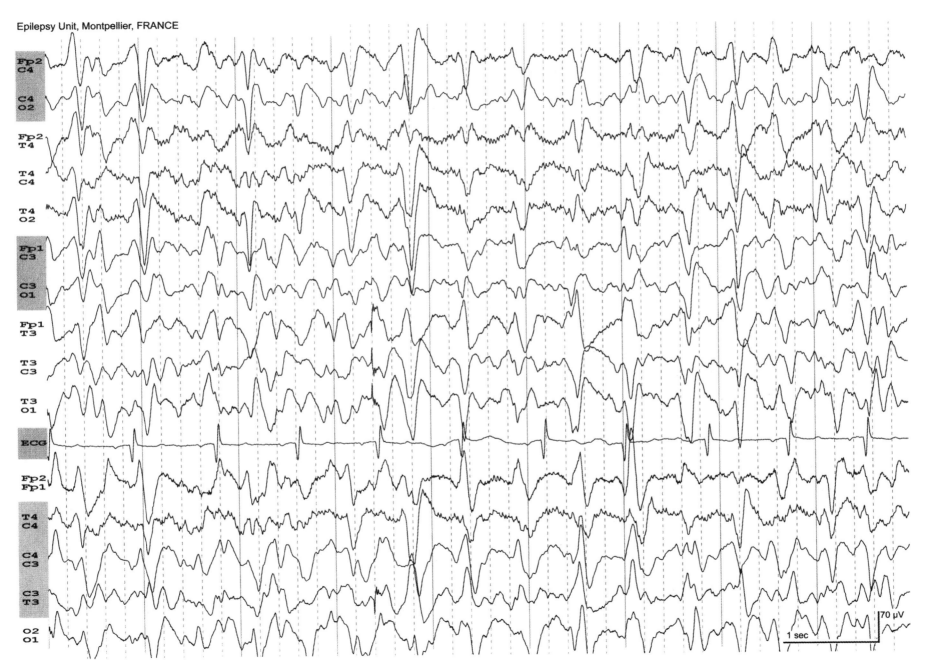

Epilepsy Unit, Montpellier, FRANCE

临床提示

同 Ⅰ · 8 患者。

脑电图特征

患者被诊断为非惊厥性癫痫持续状态，在脑电图检查过程中予以1mg氯硝西泮静脉注射。虽然三相波消失，但因为患者没有觉醒的行为表现，相反进入了睡眠状态，所以，该试验结果并不确定。在本图例的起始处并没有三相波，当给予患者听觉刺激（箭头）将其唤醒后，全面性周期性三相波再次出现。

评注

三相波在睡眠中消失。在本例中，患者在昏睡状态下仅有一次短暂的伴随三相波再现的觉醒期。一些学者将这种类型的反应解释为刺激诱发的节律性、周期性、发作性放电（SIRPID）或刺激诱发的节律性δ活动（SIRDA）（Hirsch等，2004）。在笔者看来，这是代谢性脑病一种常见的觉醒模式。三相波在昏睡状态下出现，在完全清醒状态下消失。

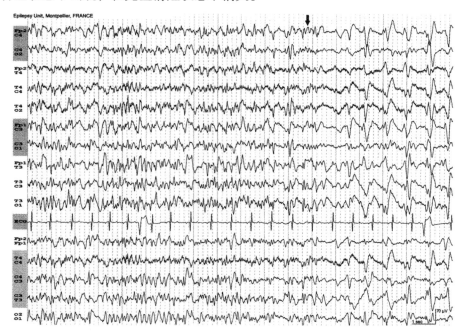

图a　记录速度15mm/s

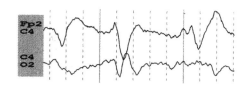

图b　给予听觉刺激后三相波再次出现

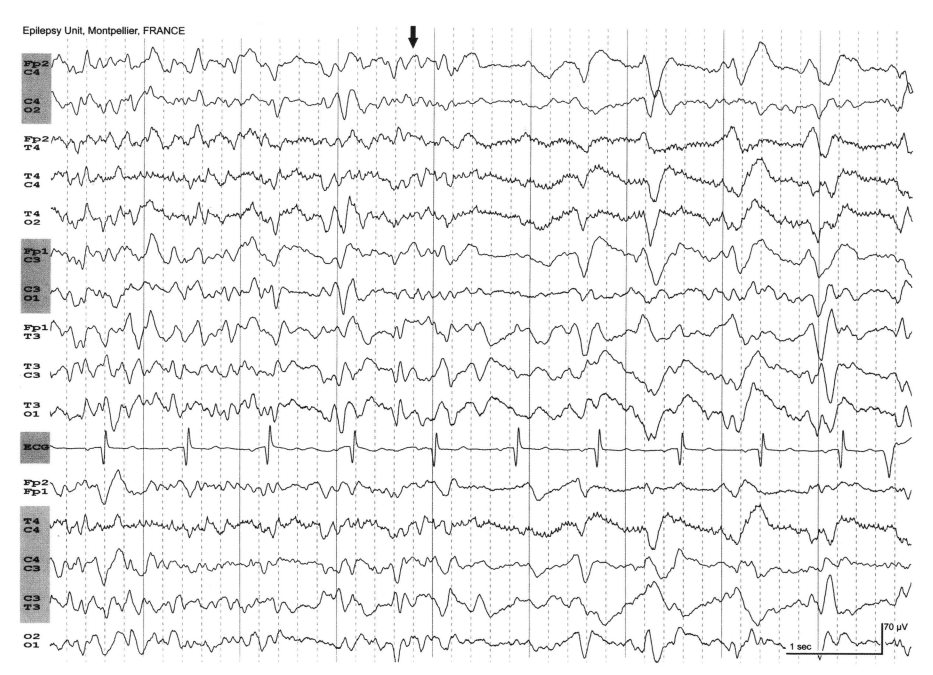

Epilepsy Unit, Montpellier, FRANCE

I · 10 丙戊酸诱导的高血氨脑病（1）

临床提示

患者，女，43 岁。服用丙戊酸钠，因意识障碍住院。血氨 490μmol/L（正常 11 ～ 45μmol/L）。

脑电图特征

脑电图可见背景活动频率非常慢；近连续出现双侧 δ 波，以前头部为著。除图起始部有三相波外，其余部分未见典型的三相波发放。血氨正常后，脑电活动完全恢复正常。

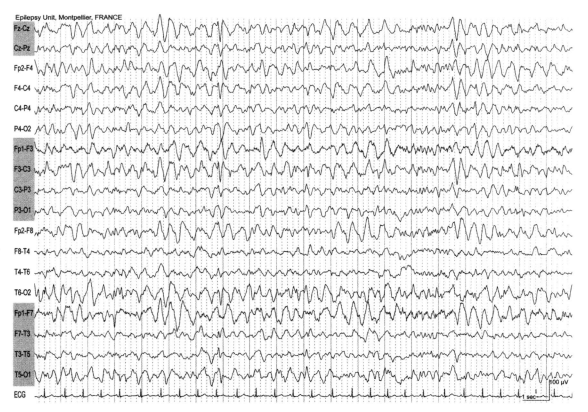

图a　记录速度15mm/s

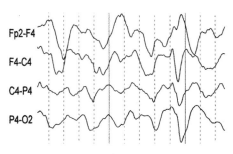

图b　δ波和三相波

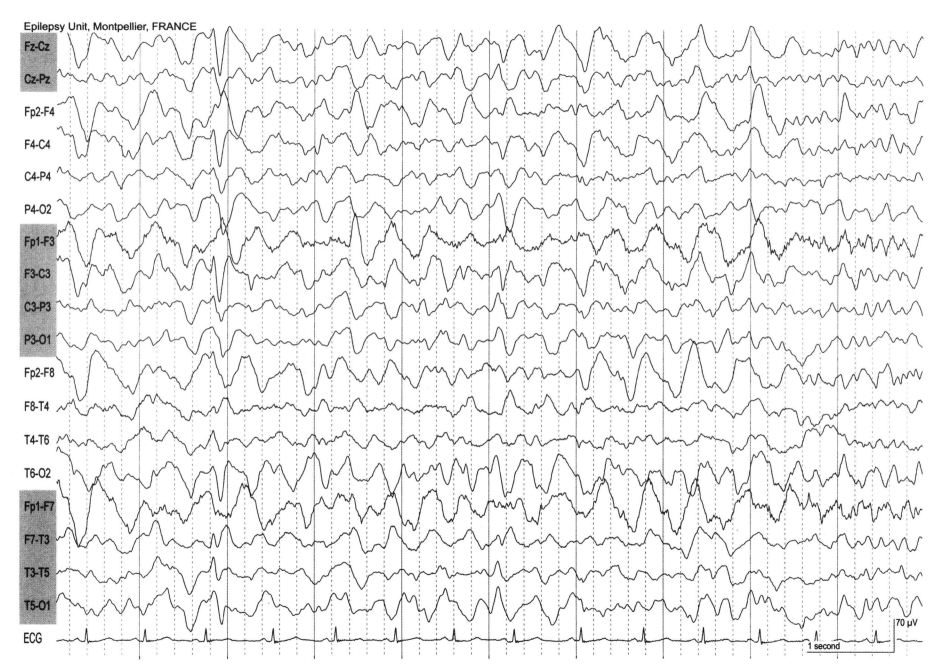

Epilepsy Unit, Montpellier, FRANCE

临床提示

患者，男，63岁。患者服用丙戊酸钠，因意识障碍住院。1个月前行左额脑膜瘤手术。血氨升高至正常值3倍。

脑电图特征

背景活动为慢波，可见明显的非对称性三相波，左额区波幅较高。这种非对称性与缺口节律有关。注意图b中患者出现自发运动时的反应（肌电伪差）。当意识水平好转时，三相波消失。这种反应明显不同于非惊厥性癫痫持续状态。

评注

开颅手术后可观察到缺口节律，表现为局部波幅增高的生理性或病理性脑电活动。

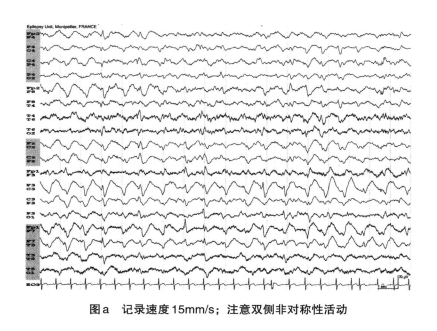

图a　记录速度15mm/s；注意双侧非对称性活动

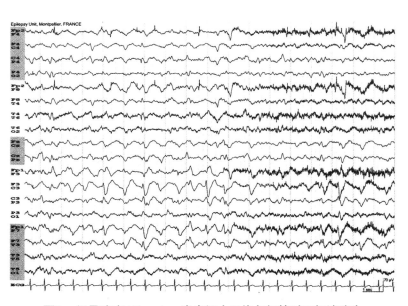

图b　记录速度15mm/s；当意识水平恢复好转时三相波消失

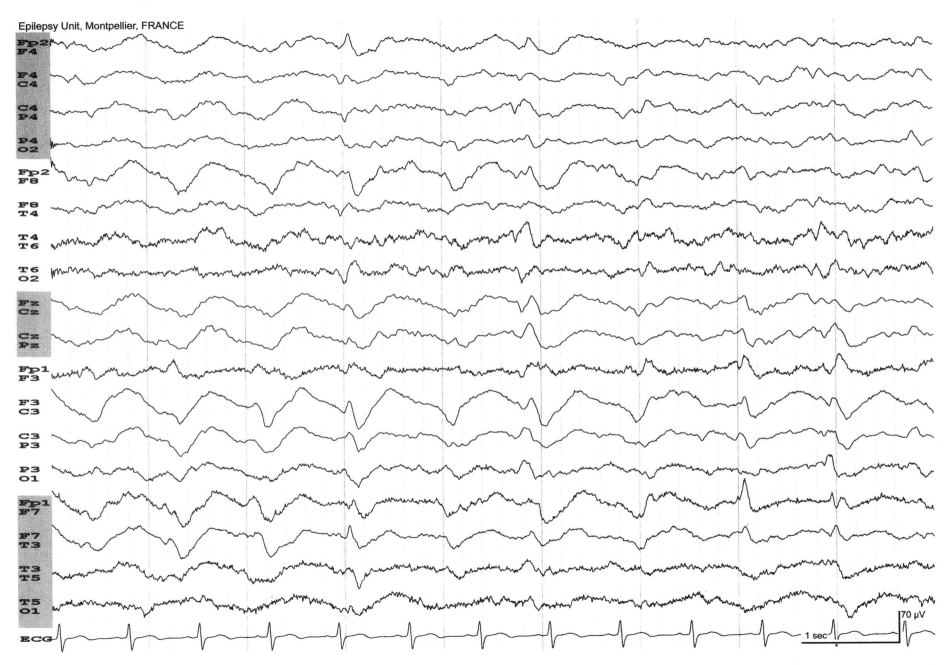

Epilepsy Unit, Montpellier, FRANCE

I · 12　伴鸟氨酸氨甲酰基转移酶缺乏的成人高血氨脑病

临床提示

患者，男，36岁。因昏迷入住ICU。其母亲有意识模糊的病史。本例患者被诊断为鸟氨酸氨甲酰基转移酶（ornithine trans carbamylase，OTC）缺乏（尿素循环障碍）。经补充肉碱后很快完全恢复。

脑电图特征

脑电图可见约1.5Hz连续性弥散性三相波，存在肌电伪差。与非惊厥性癫痫持续状态相比，该模式活动比较缓慢（1.5Hz），且波形单一，没有任何时空演变。由于在脑电图检查期间怀疑存在非惊厥性癫痫持续状态，给予异丙酚药物治疗（图b）。患者进入睡眠状态，三相波消失，但临床症状无改善。

评注

本例不是三相波对异丙酚的直接反应，三相波是由睡眠诱导消失的。

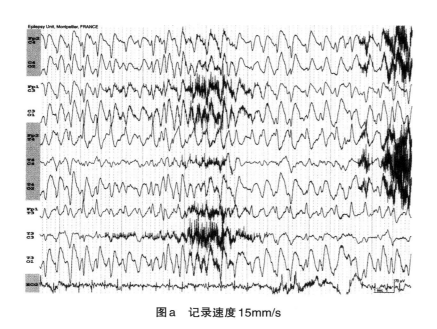

图a　记录速度15mm/s　　　　　　　　图b　记录速度15mm/s。异丙酚诱导进入睡眠状态后，三相波消失

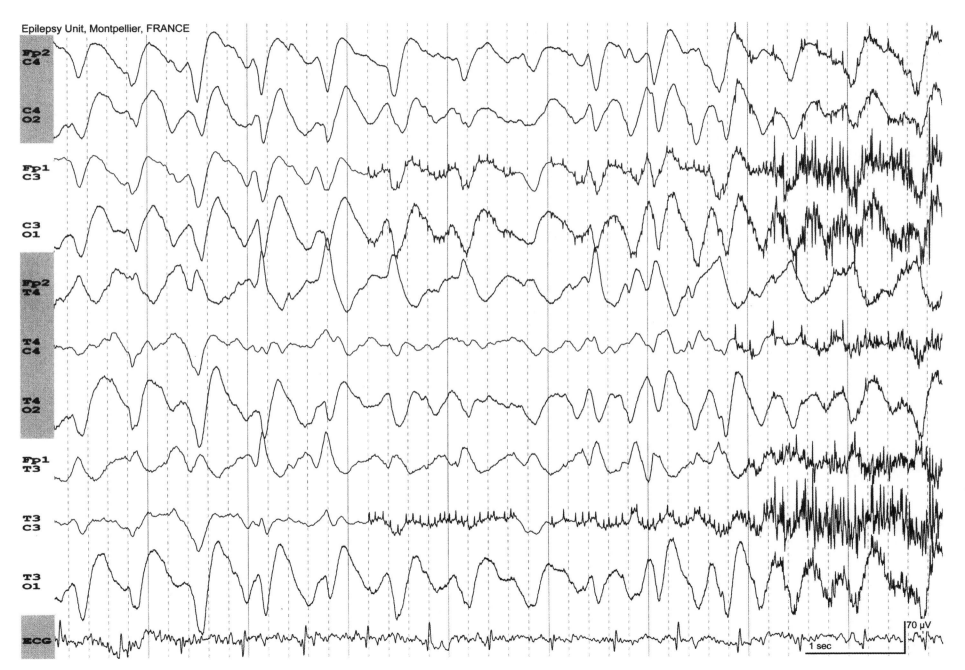

I · 13　代谢性脑病：婴儿急性肝衰竭

临床提示

患儿，女，2岁。因偏身阵挛性发作和昏迷住院。入院时格拉斯哥昏迷评分（Glasgow coma score，GCS）6分。诊断为B型流感相关的瑞氏综合征。血氨58μmol/L（正常14～55μmol/L），Ⅱ因子21%（正常70%～120%），Ⅴ因子21%（正常60%～140%），Ⅶ因子9%（正常50%～120%），Ⅹ因子24%（正常50%～120%）。谷草转氨酶（glutamic-oxaloacetic transaminase，GOT）13212U/L（正常＜60U/L），谷丙转氨酶（glutamic-pyruvic transaminase，GPT）6523U/L（正常＜28U/L），肌酸激酶（creatine kinase,CK）1298U/L（正常＜228U/L），乳酸脱氢酶（lactate dehydrogenase,LDH）10256U/L（正常＜305U/L）。

脑电图特征

患儿闭目嗜睡状态。脑电图可见异常的全面性持续性δ波，在咪达唑仑诱导进入睡眠后消失（图a）。

评注

代谢性脑病患儿的脑电图严重异常，表现为全面性持续性δ活动（Garrel等，1977）。咪达唑仑引起δ波消失并不是药物的直接影响，而是药物诱导的睡眠的影响。在成人肝性脑病中，三相波在睡眠中消失（Baldy-Moulinier等，1981），本例患儿也表现出同样的反应。

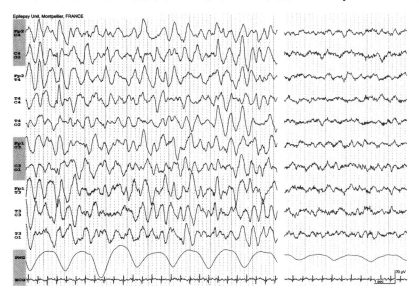

图a　记录速度15mm/s。第二部分，在咪达唑仑诱导的睡眠期，δ波消失。注意药物诱导β节律的出现

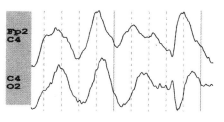

图b　δ波

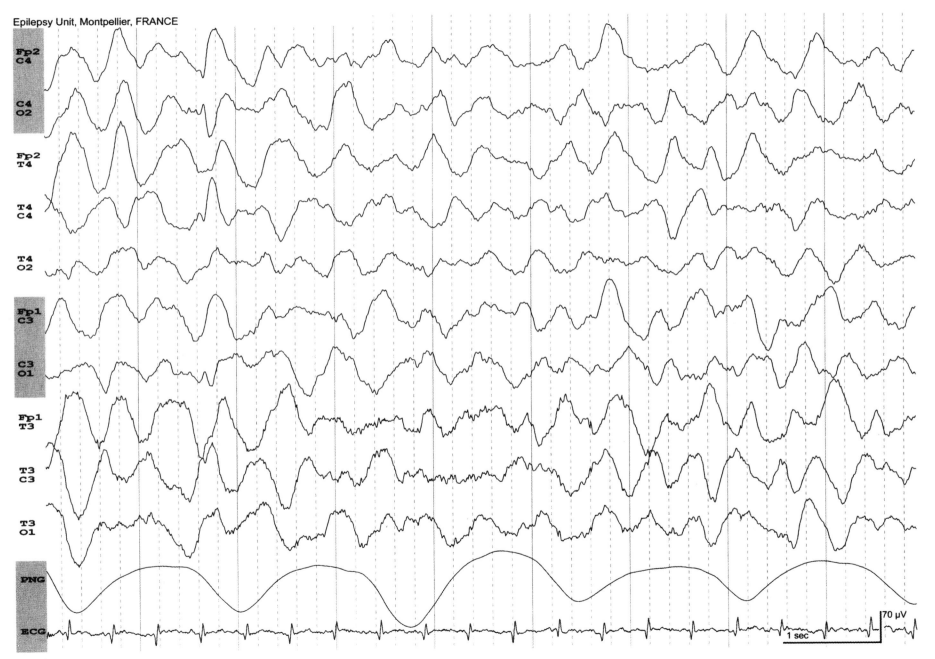

Epilepsy Unit, Montpellier, FRANCE

临床提示

患者，男，45岁。肝硬化。肺炎伴精神运动减慢。血氨296μmol/L（正常11～45μmol/L），Ⅱ因子52%（正常70%～140%），Ⅴ因子47%（正常60%～140%），Ⅶ因子55%（正常70%～140%），Ⅹ因子39%（正常70%～150%）。

脑电图特征

患者处于闭目状态。脑电图可见弥漫性三相波和慢波。部分三相波形态非常尖锐。该图对应于肝性脑病3期。

评注

肝性脑病的严重程度采用West Haven分级系统进行分期。0级：症状最轻，表现为记忆力、注意力和智力的变化。1期：轻度，伴有情绪改变。2级：中度，表现为没有精力，行为异常。3期：重度，嗜睡到半昏迷状态。4期：昏迷。3期时脑电图从背景活动减慢发展为三相波。

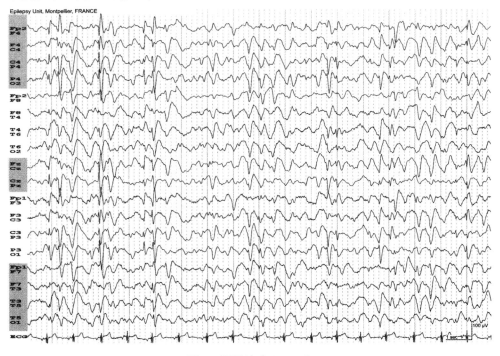

图a　记录速度15mm/s

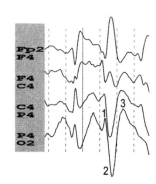

图b　三相波。数字（1，2，3）表示三相波的3个位相

Epilepsy Unit, Montpellier, FRANCE

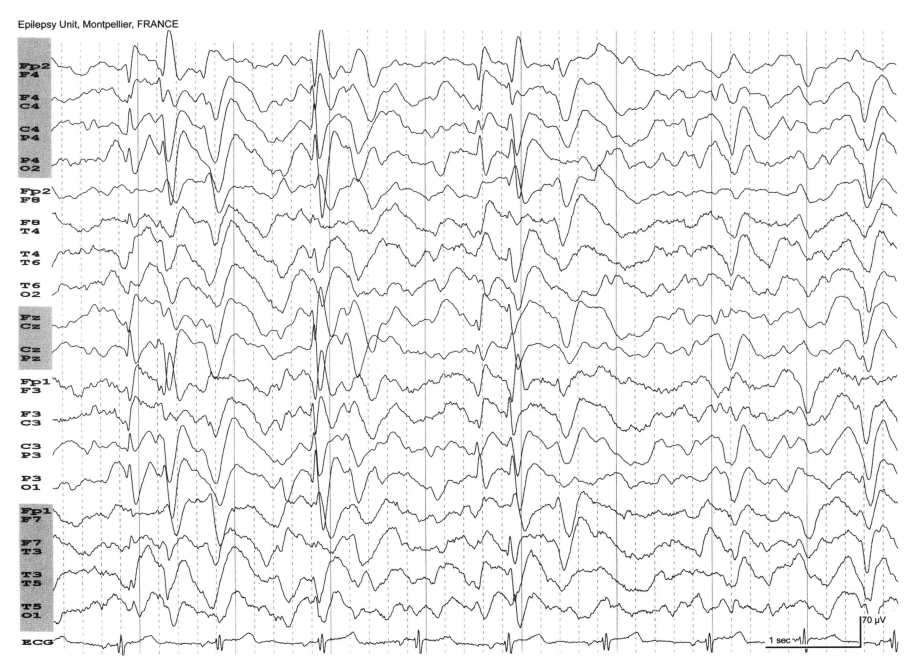

临床提示

患者，男，56岁。酒精性肝硬化，因呕血入院。患者昏迷状态。血氨152μmol/L（正常11～45μmol/L），Ⅱ因子31%（正常70%～140%），Ⅴ因子57%（正常60%～140%），Ⅶ因子32%（正常70%～140%），Ⅹ因子57%（正常70%～150%），GOT 604U/L，GPT 954U/L，血肌酐407μmol/L。

脑电图特征

记录灵敏度增加至5μV/mm。可见暴发－抑制模式，在图起始处可见残留的大脑活动，其后跟随全面性抑制。这种脑电活动不是机械伪差，2个复合波之间的周期并不固定。该图对应于肝性脑病4期。

评注

在肝性脑病4期中，三相波逐渐被低波幅慢波所取代，并逐渐发展为电静息。

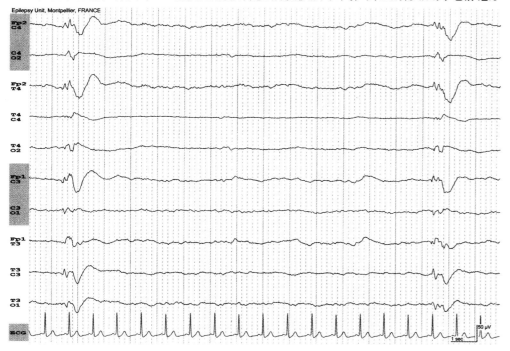

图a 记录速度15mm/s。注意暴发－抑制模式

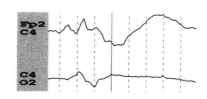

图b 残留的脑电活动

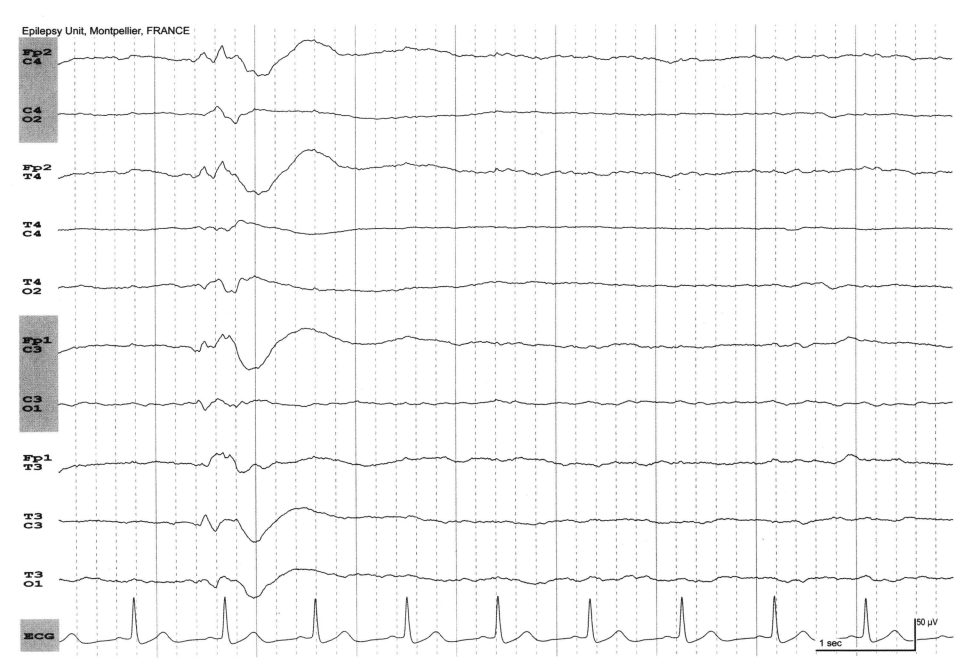

临床提示

同Ⅰ·15患者。患者1天后出现昏迷。血氨130μmol/L（正常11～45μmol/L），Ⅱ因子37%（正常70%～140%），Ⅴ因子78%（正常60%～140%），Ⅶ因子40%（正常70%～140%），Ⅹ因子76%（正常70%～150%），GOT 284U/L，GPT 702U/L，血肌酐331μmol/L。

脑电图特征

记录灵敏度设置为7μV/mm。脑电图表现较前改善，大脑活动再次出现。此图显示额叶出现间歇性正弦曲线样δ波，频率为1.5Hz。

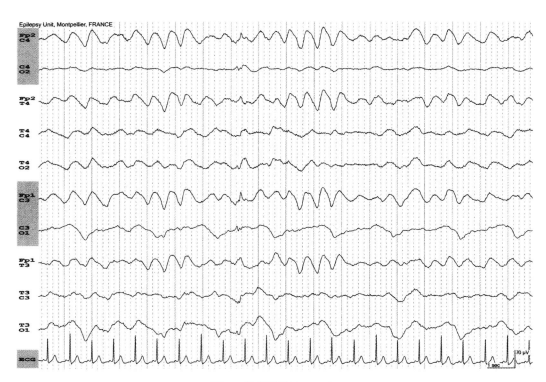

图a　记录速度15mm/s

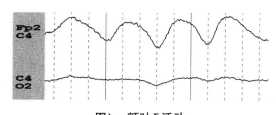

图b　额叶δ活动

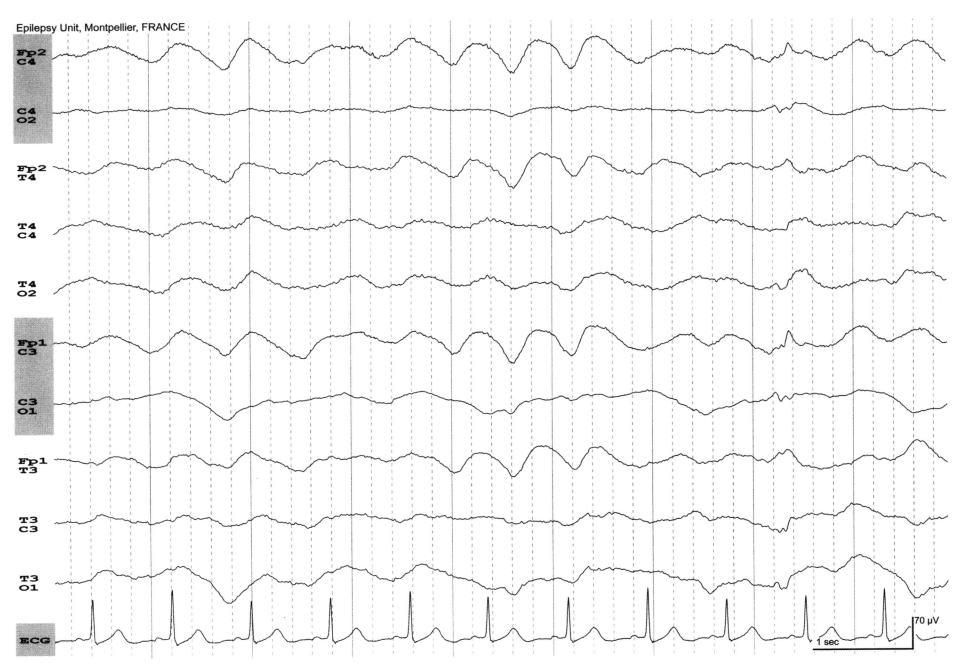

临床提示

患者，男，66岁。酒精性肝硬化，因昏迷住院。在ICU出现右侧偏侧阵挛性癫痫发作。血氨290μmol/L（正常11～45μmol/L）。

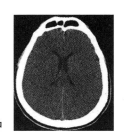

CT提示脑水肿

脑电图特征

右侧中央－枕区出现11Hz的低电压活动对应于癫痫发作起始。随后频率逐渐降低，波幅逐渐增加，但仍局限于中央－枕区。患者在本次癫痫发作中没有出现明显的临床症状。

评注

在暴发性肝衰竭中，150～200μmol/L的血氨水平是引起颅内压升高（Wijdicks等，2016）和脑水肿的常见危险因素。

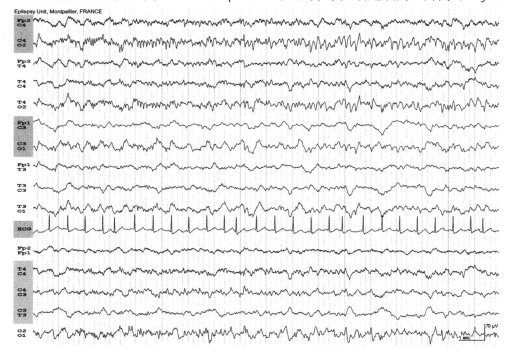

图a　记录速度15mm/s

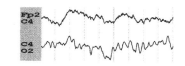

图b　癫痫发作起始（节选自图左）

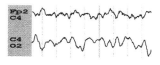

图c　脑电活动频率降低（节选自图右）

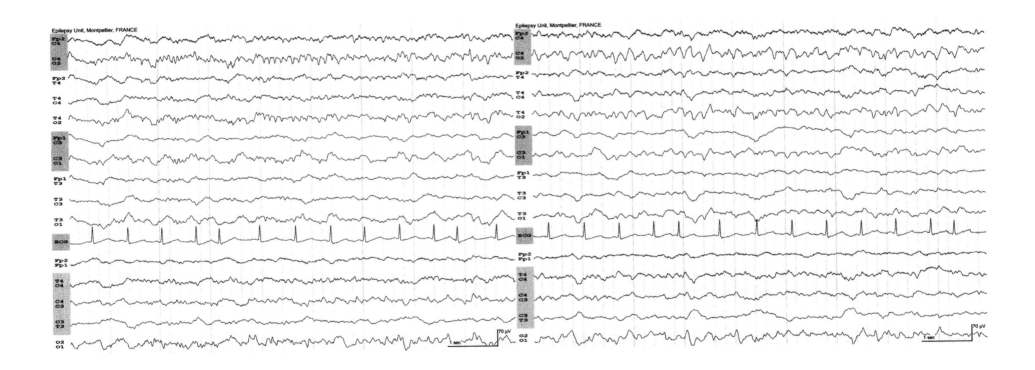

临床提示

同Ⅰ·17患者，且为同次脑电记录。

脑电图特征

左侧中央－枕－颞区出现低电压活动，后波幅逐渐增加，频率逐渐降低，但仍局限于左侧大脑半球。患者在本次癫痫发作中没有出现明显症状。

评注

本例患者有独立的左右侧半球起源的癫痫发作。阅图时并未注意到这些无症状癫痫发作，因此，未给予患者适当的抗癫痫治疗。本例患者的脑电图和临床情况支持癫痫持续状态：在ICU时出现临床癫痫发作，脑电图记录到癫痫发作，CT提示脑水肿。

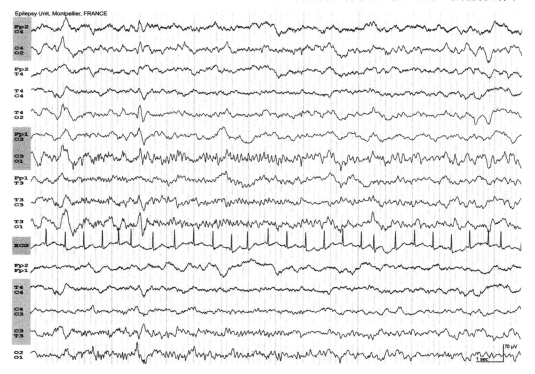

图a　记录速度15mm/s

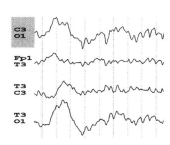

图b　局灶性癫痫发作起始（节选自图左）

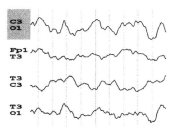

图c　脑电活动频率逐渐降低（节选自图右）

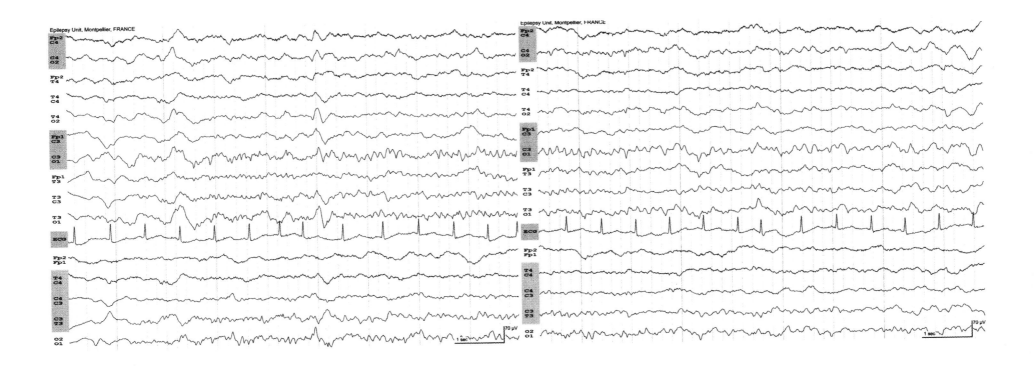

临床提示

同Ⅰ·17患者。6天后的脑电记录，该患者正在服用苯巴比妥（血药浓度20mg/L）和苯妥英（血药浓度4.3mg/L）。血氨131μmol/L（正常11～45μmol/L）。

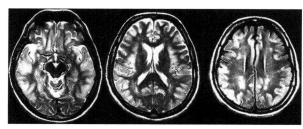

MRI提示皮质弥散性水肿

脑电图特征

脑电图可见全面性周期性放电（GPDs），频率为1Hz，左半球为著。复合波具有三相波形态，但不符合代谢性脑病的模式。实际上，还混有一些多棘波，尤其是在C4-C3和O2-O1导联，并且在复合波之后有一段平坦期。经优化治疗，患者康复，但遗留严重的认知后遗症。

评注

缺氧性脑病有多种脑电模式，包括GPDs、暴发抑制、α昏迷，有时是三相波。本图同时展示了昏迷患者的癫痫持续状态和缺氧性脑病。

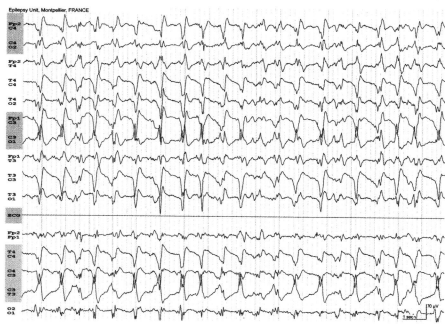

图a　记录速度15mm/s

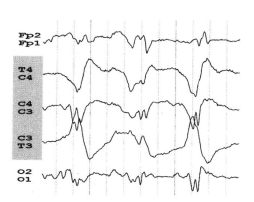

图b　周期性复合波。注意C4-C3和O2-O1导联的低波幅多棘波

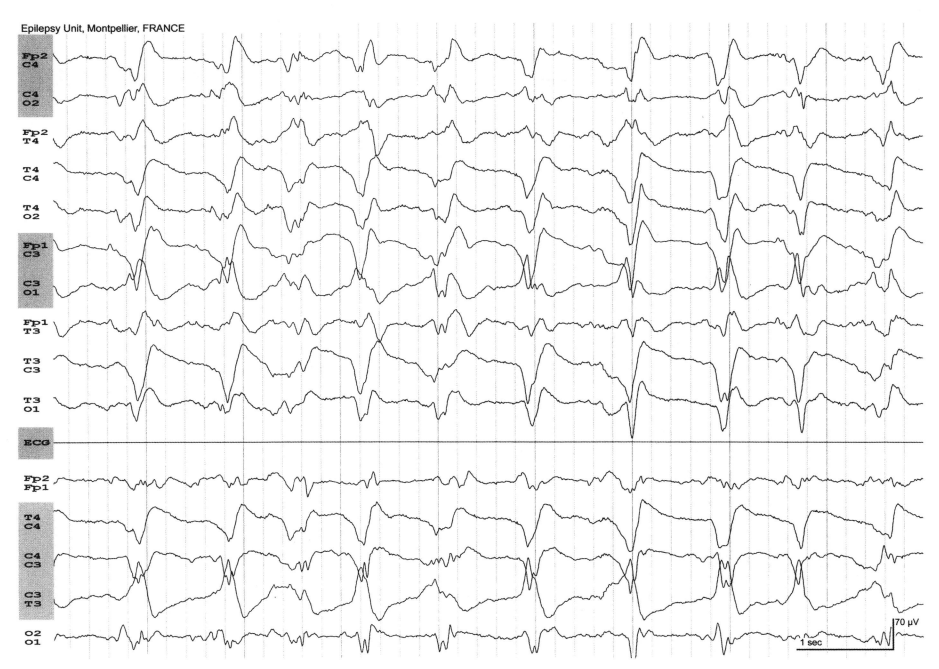

I · 20 Wernicke脑病

临床提示

患者，女，47岁。酒精性肝硬化，因呕血入住ICU。意识模糊且意识水平下降。

脑电图特征

开始时患者闭目（眨眼伪差），随后双侧半球出现2Hz节律性δ波。这些δ波的暴发是非生理性的，在睡眠时消失。

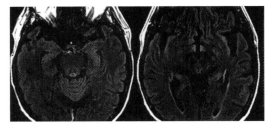

对比增强的液体衰减反转恢复（fluid attenuated inversion recovery，FLAIR）序列显示导水管周围和乳头体高信号

评注

Fournet和Lanternier在1956年评估了17例Wernicke脑病患者的脑电图，他们描述了疾病晚期阶段出现双侧同步2 ~ 3Hz的δ波。随着疾病的进展，δ波持续存在，在临死前阶段，呈现暴发－抑制模式：每1秒或2秒的全面性多棘慢波被平坦期分隔。5名患者有癫痫发作。

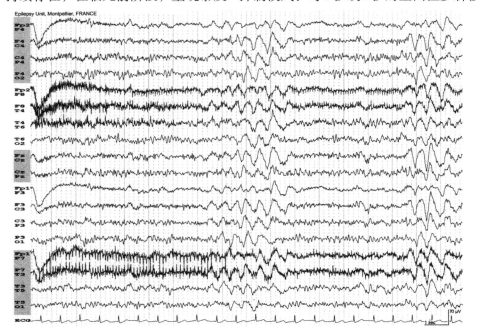

图a 记录速度15mm/s

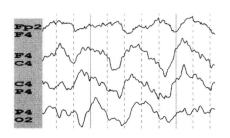

图b δ波

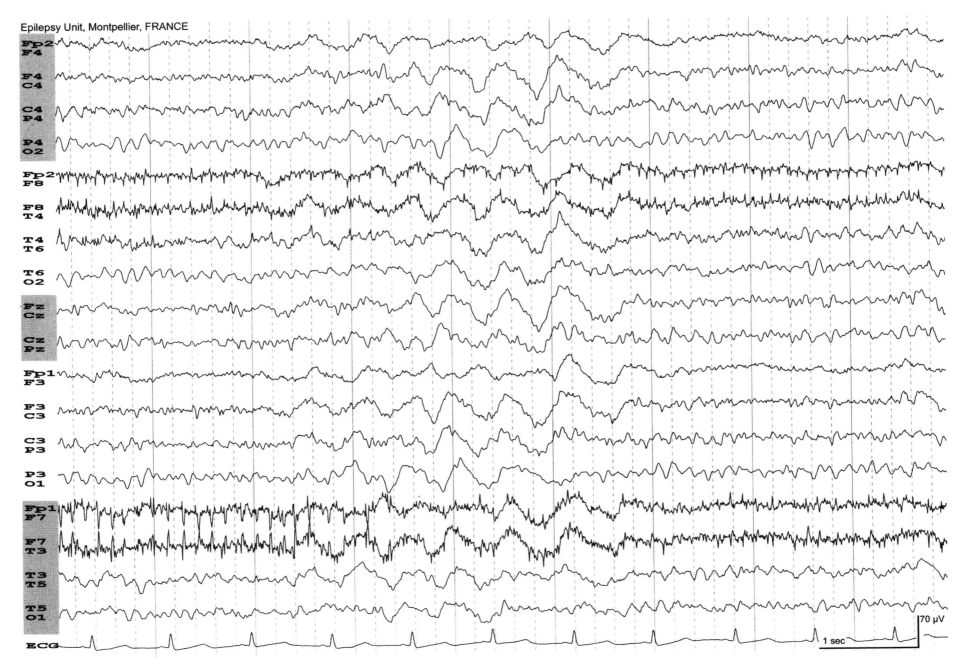

Epilepsy Unit, Montpellier, FRANCE

临床提示

患者，男，66岁。因酮症酸中毒入住ICU。血肌酐190mmol/L，血糖12.5mmol/L，LDH 602U/L，γ-谷氨酰转肽酶（gamma glutamyl transferase，γ-GT）879U/L，GOT 135U/L，GPT 104U/L。

脑电图特征

患者反应迟钝。记录起始为睡眠模式。给予患者听觉刺激（箭头处）后，患者醒来（额极导联存在肌电伪差）。随后出现三相波形态的全面性周期性放电，频率为2Hz。

评注

三相波在睡眠期消失（Baldy-Moulinier等，1981），并在完全清醒和睡眠之间的过渡阶段重新出现。图中展示的模式是代谢性脑病常见的情况，表现为从睡眠唤醒后再次出现三相波。

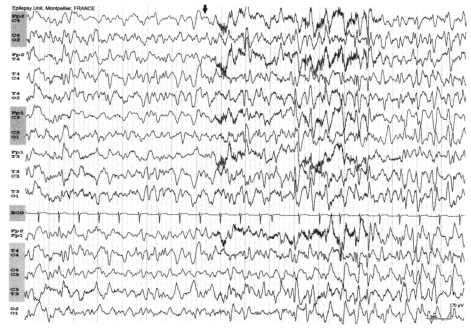

图a　记录速度15mm/s

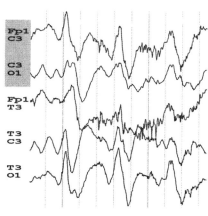

图b　患者醒来时的三相波

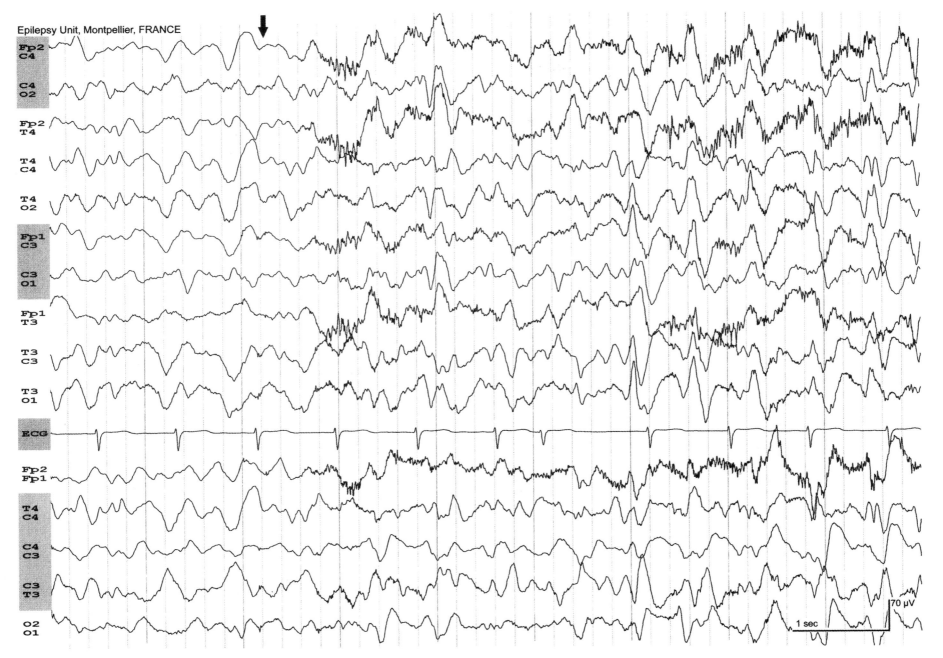

I · 22 低钠血症

临床提示

患者，女，32岁。精神分裂症伴躁狂，因意识障碍住院。血钠117mmol/L。

脑电图特征

清醒闭眼状态，起始处可见左侧颞区的肌电伪差，右侧半球可见弥漫分布的较高波幅的δ波，频率为1～2Hz。在Cz导联处记录到快活动是由电极接触不良导致的。

评注

低钠血症的典型表现是慢波，而不是三相波。低钠血症可诱发癫痫发作。

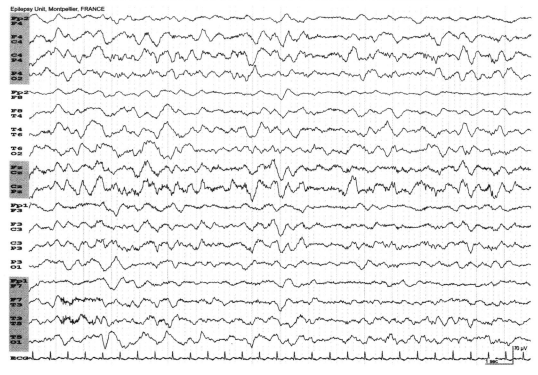

图a　记录速度15mm/s

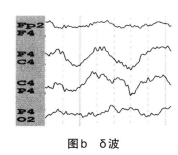

图b　δ波

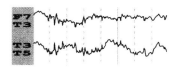

图c　肌电伪差

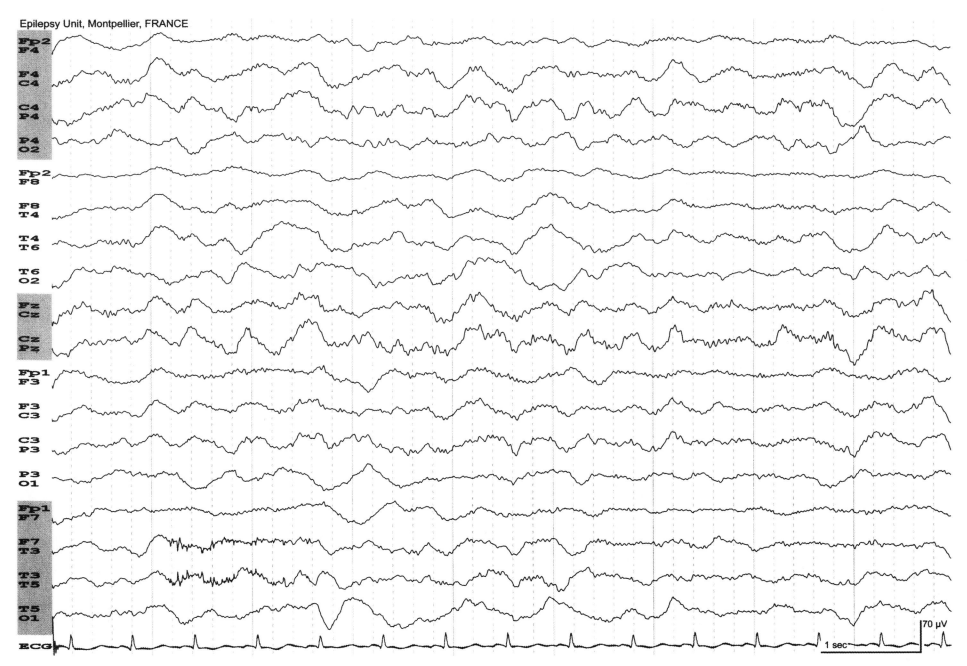

Epilepsy Unit, Montpellier, FRANCE

临床提示

患者，女，76岁。帕金森病伴严重脱水。脑电图检查当天，血钠149mmol/L，血肌酐78μmol/L，尿素氮15.2mmol/L。脑电图检查前1天，血钠180mmol/L，血肌酐139μmol/L，尿素氮30mmol/L。

脑电图特征

患者的意识水平受损严重，有自主呼吸，闭眼。患者明显处于睡眠状态，但脑电不符合睡眠模式。背景活动频率为6～6.5Hz，θ波扩散至前头部。这种脑电图是异常的，因为它非常单一，对听觉和疼痛刺激没有任何反应。注意，尽管患者有轻微的肾功能不全，但没有三相波。

评注

高钠血症的脑电图展示不充分，变化不如低钠血症明显。

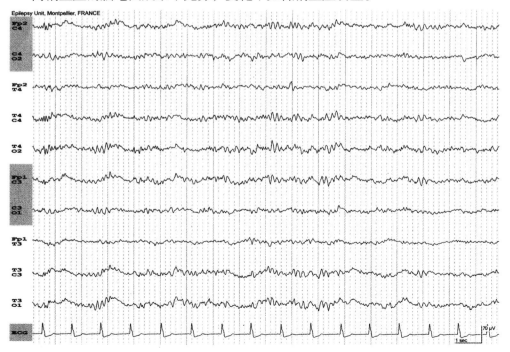

图a　记录速度15mm/s。脑电图波形表现单一

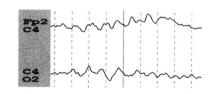

图b　θ波扩散至额区

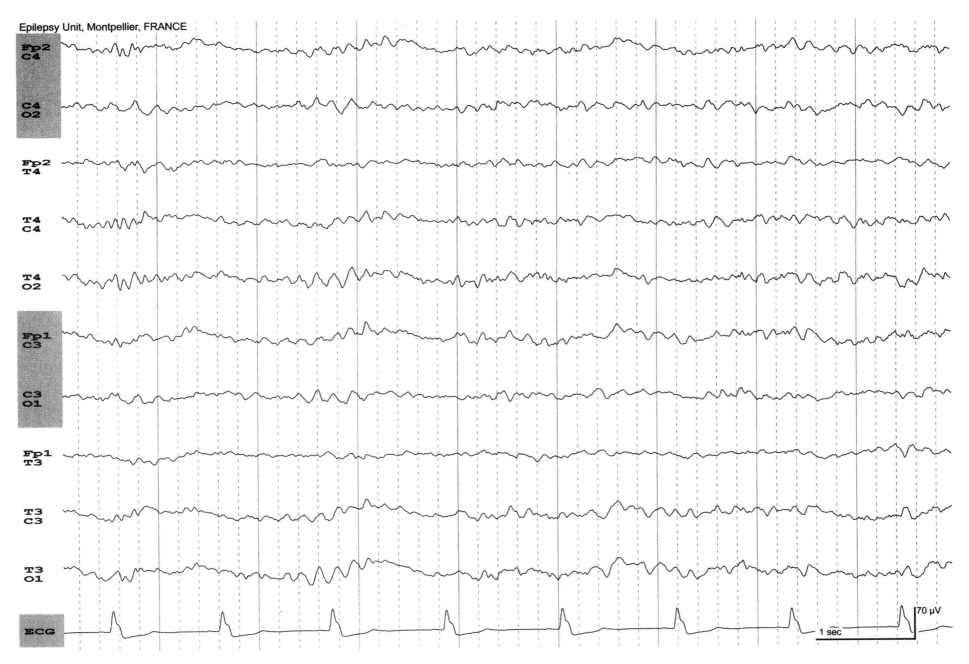

Epilepsy Unit, Montpellier, FRANCE

Ⅰ·24　高钙血症

临床提示

患者，女，80岁。甲状旁腺功能亢进。根据白蛋白校正后的血清总钙3.05mmol/L（正常2.20～2.65mmol/L）。

脑电图特征

患者处于睁眼状态。脑电图呈现前头部优势的弥漫性复合波，大约每6秒周期性地出现一次。除最后2个复合波外，复合波之间的间隔持续数秒。

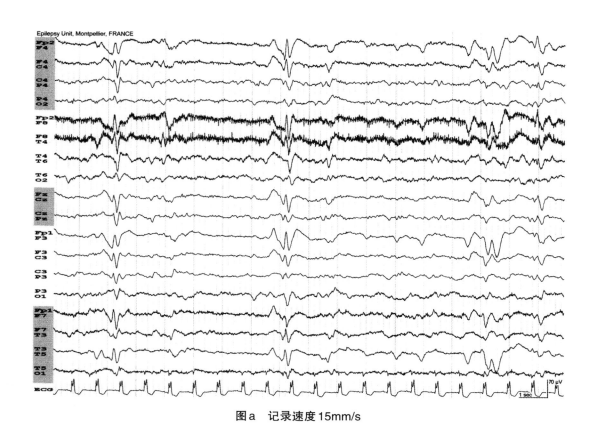

图a　记录速度15mm/s

图b　2个复合波

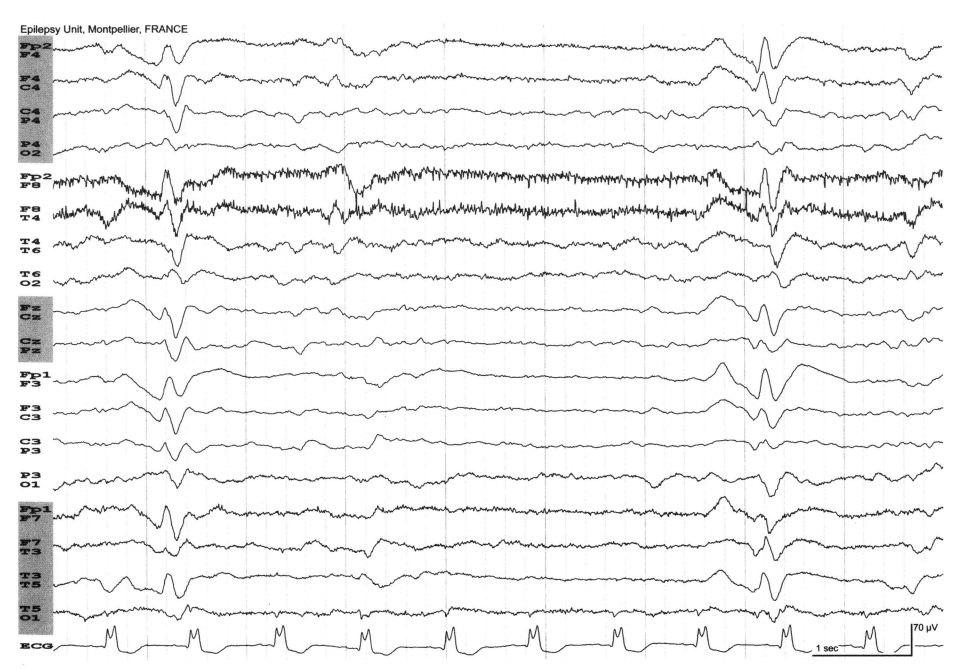

Epilepsy Unit, Montpellier, FRANCE

临床提示

患者，男，32岁。因面部肌阵挛和精神运动迟缓住院。血清磷酸盐0.28mmol/L（正常0.84～1.45mmol/L，重度小于0.32mmol/L），血清镁0.68mmol/L（正常0.8～1mmol/L），根据白蛋白校正后的血清总钙2.41mmol/L（正常2.2～2.65mmol/L）。

脑电图特征

脑电图可见全面性多棘波或棘波，提示癫痫持续状态。每一次面部抽搐（肌电导联）都伴随着一个锁时的棘波。在脑电图监测过程中给予患者氯硝西泮1mg静脉注射治疗无效。然而，当患者补充磷酸盐而不是抗癫痫发作药物时，病情完全恢复（图b）。

评注

严重低磷血症患者表现多样，包括易怒、谵妄、癫痫发作、精神迟钝和昏迷（Subramanian等，2000）。

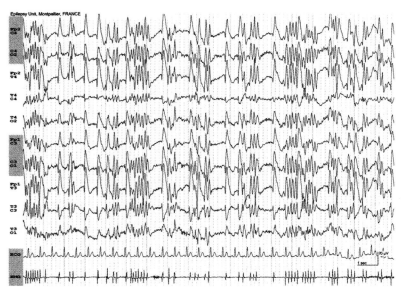

图a　记录速度15mm/s

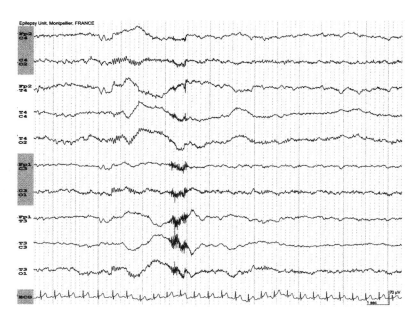

图b　记录速度15mm/s。在给予磷酸盐补充治疗1天后，脑电图恢复到正常状态，注意起始处闭眼后出现的α节律

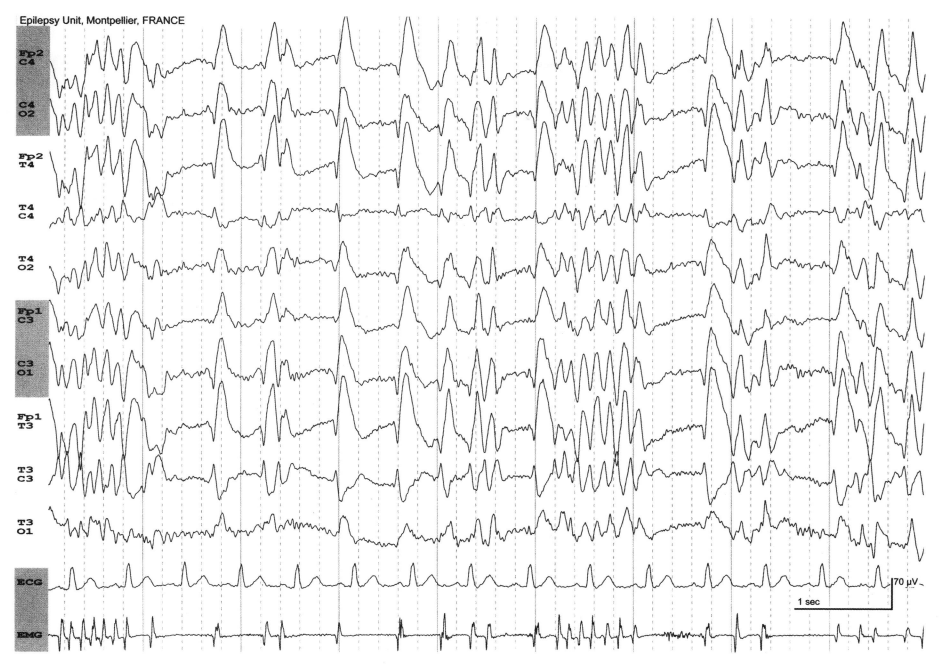

Ⅰ · 26　低血糖导致脑损伤

临床提示

患者，男，39岁。因昏迷伴呼吸困难就诊。曾使用胰岛素试图自杀，无癫痫发作表现。血糖0.3g/L（1.65mmol/L）。图为入住ICU 3天后监测的脑电图。

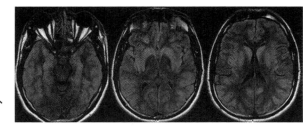

T2 FLAIR提示皮质、海马和基底节高信号

脑电图特征

脑电图显示全面性周期性放电与双侧半球独立性周期性放电同时存在。该脑电图呈现出与缺氧状态相符的脑电变化，没有明确的癫痫或非惊厥性癫痫持续状态的证据。

评注

低血糖时脑电波进行性减慢，血糖2～3.5mmol/L时θ波增多，1～2mmol/L时δ波增多，此时患者表现为昏睡状态。血糖＜1mmol/L时呈现出等电位，此时患者处于昏迷状态。实验研究发现，神经元坏死的血糖阈值为0.12～1.36mmol/L（Auer，2004）。

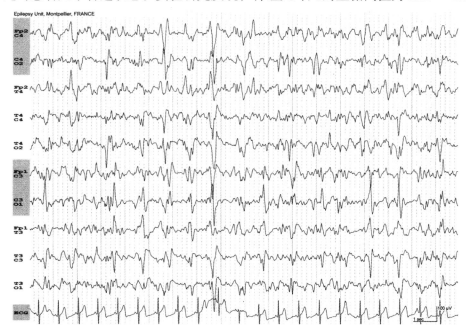

图a　记录速度15mm/s

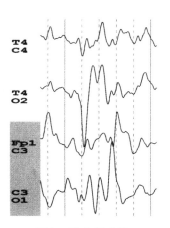

图b　独立复合波

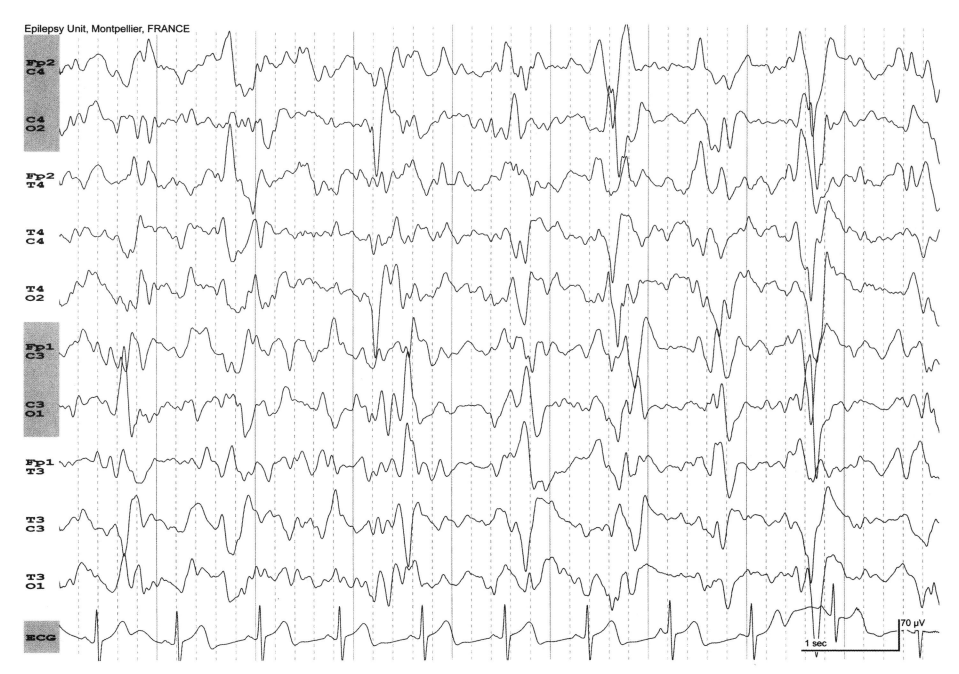

I · 27　黏液水肿伴昏迷

临床提示

患者，女，90岁。因意识水平下降伴四肢水肿就诊。3天前出现肺炎。1个月前误停左旋甲状腺素片（150μg/d）。促甲状腺激素（thyroid stimulating hormone，TSH）72mU/L，肌酸磷酸激酶（creatine phosphokinase，CPK）1128U/L（正常＜170U/L），肌红蛋白601μg/L（正常28～58μg/L），LDH＞1438IU/L（正常135～214），血钠132mmol/L，血肌酐183μmol/L。

脑电图特征

脑电图表现为低波幅和高波幅复合波交替出现的全面性周期性放电。注意复合波的特殊形态，与经典的三相波不同。

评注

黏液性水肿昏迷患者的脑电图可观察到慢波活动（Nieman，1955）、三相波（Biemond，1995）或与克-雅病相仿的周期性复合波（Wynn等，1989）。在体温严重过低的情况下，大脑活动降低到最低限度（Nieman，1955）。

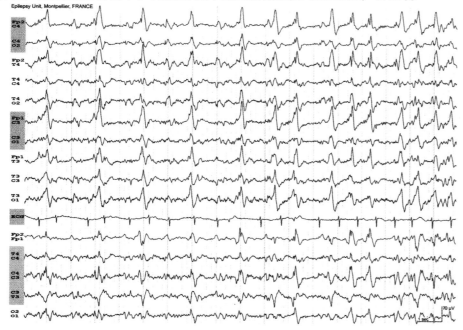

图a　记录速度15mm/s

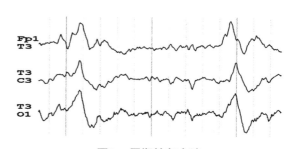

图b　周期性复合波

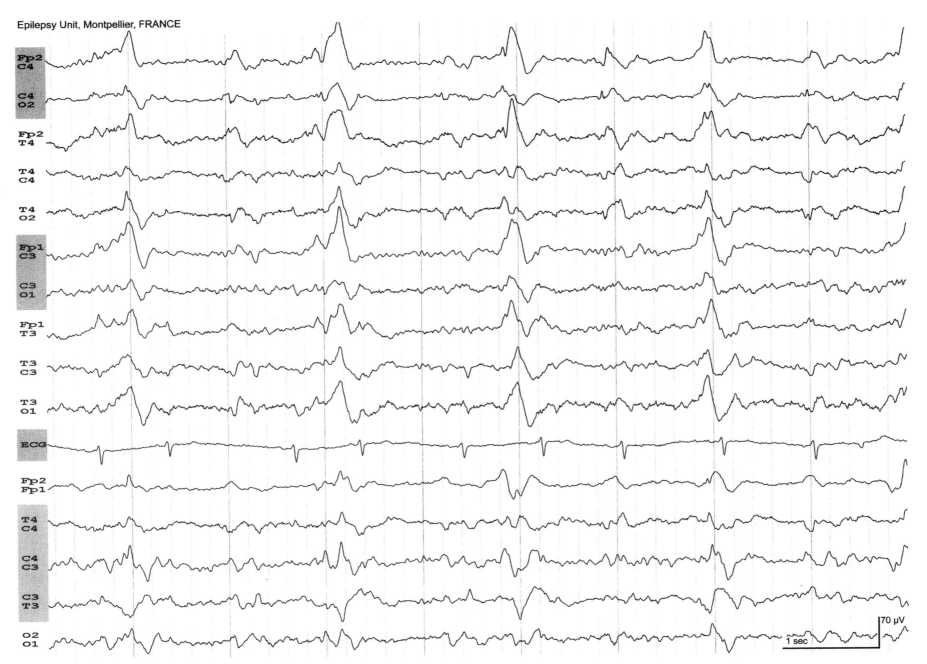

Epilepsy Unit, Montpellier, FRANCE

临床提示

患者，女，87岁。因肺炎继发急性呼吸衰竭伴意识水平下降就诊。既往有肺栓塞病史。入院时（即EEG检查前2天），$PaCO_2$ 113mmHg，PaO_2 95mmHg，pH 7.14。尽管给予患者间断无创通气，但在脑电图检查当天，$PaCO_2$仍为60mmHg。患者于1天后死亡。

脑电图特征

脑电图可见背景活动较慢，图中间可见弥漫性三相波。与代谢性脑病相比，本例患者的三相波较少。

评注

呼吸衰竭时，尤其是在呼吸道感染的情况下，可观察到三相波（Sutter和Kaplan，2014）。肺性脑病通常是由高碳酸血症而不是低氧血症引起的。患者常表现为嗜睡、扑翼样震颤、头痛，症状逐渐加重可发展为意识模糊和昏迷。脑电图通常呈非特异性表现，包括背景脑电活动减慢，随后出现三相波和电静息。脑电的恶化与意识水平的下降呈平行关系。尽管脑电图模式与血气分析之间没有明显的相关性，但当脑脊液pH显著下降时，脑电图异常的程度会增加（Laxenaire-Aug等，1970；Sadoul等，1971）。

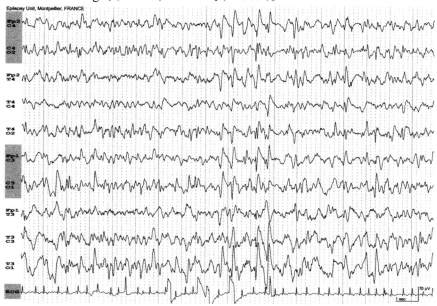

图a　记录速度15mm/s

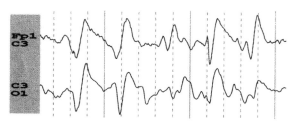

图b　三相波

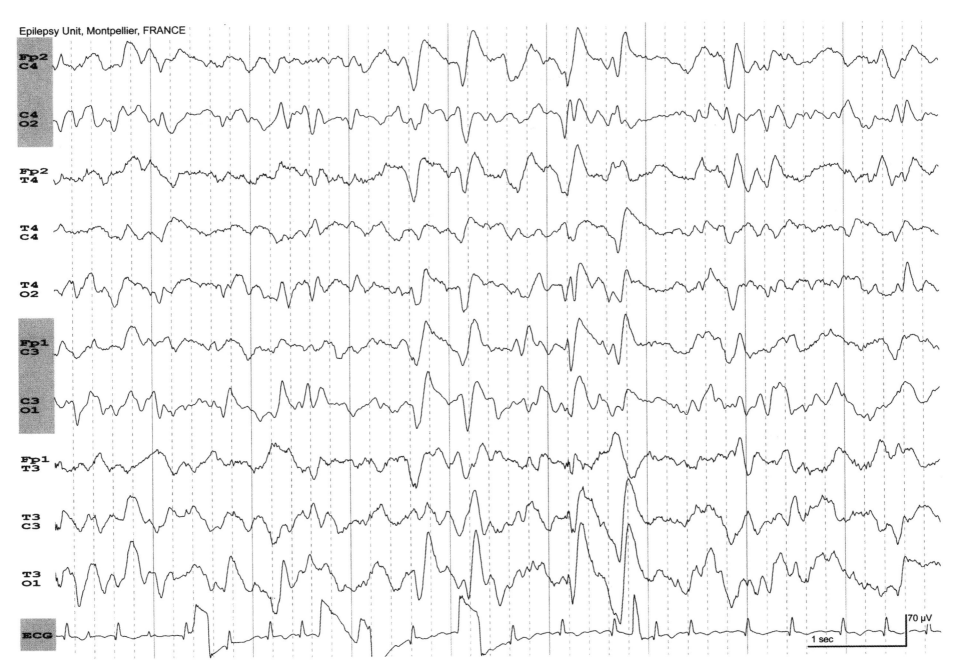

Epilepsy Unit, Montpellier, FRANCE

临床提示

患者，男，65岁。因意识水平下降，急性呼吸衰竭引发缄默状态就诊。有左肺切除手术史。入院（即脑电图检查当天）时，$PaCO_2$ 127mmHg，PaO_2 134mmHg，pH 7.15，血钠151mmol/L，血肌酐55μmol/L。

脑电图特征

患者处于睁眼状态。脑电图可见大量肌电伪差，左颞区为著。间隔不等的周期性发作呈现弥漫分布，无典型的三相波形态。

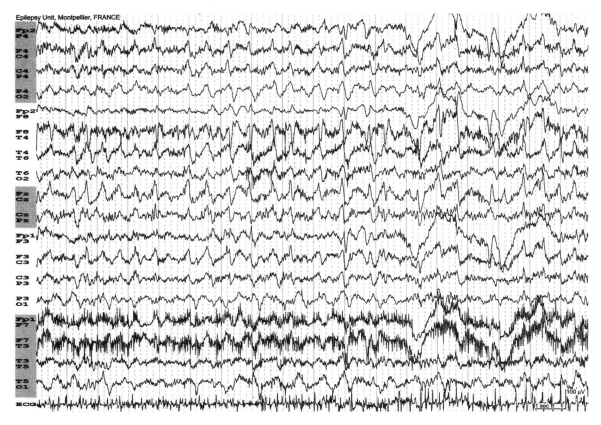

图a　记录速度15mm/s

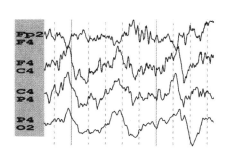

图b　周期性活动

Epilepsy Unit, Montpellier, FRANCE

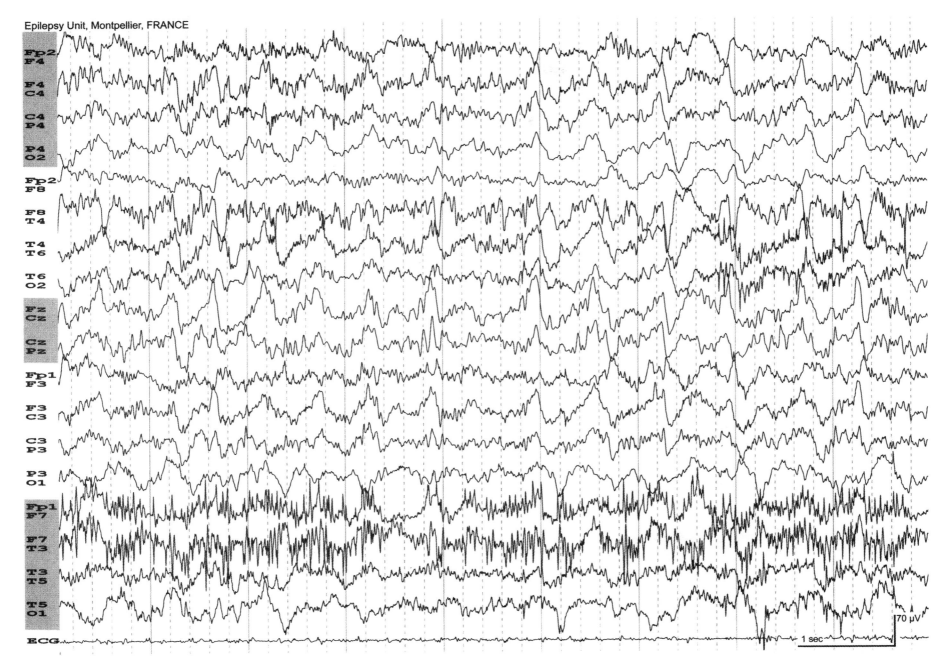

临床提示

患者，女，56岁。因意识水平下降就诊。动脉血气分析：PaO_2 48mmHg，$PaCO_2$ 38mmHg，pH 7.47，血红蛋白 8.4g/L，无明显代谢性异常。

脑电图特征

脑电图可见弥漫性周期性电活动，呈三相波形态，图末尾处三相波的形态更为尖锐。注意观察当患者出现自主活动时脑电图的反应性（图 b）。这种变化模式与其他代谢性脑病的脑电图反应存在相似之处。

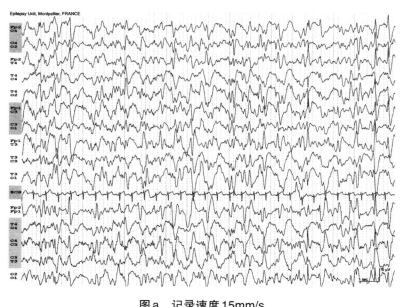

图 a　记录速度 15mm/s

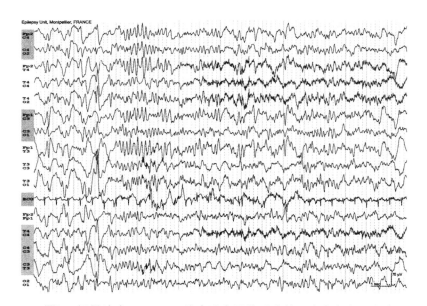

图 b　记录速度 15mm/s。注意脑电图的反应性；当患者出现自主活动时，慢波消失

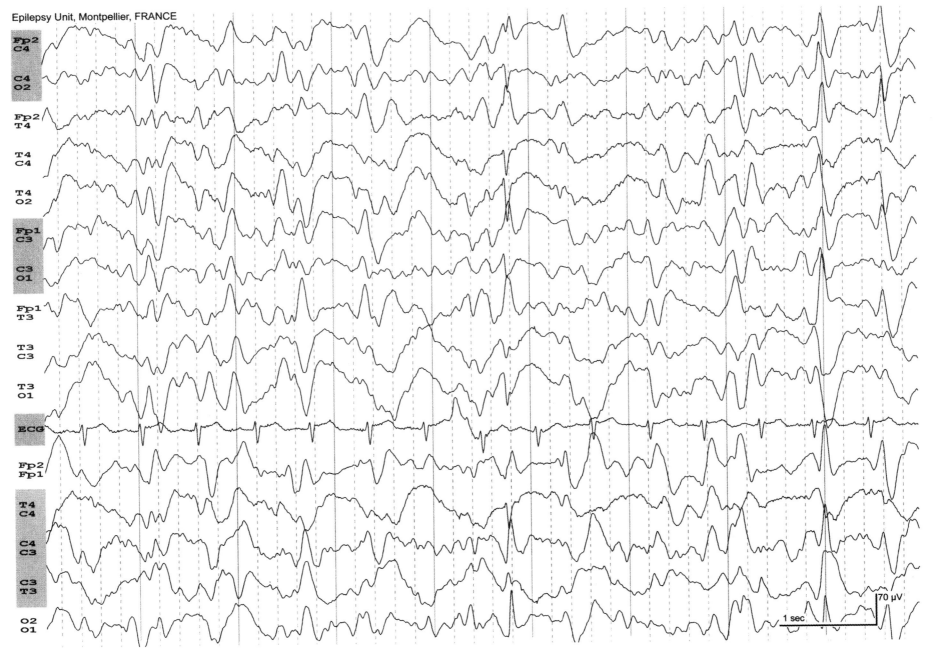

Epilepsy Unit, Montpellier, FRANCE

临床提示

患儿，男，10岁6个月。因服用过量托吡酯（服用了其母亲的700mg抗癫痫发作药物，企图自杀）后出现精神错乱就诊。血碳酸氢根16mmol/L（↓）。

脑电图特征

第一段脑电图采集时患者处于闭眼状态，可见额区为著的节律性θ波。注意右枕部呈现α节律。图示记录速度15mm/s，可见正弦样波，这一点有助于将中毒性脑病和癫痫发作进行鉴别。第二段脑电图采集时患者处于睁眼状态，在额极导联可见眼睑闭合伪差。注意脑电图呈现的反应性变化：睁眼时前头部的θ波消失，但后头部的仍持续存在。这种脑电反应性排除了失神状态。患者后自行恢复，3天后行脑电图显示无异常。

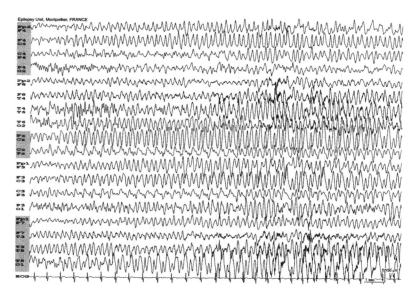

图a　记录速度15mm/s，记录电压150μV/cm。患者处于闭眼状态，脑电图示正弦样波

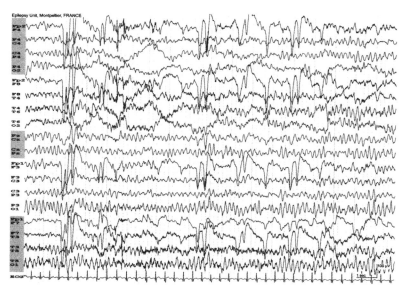

图b　记录速度15mm/s，记录电压100μV/cm。患者处于睁眼状态，注意脑电图的反应性变化

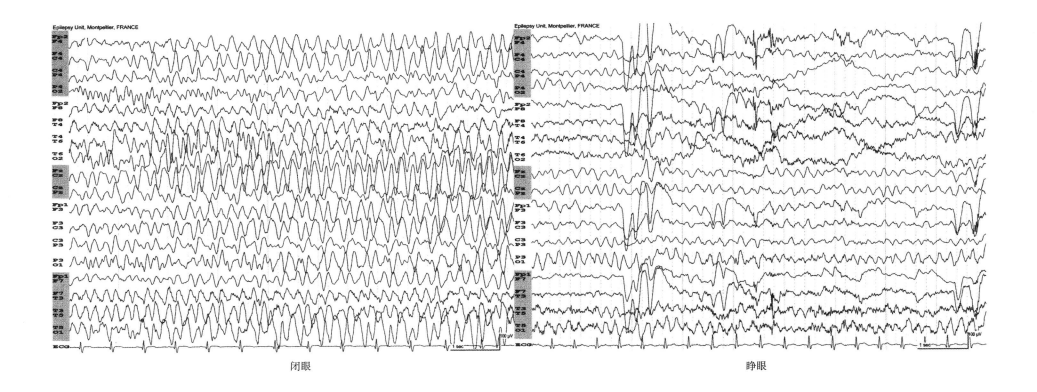

闭眼　　　　　　　　　　　　　　　　　　　　睁眼

I · 32　中毒性脑病：阿莫西林

临床提示

患者，女，80岁。因心内膜炎服用阿莫西林8g/d（200mg/kg）和庆大霉素120mg/2d。同时她还在服用苯二氮䓬类药物和呋塞米（40mg/d）。患者存在慢性肾功能不全，肌酐清除率56ml/min。抗菌药物治疗5天后，患者出现意识水平下降，缄默，不规律的肌阵挛发作。头MRI示血管性白质病变。在阿莫西林减量至3g/d并停用苯二氮䓬类药物和呋塞米后，患者完全康复。

脑电图特征

患者处于闭眼嗜睡状态。脑电图可见三相波形态的全面性周期性放电，频率为2Hz。注意图b显示了患者醒来时三相波的同步变化反应。这种反应模式符合代谢性脑病，不支持非惊厥性癫痫持续状态。

评注

阿莫西林相关代谢性脑病的危险因素是女性，年龄在60岁及以上，服用阿莫西林不到1个月，应用过呋塞米、地西泮，合并脑损伤和肾功能损害。头孢菌素类也可以诱发具有三相波的脑病，印象最深刻的脑电图是头孢吡肟中毒（参见 I · 33 图）。

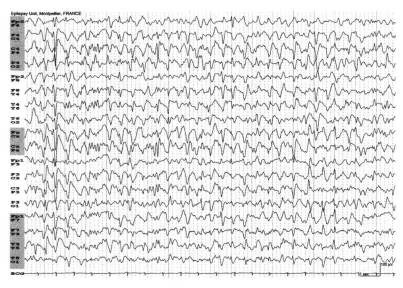

图a　记录速度15mm/s

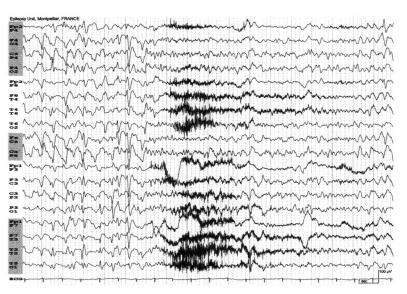

图b　记录速度15mm/s。注意脑电波的反应性；当患者出现自主活动时，三相波消失

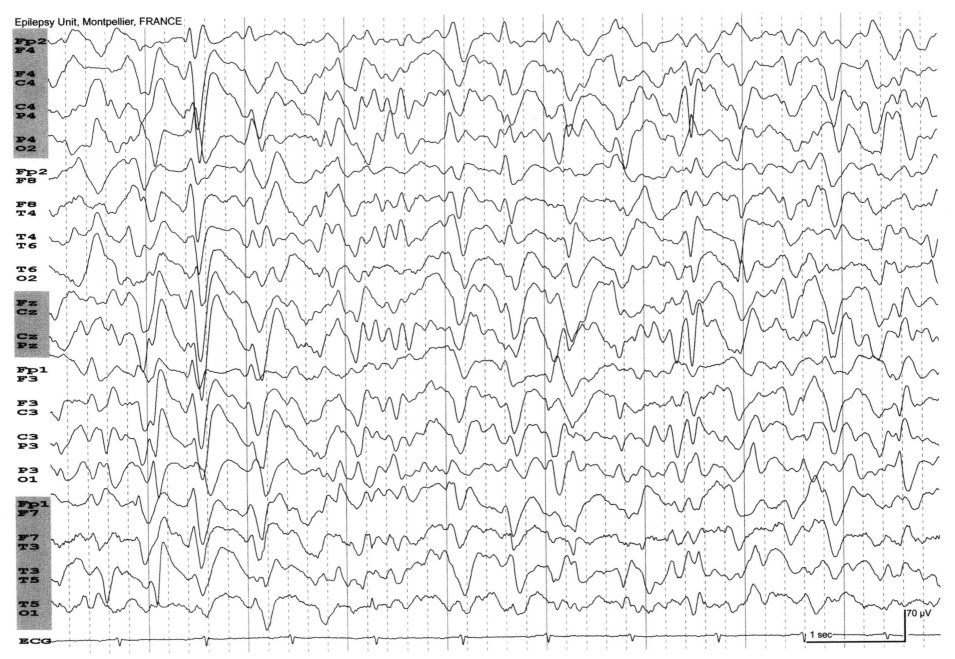

临床提示

患者，女，89岁。应用头孢吡肟治疗。慢性肾功能损害。血肌酐123μmol/L。意识水平下降。

脑电图特征

脑电图可见三相波形态的全面性周期性放电，频率为2Hz。这种三相波不同寻常，形态尖锐并伴有棘波。图b显示患者入睡后脑电图有所改善，但仍然是不正常的，三相波持续存在并未消失。患者自然觉醒后，具有三相波形态的全面性周期性放电再次出现。

评注

有的学者认为，这种类型的脑电图提示非惊厥性癫痫持续状态（Hirsch和Brenner，2010；Bora等，2016）。在笔者看来，这更像是中毒性脑病，而不是癫痫持续状态。首先，患者临床表现为意识水平下降，而不是意识模糊。其次，脑电图可见三相波形态的全面性周期性放电，即使这个波的形态非常尖锐且周期较短。最后，它们显示出了代谢性脑病中三相波的反应性。它们在睡眠中（如静脉注射苯二氮䓬类药物后）消失，在刺激唤醒后再次出现。2010年，Hirsch和Brenner将这种反应解读为刺激诱发的节律性、周期性、发作性放电（SIRPID）或刺激诱发的节律性δ活动（SIRDA）。笔者认为，在中毒性/代谢性脑病的患者中，这是一种常见的觉醒模式。

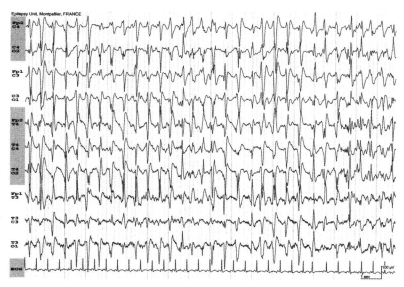

图a　记录速度15mm/s

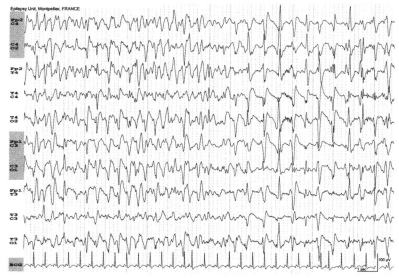

图b　记录速度15mm/s。图后半部分显示患者自然觉醒后三相波再次出现

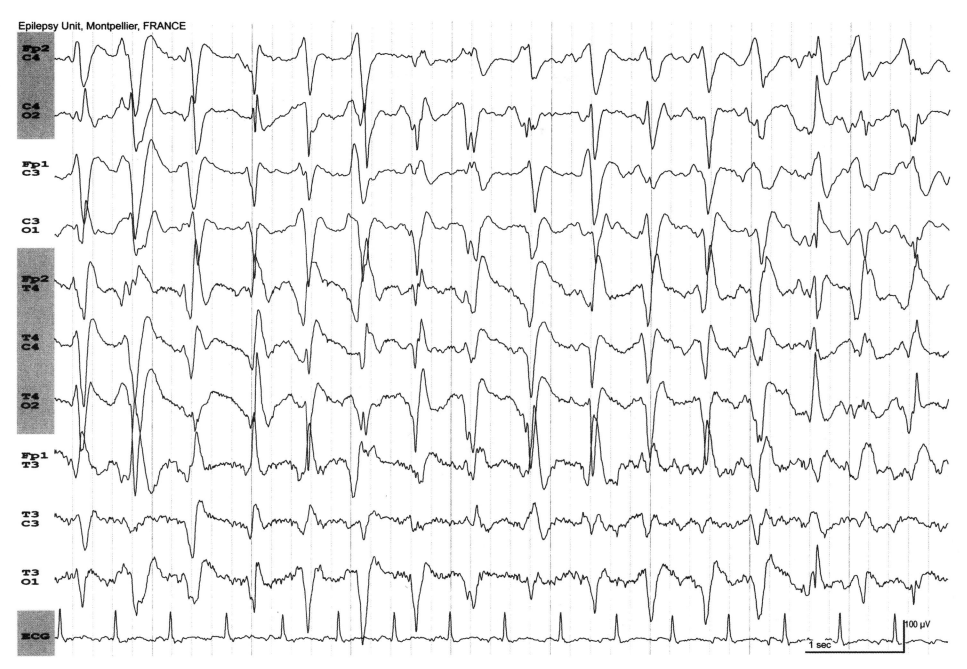

Epilepsy Unit, Montpellier, FRANCE

100 µV

1 sec

I · 34 中毒性脑病：锂（1）

临床提示

患者，女，66岁。因意识水平下降就诊。有右侧视交叉脑膜瘤手术史。目前服用锂剂治疗双相情感障碍。锂血药浓度1.42mmol/L（治疗范围：0.5～0.8mmol/L）。

脑电图特征

脑电图可见2Hz周期性三相波，右侧占明显优势（缺口节律）。如图所示，在右侧后头部，尖波成分更高。

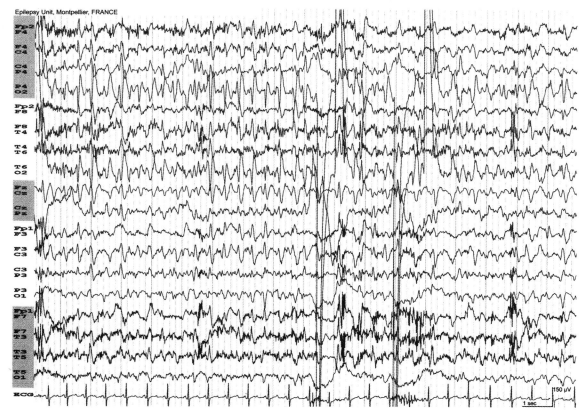

图a　记录速度15mm/s

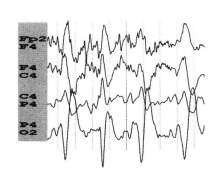

图b　三相波，后头部波幅最高

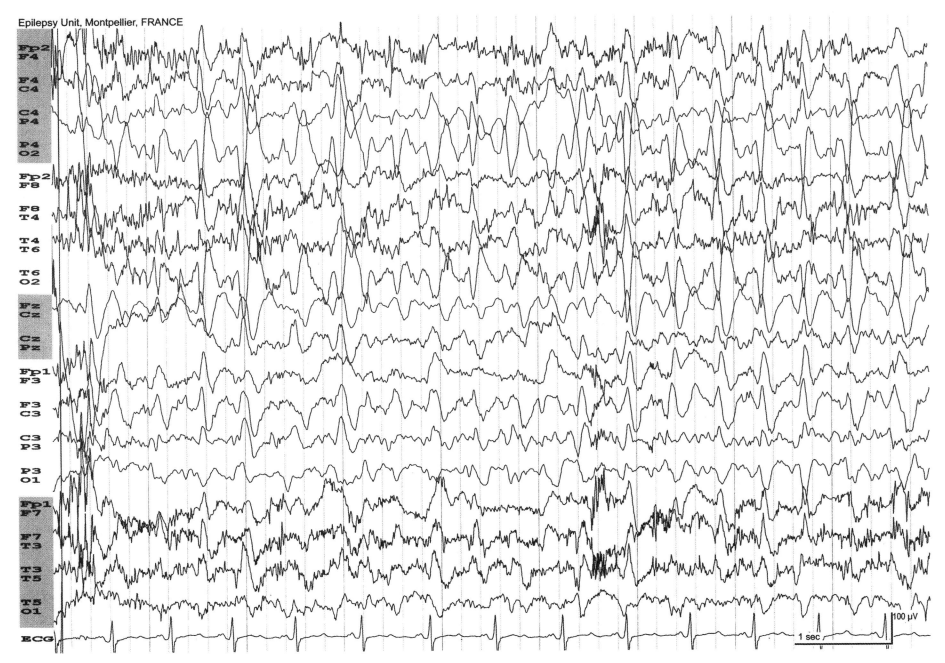

Epilepsy Unit, Montpellier, FRANCE

100 μV

1 sec

I · 35　中毒性脑病：锂（2）

临床提示

同 I · 34 患者（1天后）。由于先前的脑电图被识别为可能的非惊厥性癫痫持续状态，给予患者氯硝西泮、拉考沙胺、左乙拉西坦治疗。

脑电图特征

三相波形态的全面性周期性放电较前进展，频率变为 1.5Hz，仍为右侧显著。当患者自主运动和意识水平提高时，三相波消失（图 b），这种情况排除了非惊厥性癫痫持续状态的可能性。

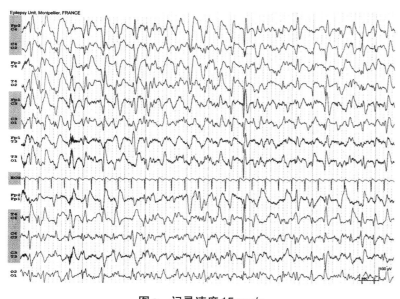

图 a　记录速度 15mm/s

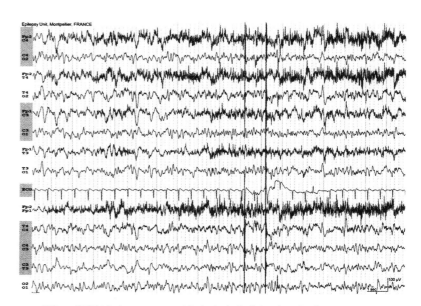

图 b　记录速度 15mm/s。注意当患者意识水平提高时三相波消失，额极导联可见肌电伪差

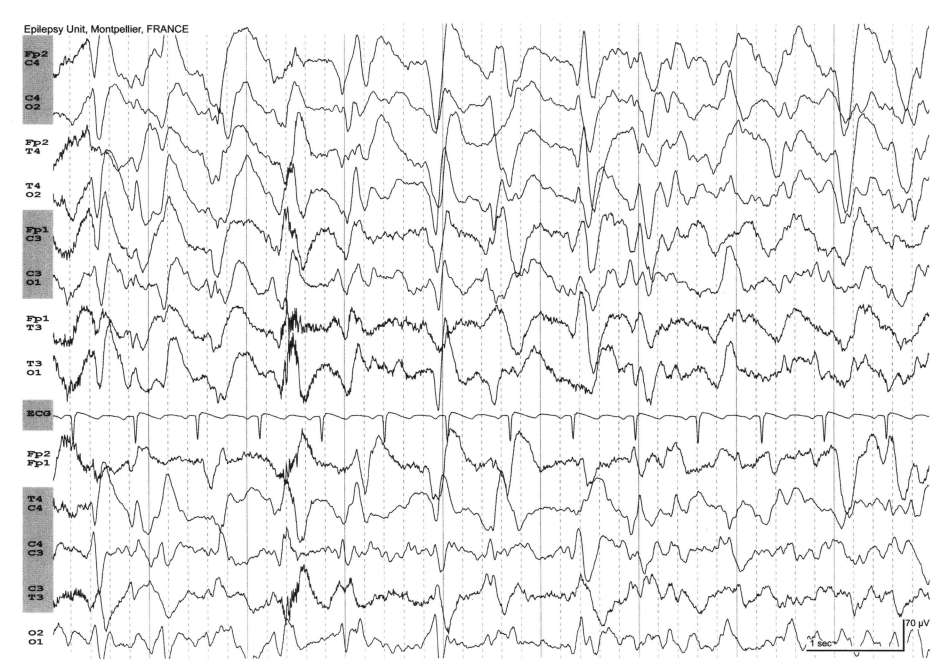

Epilepsy Unit, Montpellier, FRANCE

临床提示

患者，女，60岁。因自杀未遂，昏迷伴全身震颤就诊。锂血药浓度8.1mmol/L（治疗范围：0.5 ~ 0.8mmol/L）。急性肾衰竭。血肌酐328μmol/L，血钠147mmol/L，血白细胞计数19.9×10^9/L。

脑电图特征

双侧半球可见持续性、多形态的尖波活动，呈现明显不对称，O2导联波幅最高。注意Fp1-C3存在阻抗伪差。本例患者的脑电图并非中毒性/代谢性脑病的典型改变：没有真正的三相波，但锂血药浓度非常高。临床怀疑癫痫持续状态，给予患者氯硝西泮静脉注射后可见脑电图明显改善（图b），但临床状况无改观。此外，脑电图并未恢复正常，表现为持续的慢波伴随部分三相波。诊断为中毒性脑病，而非癫痫持续状态。血液透析后，患者的临床状态和脑电图均有明显改善。

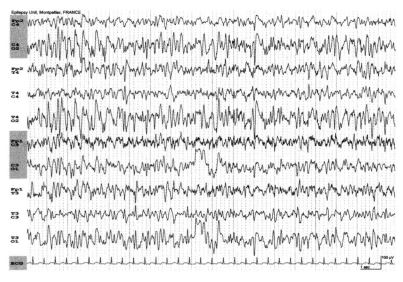

图a　记录速度15mm/s

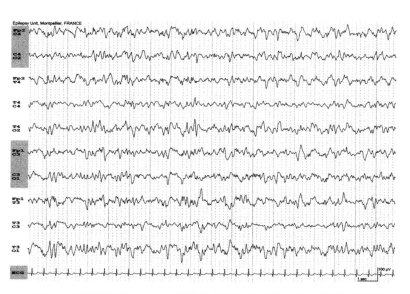

图b　记录速度15mm/s。静脉注射氯硝西泮后，脑电图改善但并未恢复至正常，临床状况并无改善

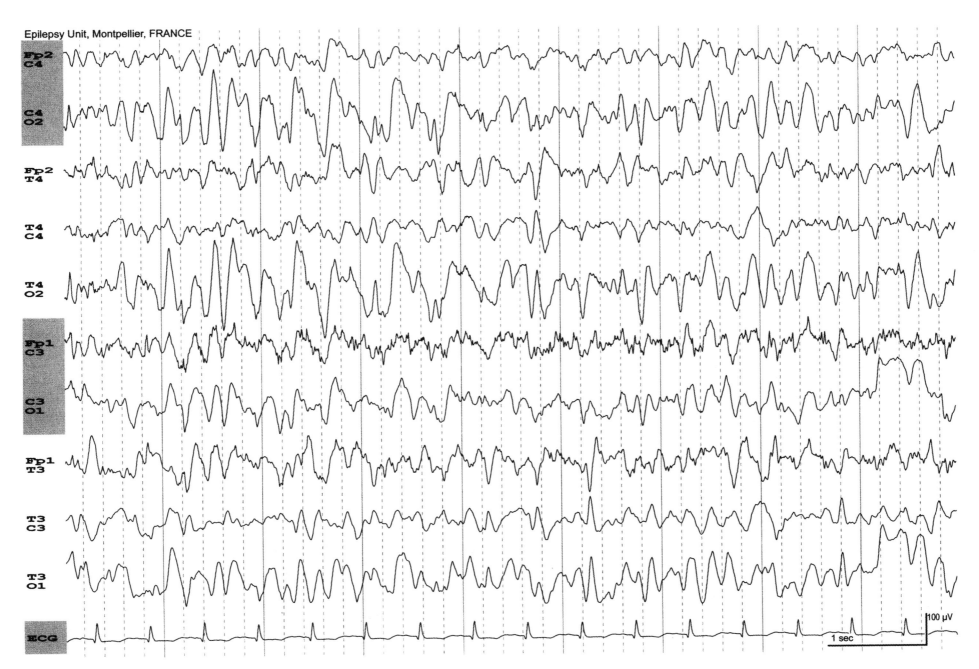

I·37 中毒性脑病：锂（4）

临床提示

同 I·36 患者。此次为进行首次脑电图检查后第 2 天，透析后。锂血药浓度 1mmol/L（治疗范围：0.5～0.8mmol/L）。

脑电图特征

此时脑电图的表现更加趋向于中毒性/代谢性脑病的典型表现，出现三相波。该图中，三相波在左侧颞枕部占优势。

评注

透析后脑电图和临床状态均明显改善，支持是中毒性/代谢性脑病的病因诊断。在这种情况下，除非再次出现癫痫，否则不需要应用抗癫痫发作药物。几天后，本例患者康复出院，没有给予抗癫痫发作药物治疗。

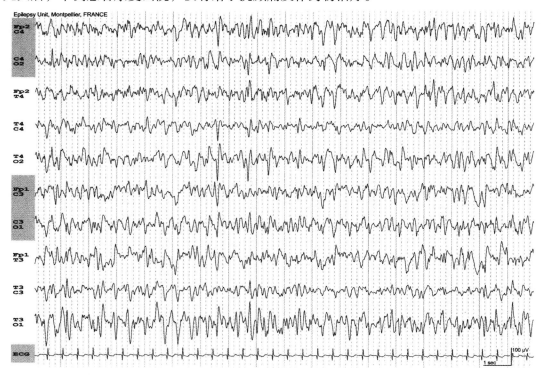

图a　记录速度15mm/s

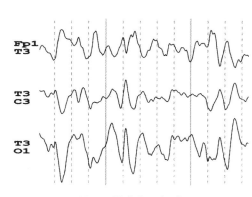

图b　慢波和三相波

/78/

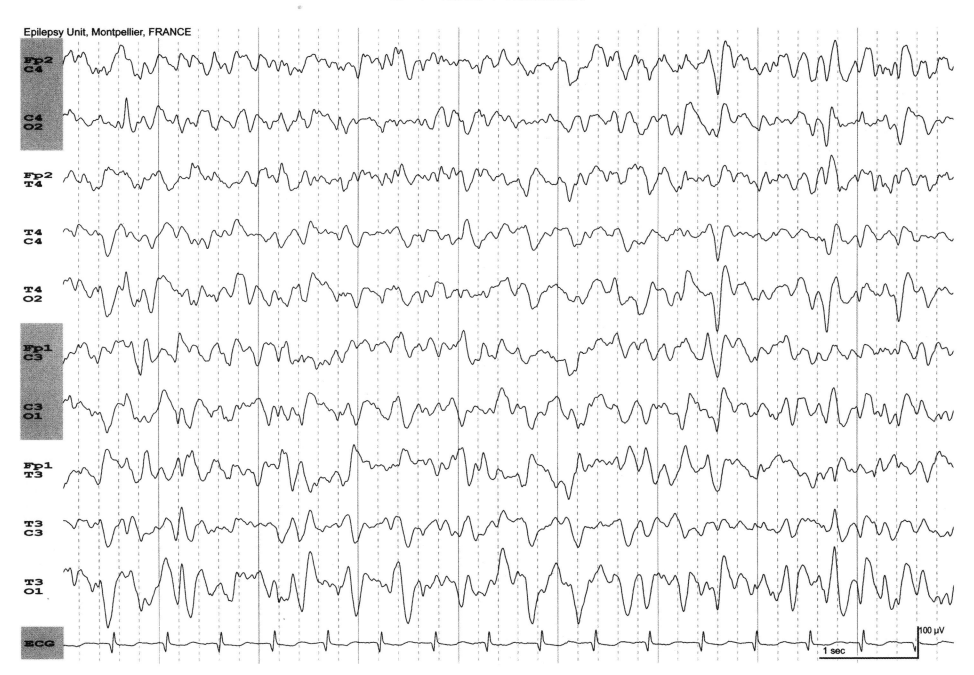

Epilepsy Unit, Montpellier, FRANCE

I · 38 中毒性脑病：神经阻滞剂恶性综合征

临床提示

患者，男，56岁。服用氟哌啶醇治疗，因意识水平下降入住ICU。肌张力升高，血肌酐173μmol/L（↑），血钠160mmol/L（↑），高渗血症（340mOsm/kg）。脑电图检查当天，CPK 2970U/L（正常＜170U/L），前一天为7863U/L。

脑电图特征

患者处于睁眼状态。背景活动偏慢，可见右侧半球占优势的尖波或棘波，后头部也有分布。左侧可见肌电伪差。

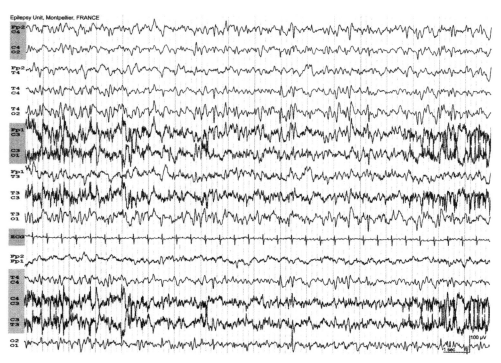

图a　记录速度15mm/s

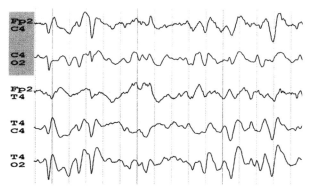

图b　右侧半球占优势的尖波

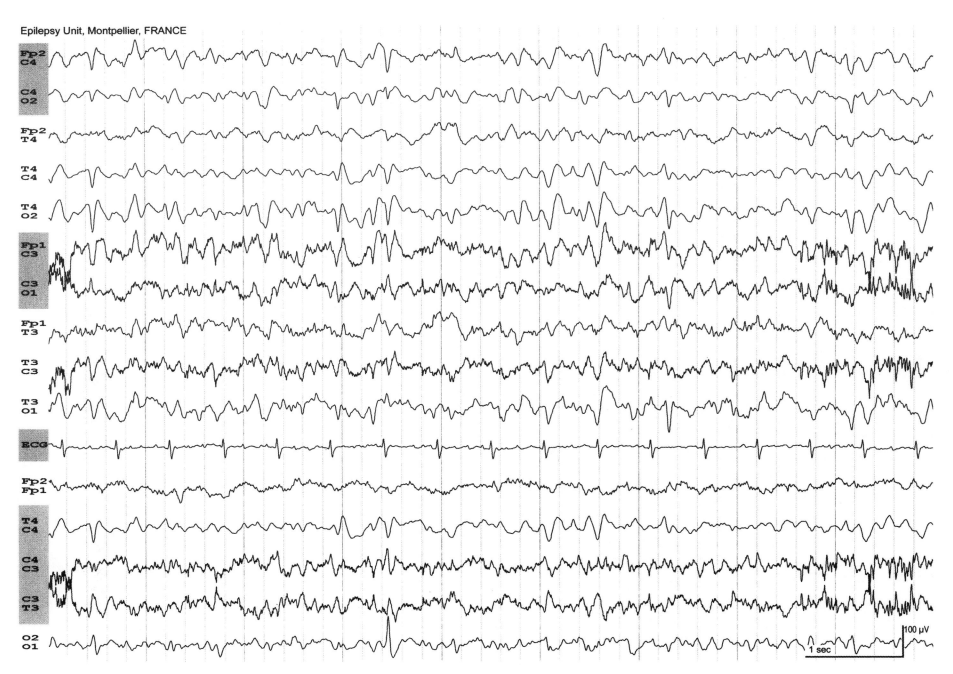

Epilepsy Unit, Montpellier, FRANCE

I · 39 中毒性脑病：巴氯芬（1）

临床提示

患者，女，66岁。有酗酒习惯。此次入院表现为嗜睡伴肌阵挛发作。慢性肾功能损伤，入院时血肌酐161μmol/L。脑电图检查前1天开始服用巴氯芬80mg/d。停药后患者痊愈。

脑电图特征

患者处于睁眼状态。脑电图可见三相波形态的全面性伪周期性放电。

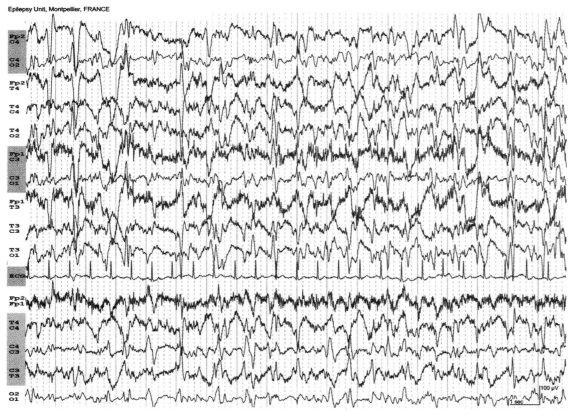

图a 记录速度15mm/s

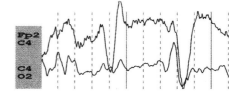

图b 2个三相波

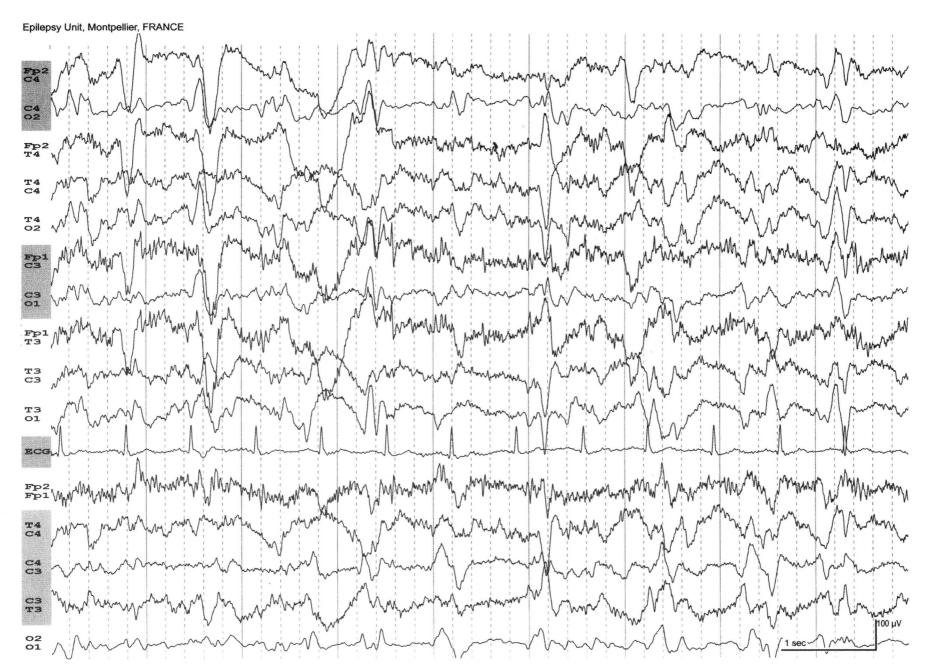

Epilepsy Unit, Montpellier, FRANCE

100 μV

1 sec

I · 40　中毒性脑病：巴氯芬（2）

临床提示

　　患者，男，35岁。因服用600mg巴氯芬企图自杀就诊。GCS评分4分，头部和上肢震颤。巴氯芬血药浓度4300ng/mL（治疗浓度：80～400ng/ml）。患者痊愈，未遗留后遗症。

脑电图特征

　　脑电图可见全面性周期性放电，呈暴发－抑制模式，抑制期为2～3秒。

评注

　　巴氯芬过量使用可观察到多种脑电模式，包括三相波、尖波和暴发抑制（Slaughter等，2006）。

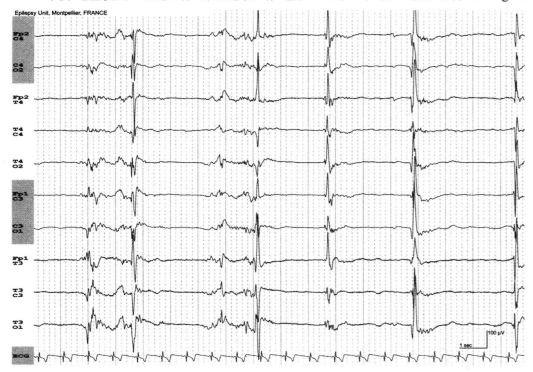

图a　记录速度15mm/s

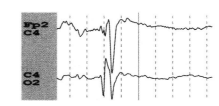

图b　多相形态尖锐的复合波，随后是全面抑制

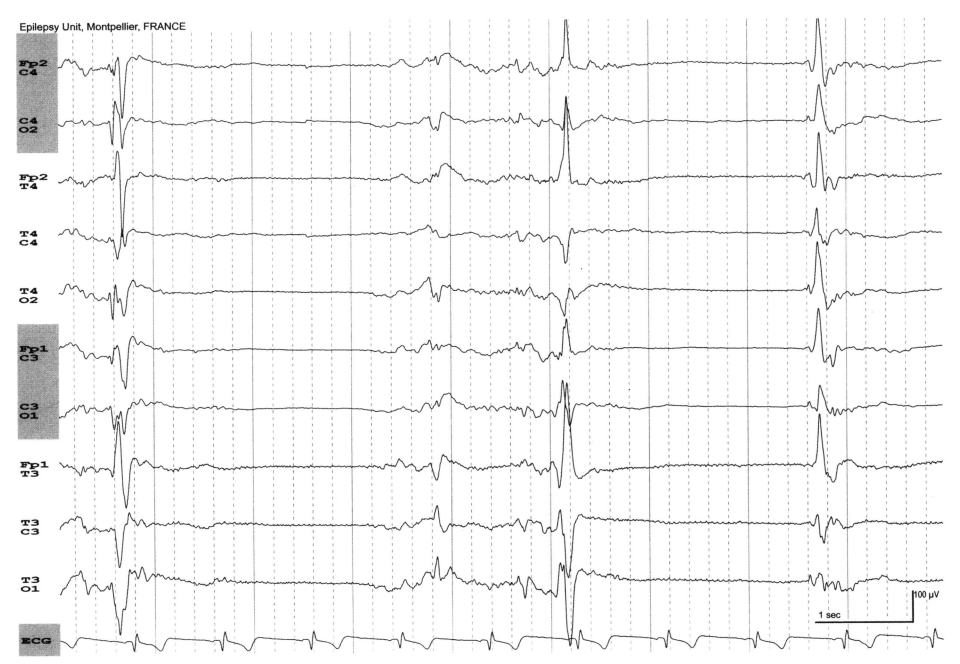

Epilepsy Unit, Montpellier, FRANCE

临床提示

患者，男，62岁。多发性骨髓瘤。在服用大剂量美法仑2天后，出现多灶性肌阵挛。减少美法仑的剂量后，上述症状消失。

脑电图特征

图左，患者处于闭眼状态，背景活动正常。图右，患者处于睁眼状态。图中多棘波频繁暴发出现，与肌电伪差相对应。注意面部肌阵挛与右手肌电导联记录的肌阵挛不同步。该图不符合肌阵挛癫痫持续状态，没有癫痫样棘波。

评注

患者服用大剂量美法仑可导致相关脑病，尤其在合并肾功能不全时。肌阵挛已有报道。

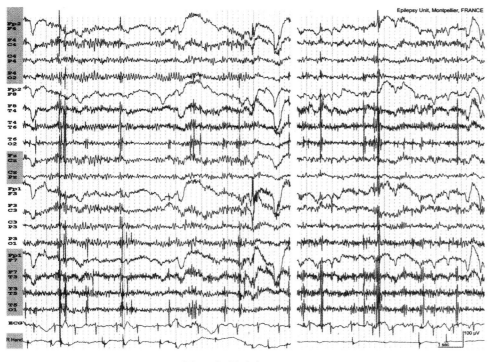

图a　记录速度15mm/s

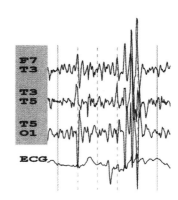

图b　左颞导联的肌电伪差

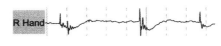

图c　右手肌阵挛

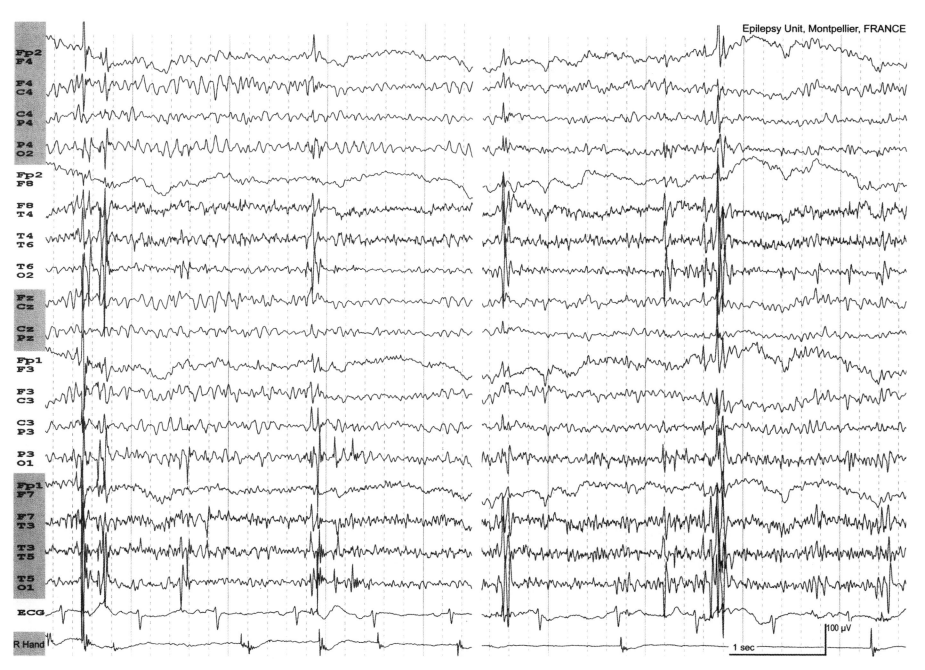

Epilepsy Unit, Montpellier, FRANCE

I·42 中毒性脑病：异环磷酰胺

临床提示

患者，女，45岁。多发性骨髓瘤。应用异环磷酰胺4天后，出现意识水平下降。GOT 148U/L，GPT 249U/L，血肌酐69μmol/L，血清白蛋白31g/L（正常35～55g/L）。自行痊愈。

脑电图特征

双侧前头部可见慢波活动及三相波，但并非全面性活动，部分是非同步的。

评注

据报道，10%～40%服用异环磷酰胺的患者存在与该药物相关的急性脑病。危险因素包括大剂量用药、输注时间短、伴有或既往存在中枢神经系统疾病、肾脏或肝脏损害及血清白蛋白水平低。当三相波形态尖锐时，有时会被误诊为非惊厥性癫痫持续状态。

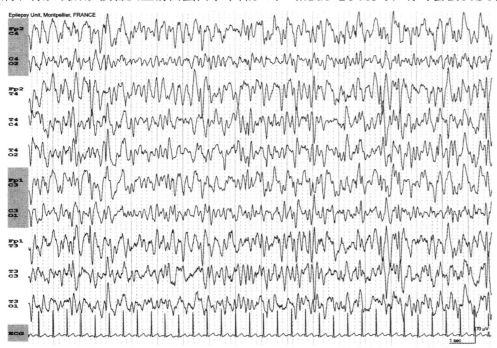

图a　记录速度15mm/s

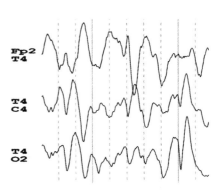

图b　三相波，后2个呈现出非同步特点

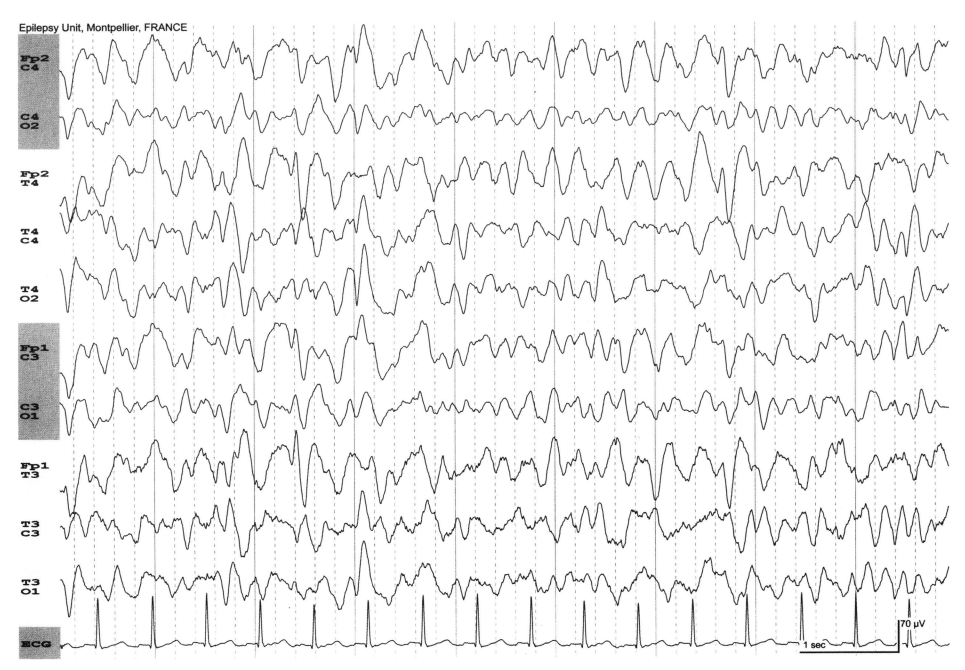

I · 43　中毒性脑病：氯醛糖

临床提示

患者，女，68岁。因服用氯醛糖（灭鼠药）企图自杀就诊。2次惊厥性癫痫发作后出现昏迷（GCS 5分），入住ICU。中毒后第2天行脑电图检查（此时还未应用镇静剂）。患者自行痊愈。

脑电图特征

δ昏迷。δ波上叠加着8Hz的α活动。

评注

氯醛糖是一种灭鼠杀虫剂。20世纪50—60年代被用于诱发异常癫痫波。Kouraichi等（2010）报道，该药物急性中毒的脑电图表现为2Hz或3Hz的高波幅δ活动叠加前额为著的7Hz节律，可见双侧对称性棘波孤立或暴发出现。在大剂量中毒的病例中，脑电活动全面抑制。

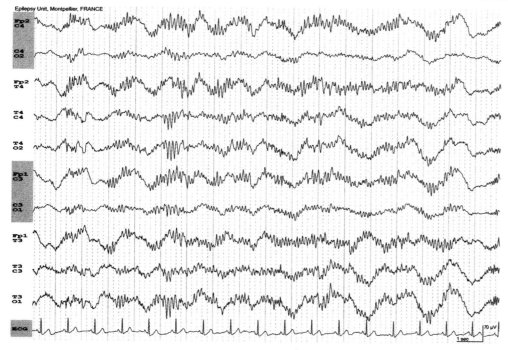

图a　记录速度15mm/s

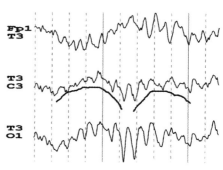

图b　δ波（划线）叠加α活动

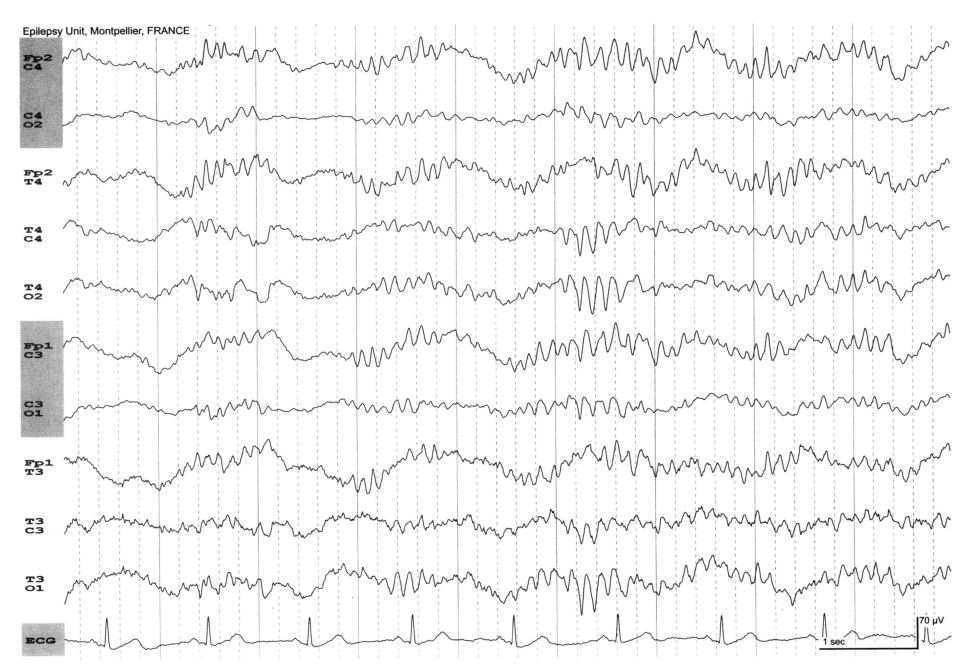

第二章

炎症、感染及自身免疫性疾病

II · 1 儿童病毒性脑膜炎

临床提示

患儿，女，7岁。因头痛、嗜睡、发热及颈强直就诊。脑脊液检查：以淋巴细胞为主，未发现细菌类病原体。

脑电图特征

双侧额部间歇性节律性δ活动（frontal intermittent rhythmic delta activity，FIRDA）暴发出现，频率为3Hz。患者在几天内痊愈。

评注

在单纯脑膜炎患者中，脑电图出现额部FIRDA常提示颅高压。注意与脑炎的区别（见相应脑电图）。脑炎可见周期性复合波。

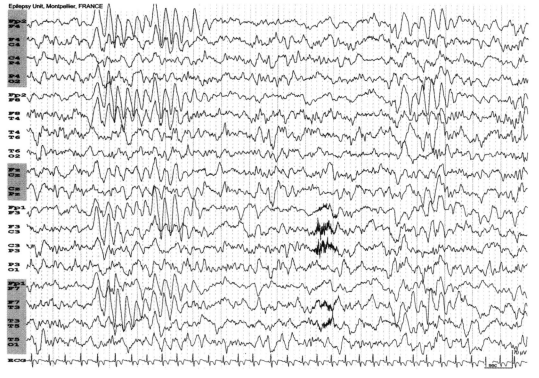

图a　记录速度15mm/s

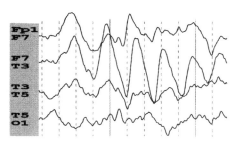

图b　FIRDA

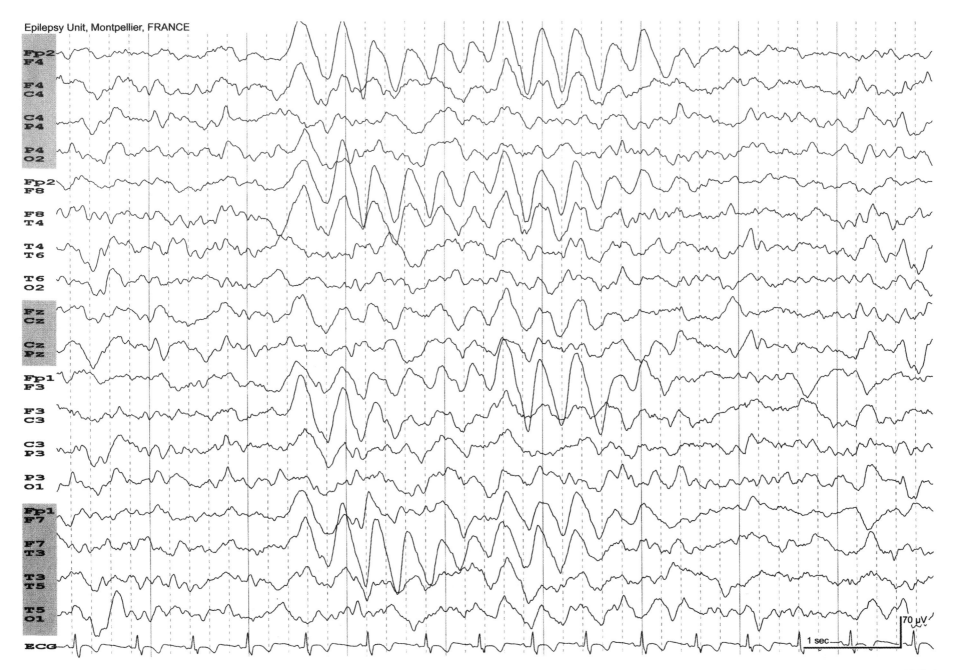

Epilepsy Unit, Montpellier, FRANCE

Ⅱ·2　成人病毒性脑膜炎

临床提示

患者，男，46岁。因头痛、发热及颈强直就诊。脑脊液检查：淋巴细胞增多，未发现细菌类病原体。头MRI示软脑膜炎。

脑电图特征

双侧额部间歇性节律性δ活动（FIRDA），频率为2Hz。额部FIRDA在过度换气时和过度换气后增加。

评注

脑电图技师未能识别出颅内压增高。在这种情况下应避免过度换气。

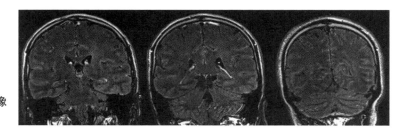

对比增强FLAIR图像
显示弥漫性软脑膜强化

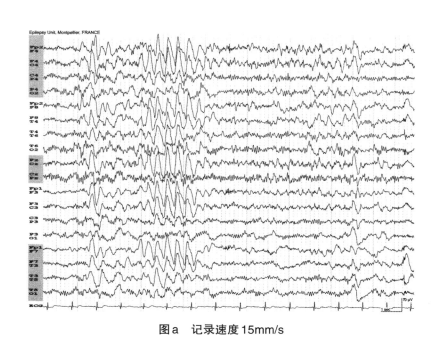

图a　记录速度15mm/s

图b　记录速度15mm/s。过度换气后额部FIRDA增加

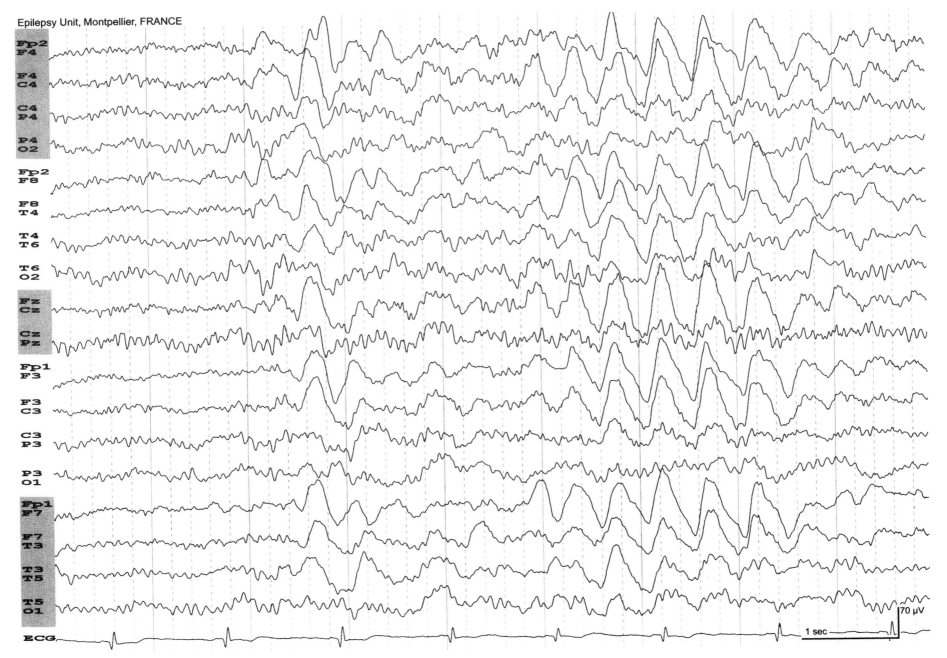

Epilepsy Unit, Montpellier, FRANCE

Ⅱ·3 迟发性B组链球菌性脑膜炎

临床提示

患儿，女，9周龄。因迟发性B组链球菌性脑膜炎入住ICU。发病11天后，癫痫发作形式由左侧局灶性运动性癫痫发作进展为癫痫持续状态。颅脑MRI示多发缺血灶，右侧著，右大脑中动脉血管炎。

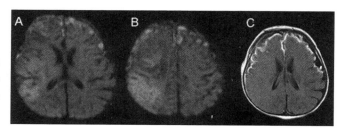

头颅MRI轴位弥散序列（A，B）示右侧颞叶和顶叶高信号；FLAIR序列（C）示双侧前头部软脑膜炎

脑电图特征

A：发作间期，右侧中央区慢波。B：发作期，右侧半球出现多形性θ-δ波。C：3分钟后，右侧颞区出现周期性棘波。D：3分钟后，癫痫发作结束。棘波之间的间隔不固定且逐渐拉长。此次癫痫发作持续了7分钟，临床表现为左侧偏身阵挛。与其他导联相比，Fp1-C3导联电压极低，这可能是由于Fp1和C3之间的导电膏过多（导致电极短路）。

评注

新生儿的癫痫发作模式与大龄儿童不同。识别此处的周期性活动为癫痫发作非常重要。

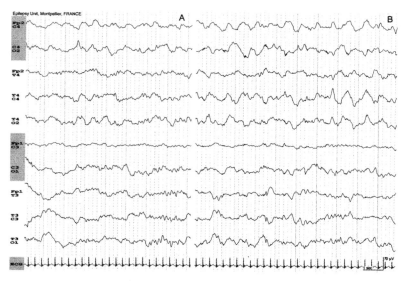

图a　记录速度15mm/s

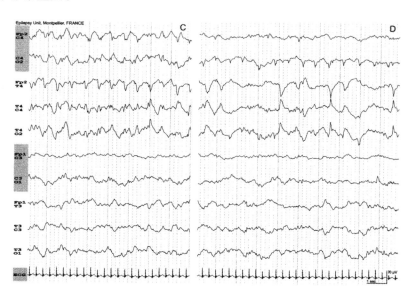

图b　记录速度15mm/s

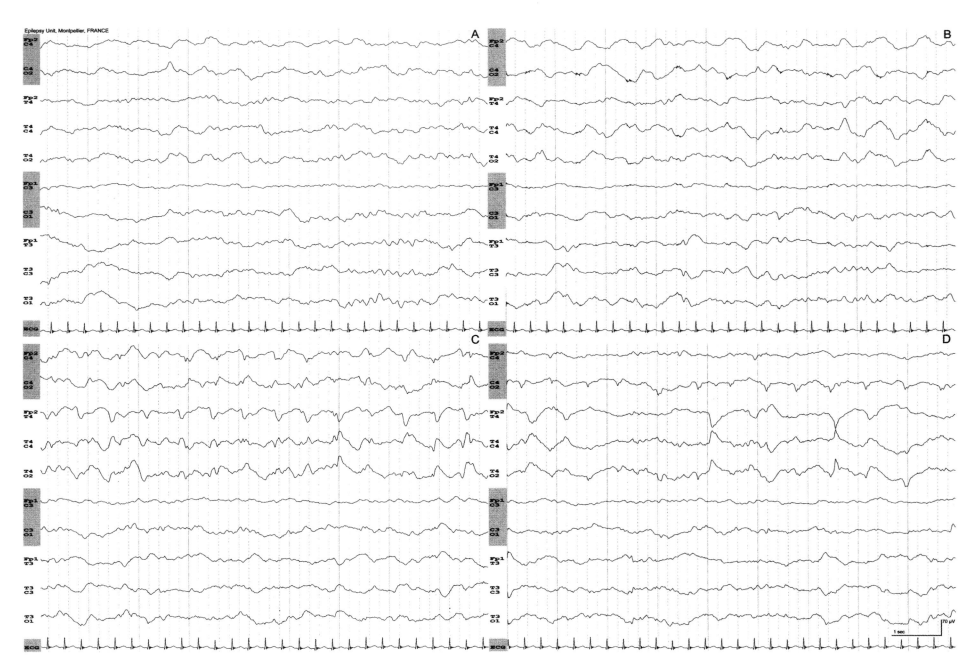

Ⅱ·4 肺炎球菌性脑膜炎伴血管炎（1）

临床提示

患者，女，73岁。肺炎球菌性脑膜炎。发病6天后，意识障碍。血管CT扫描显示左侧横窦、乙状窦及两个皮质静脉血管炎和血栓形成。

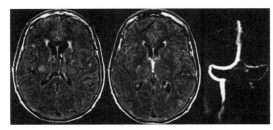

T2 FLAIR示双侧岛叶、右侧内囊、左侧顶叶高信号提示软脑膜炎，左侧半球血管性白质病变，左侧横窦脑血流量减少

脑电图特征

脑电图可见非代谢性三相波，右侧为著。此图没有颅高压征象。三相波的存在提示广泛的皮质功能障碍。该患者行EEG检查时正在应用头孢曲松治疗，但脑电图表现与头孢菌素诱导的中毒性脑病不符。

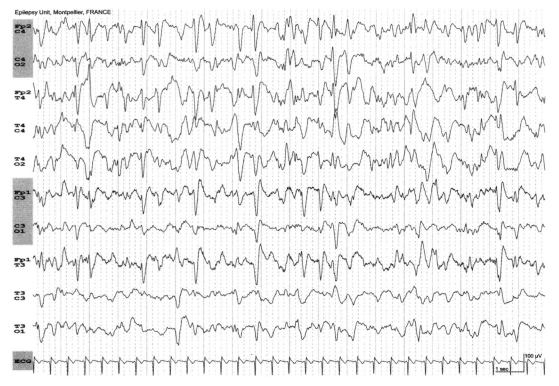

图a　记录速度15mm/s

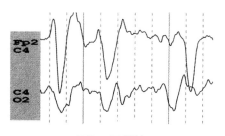

图b　三相波

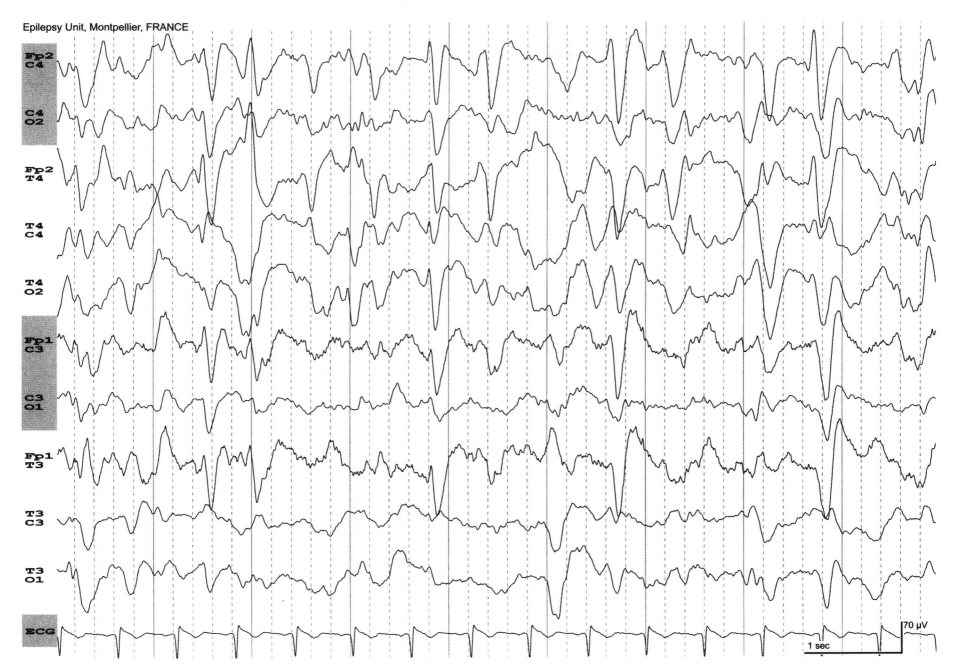

Epilepsy Unit, Montpellier, FRANCE

临床提示

患者，男，55岁。肺炎球菌性脑膜炎。发病5天后，意识障碍、头痛、左侧肢体偏瘫及左侧偏盲。头MRI示右半球为主的硬脑膜炎及右额叶和枕叶积脓。MRA及CTA显示血管炎。

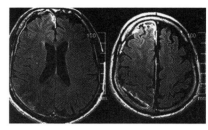

钆增强T2 FLAIR成像示右半球为主的硬脑膜炎，右额叶和右枕叶积脓

脑电图特征

尖波不对称的全面性伪周期性放电，以硬脑膜炎最为严重的右侧半球为著，提示右侧半球损伤更重。这种脑电图表现不符合癫痫持续状态脑电图特征表现。

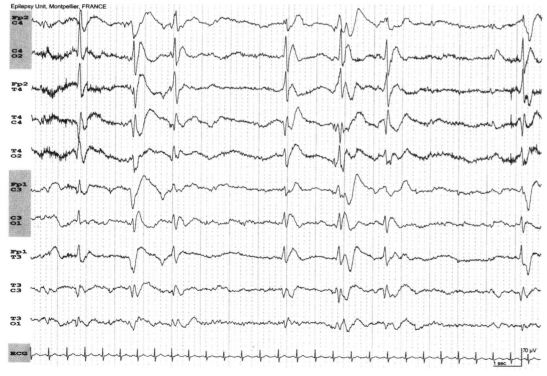

图a　记录速度15mm/s

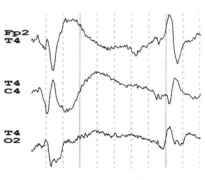

图b　多相复合波

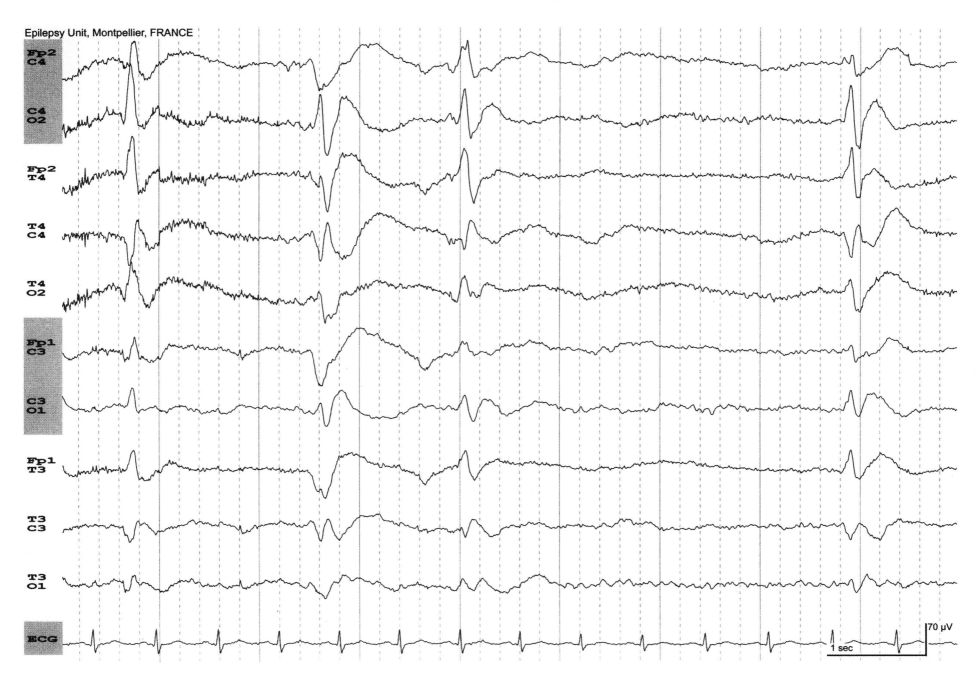

II · 6　脑囊虫病伴脑膜炎

临床提示

患者，女，70岁。意识水平下降，颅高压。脑室外引流术后第2天行EEG检查，无代谢性改变征象。尽管给予了强化治疗，该患者仍于4个月后死亡。

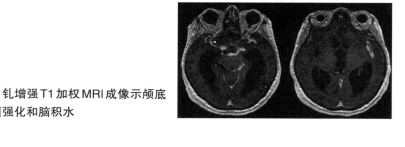

钆增强T1加权MRI成像示颅底脑膜强化和脑积水

脑电图特征

双侧前头部可见2Hz高波幅非代谢性三相波。

评注

在其他颅底脑膜炎中也有三相波的报道：结核病（Konno等，2010）、莱姆疏螺旋体病（Eriksson等，2007）。

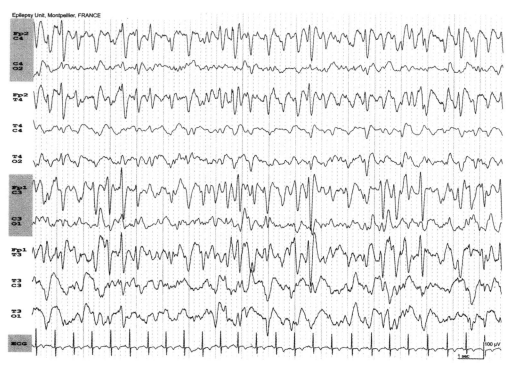

图a　记录速度15mm/s

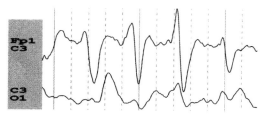

图b　2Hz三相波

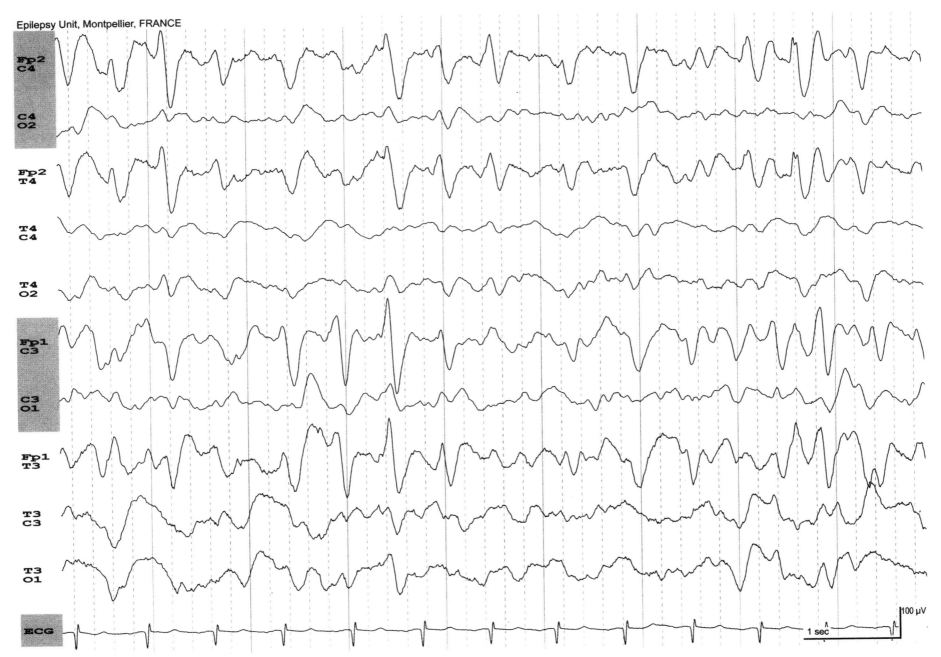

Epilepsy Unit, Montpellier, FRANCE

Ⅱ·7　软脑膜癌病

临床提示

患者，男，18岁。软脑膜神经胶质增生症。颅内压升高，脑脊液检查：蛋白6g/L。

脑电图特征

高波幅的双侧额叶间歇性节律性δ活动（FIRDA），频率为2Hz，提示颅内压升高。注意Cz-Pz导联的心电伪差。

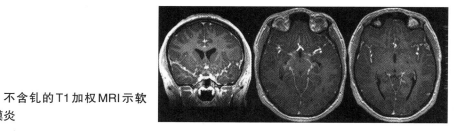

不含钆的T1加权MRI示软脑膜炎

Epilepsy Unit, Montpellier, FRANCE

图a　记录速度15mm/s

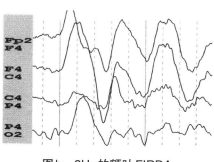

图b　2Hz的额叶FIRDA

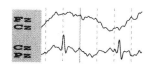

图c　心电伪差

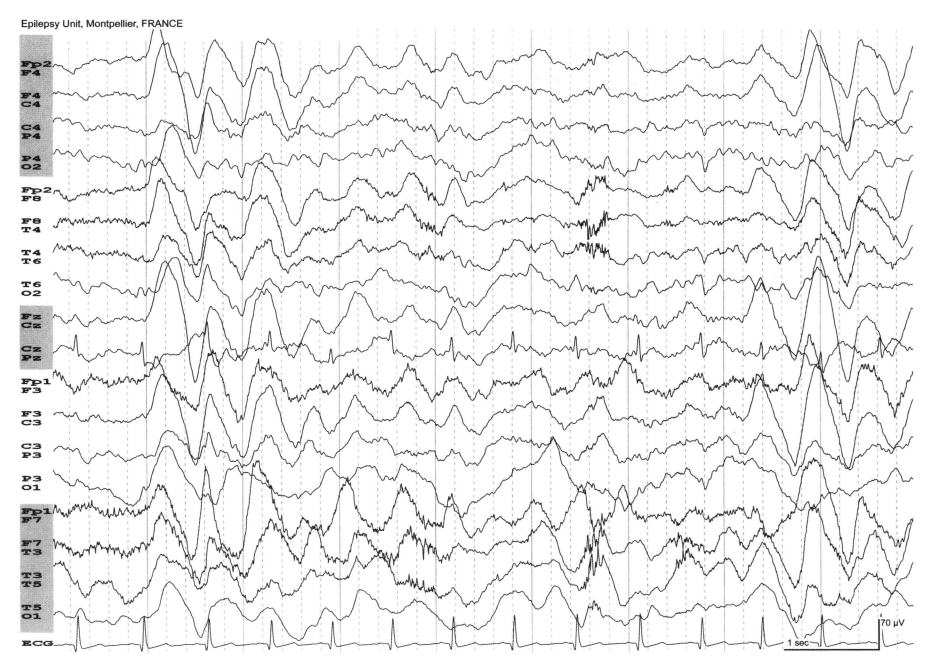

II · 8 癌性脑膜炎

临床提示

患者，女，69岁。乳腺癌继发脑膜癌病。嗜睡，缄默，右侧偏瘫，颈强直。EEG检查8天后去世。

脑电图特征

脑电图可见双侧、近连续的非代谢性三相波，左侧为著。患者入睡后，脑电图同步呈现三相波消失的反应性变化，这一点有别于非惊厥性癫痫持续状态。

评注

这种脑电图表现可能会被误诊为代谢性脑病，但本例患者的实验室检查未见代谢异常。在解读脑电图时，临床背景很重要。Miller和Brick（1989）报道了一例癌性脑膜炎患者脑电图表现为全面性三相尖波。

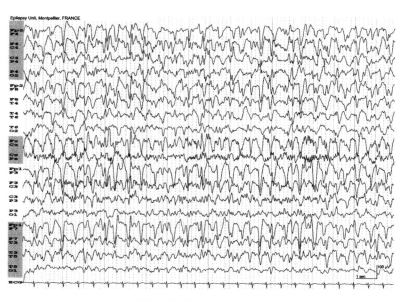

图a　记录速度15mm/s

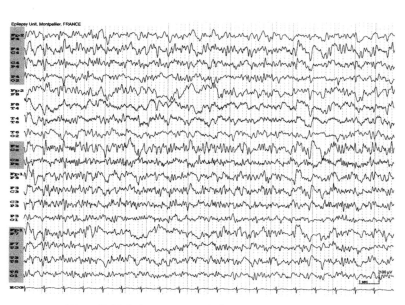

图b　记录速度15mm/s。患者入睡后，三相波消失

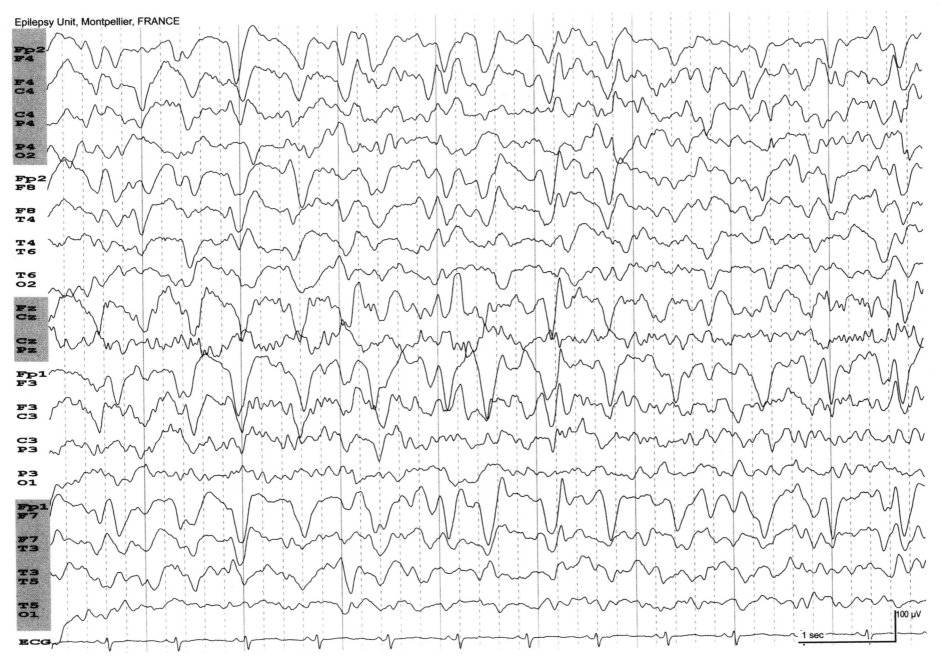

Epilepsy Unit, Montpellier, FRANCE

II·9　免疫抑制剂相关的无菌性脑膜炎

临床提示

患者，女，64岁。肾移植术后口服依维莫司和吗替麦考酚酯。精神运动迟缓，厌食，语言障碍，颈强直。脑脊液检查：蛋白1.12g/L，淋巴细胞70/mm³。静脉注射人免疫球蛋白后脑电图和临床症状显著改善。

脑电图特征

可变的非代谢性三相波，左侧为著，与代谢性脑病形态单一的三相波不同。

评注

无菌性脑膜炎已被报道与多种药物有关，包括单克隆抗体、非甾体抗炎药和一些抗菌药物。

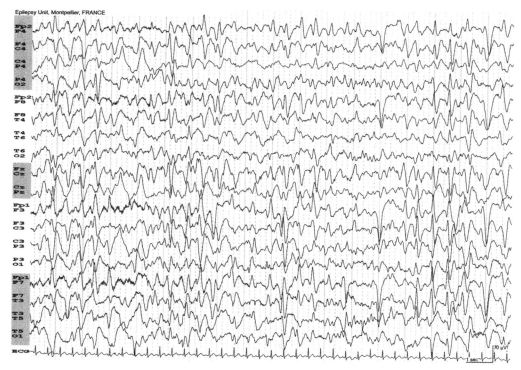

图a　记录速度15mm/s

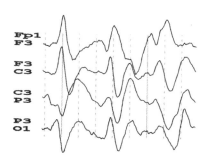

图b　非代谢性三相波

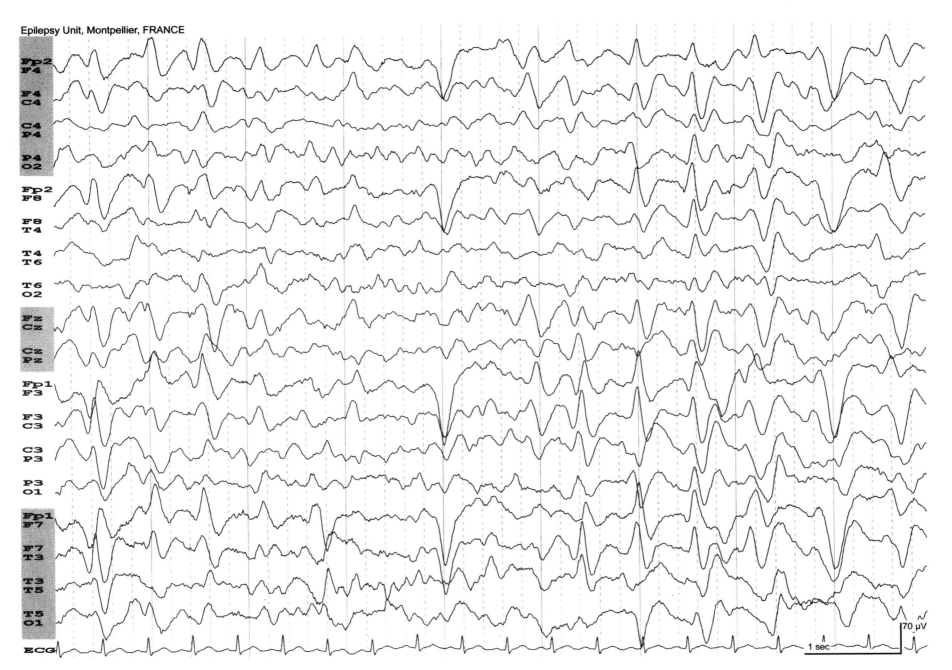

Epilepsy Unit, Montpellier, FRANCE

临床提示

患儿，女，3岁6个月。发热，昏迷。

脑电图特征

脑电图可见双侧半球显著不对称的2秒左右一次的周期性复合波。这种脑电图表现与癫痫持续状态不同，但表明存在广泛的脑损伤。

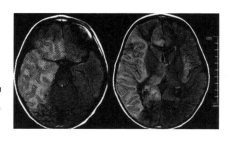

T2 FLAIR 显示右半球及左侧岛叶高信号，中线结构有轻度移位，右侧丘脑也有异常信号

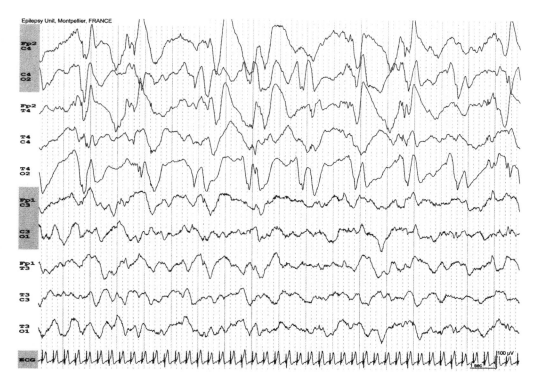

图a　记录速度15mm/s。注意右侧半球的周期性复合波

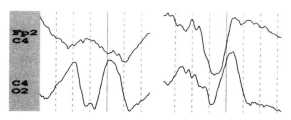

图b　2个复合波

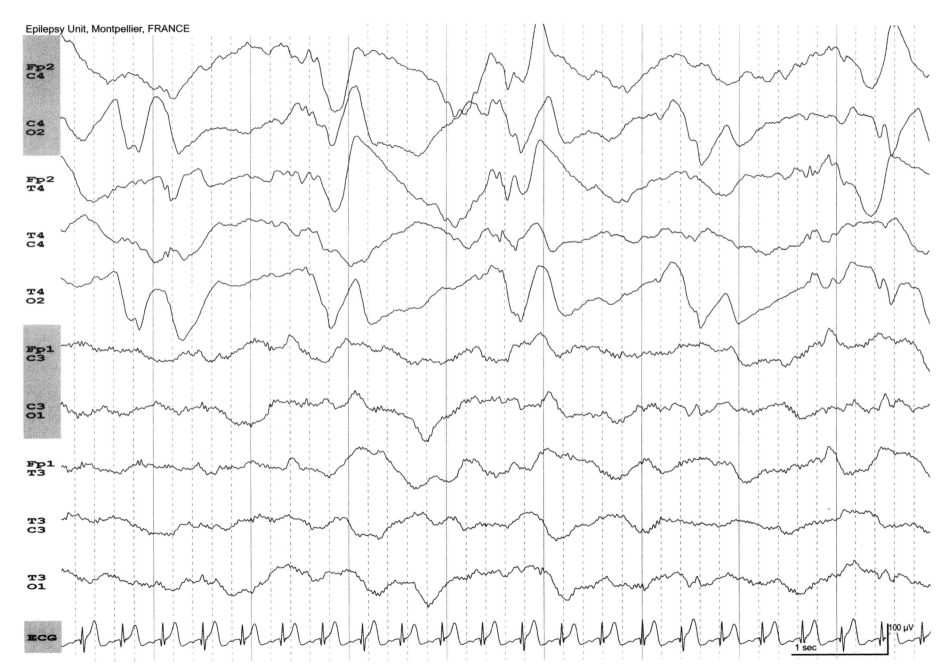

Epilepsy Unit, Montpellier, FRANCE

Ⅱ·11　单纯疱疹病毒性脑炎（2）

临床提示

患者，男，61岁。急性起病，意识模糊伴发热。

脑电图特征

闭眼状态。左侧颞区可见2～3秒一次的伪周期性偏侧放电（LPDs）（图a）。这提示疱疹病毒性脑炎，与癫痫持续状态不同。

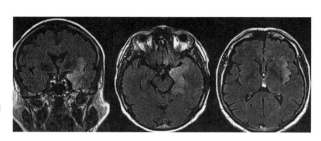

T2 FLAIR示左侧颞极和颞叶内侧、岛叶、左额叶内下区高信号

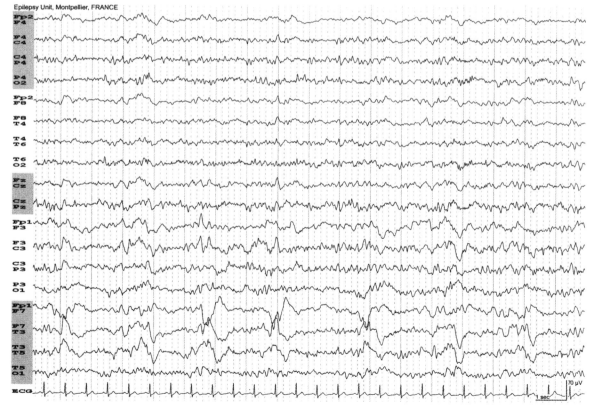

图a　记录速度15mm/s

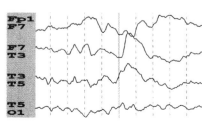

图b　左侧颞区复合波

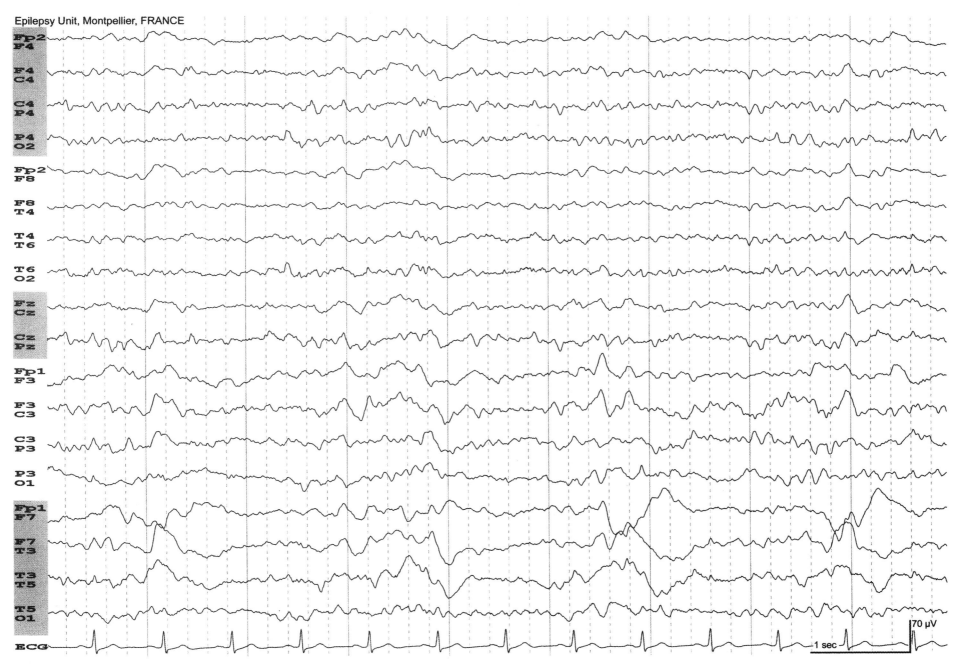

临床提示

患者，男，53岁。因发热伴2次全面性强直－阵挛发作就诊。

脑电图特征

右颞区可见0.5Hz的周期性癫痫样活动。与Ⅱ·11患者相比，本例患者的脑电活动更规律，波幅更高，提示脑损伤更严重。该患者接受了阿昔洛韦治疗。4天后复查脑电图正常。

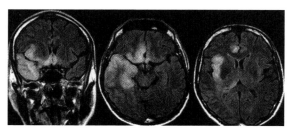

T2 FLAIR示右侧颞极和颞叶内侧、岛叶、右侧额叶内下区高信号；对侧相应部位也有高信号，且右侧丘脑也有异常信号

评注

丘脑受累在疱疹性脑炎中并不罕见。在6名FLAIR序列显示丘脑异常信号的患者中，只有2名患者临床提示癫痫发作和/或电生理提示癫痫样放电。

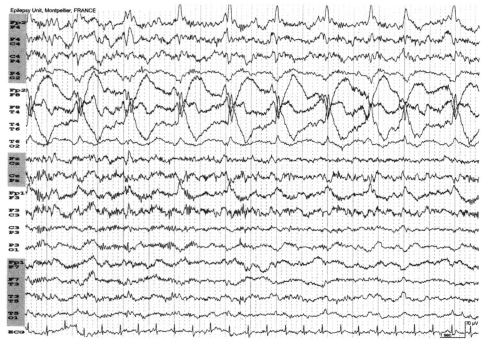

图a　记录速度15mm/s

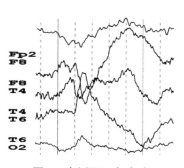

图b　右侧颞区复合波

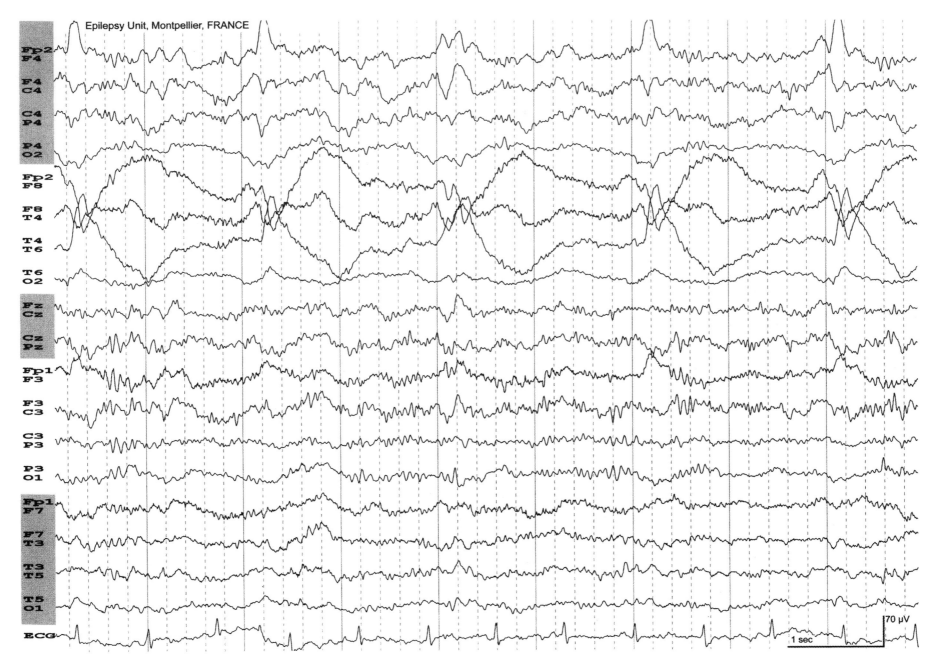

临床提示

患者，男，35岁。因异常头痛10天伴低热就诊。有偏头痛史。无癫痫发作。C反应蛋白5mg/L。

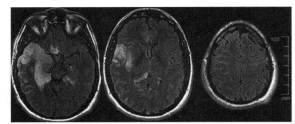

T2 FLAIR示右侧颞极和颞叶内侧、岛叶、右侧额叶内下区高信号，右侧丘脑软脑膜炎以及异常信号

脑电图特征

右侧颞叶多形性非节律性δ活动，扩散至右侧额叶及左侧额叶。

评注

该例患者的MRI表现与Ⅱ·12患者的相似，但脑电却没有周期性活动，可能是因为病程处于亚急性期或者脑电的周期性活动已经消失。事实上，疱疹病毒性脑炎脑电的周期性活动很快出现，但不是立即出现，一般15天后消失，然后被没有形态特征且不具有重复性的异常波取代，此时，病灶部位脑组织已经完全坏死（Gaches等，1978）。

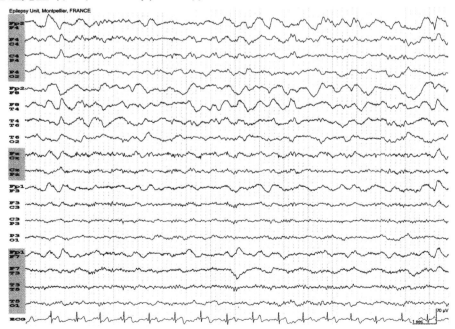

图a　记录速度15mm/s

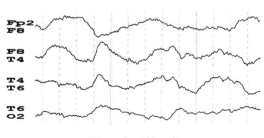

图b　多形性δ波

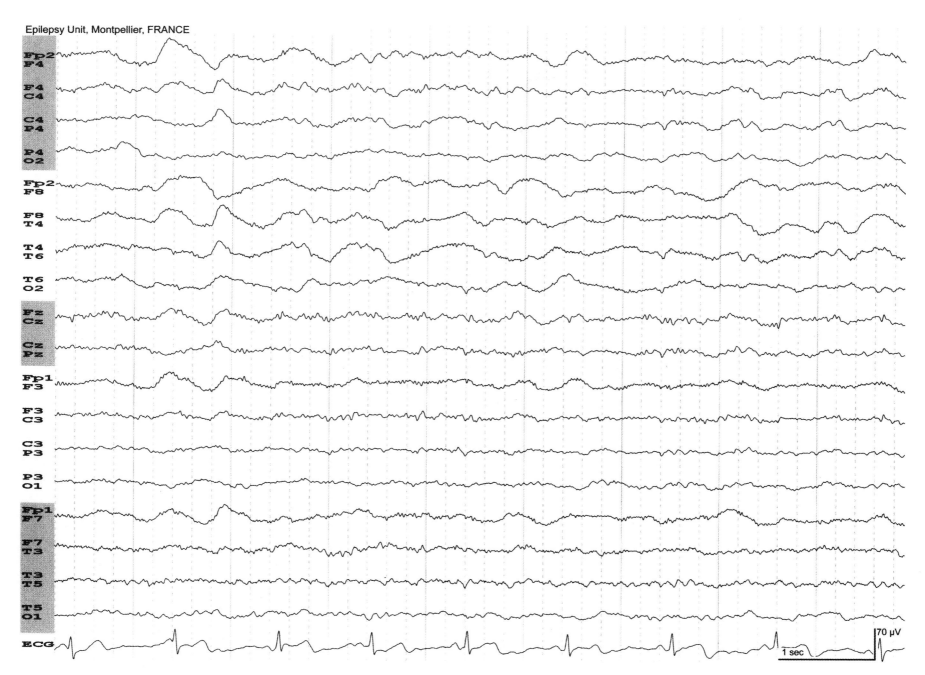

Epilepsy Unit, Montpellier, FRANCE

临床提示

患者，女，83岁。因发热伴局灶性癫痫发作就诊。T2 FLAIR示左侧颞叶内侧高信号。

脑电图特征

A：闭眼状态，右侧半球背景活动为7～8Hz。高波幅偏侧周期性复合波，周期4秒左右，左侧后颞区为著。B：左侧颞区节律性复合波扩散至左侧额中央区后发生局灶性癫痫发作。C：在该屏脑电图起始可见患者睁眼时的眼动伪差。复合波似乎仍然存在。C、D：左侧颞后区脑电活动波幅较高。癫痫发作扩散至右侧半球。本次癫痫发作持续了1分钟，并且在发作结束时再次出现周期性复合波。

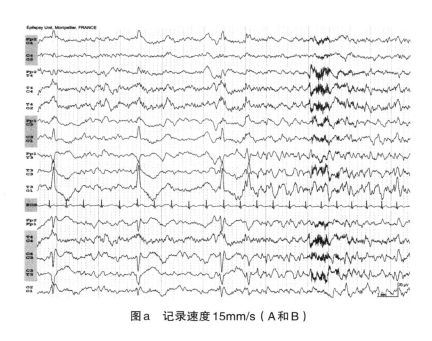

图a　记录速度15mm/s（A和B）

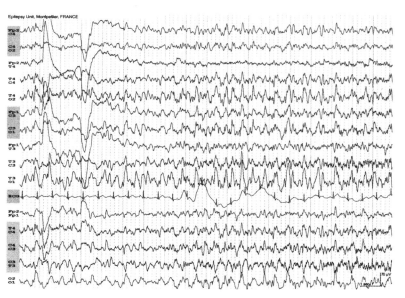

图b　记录速度15mm/s（C和D）

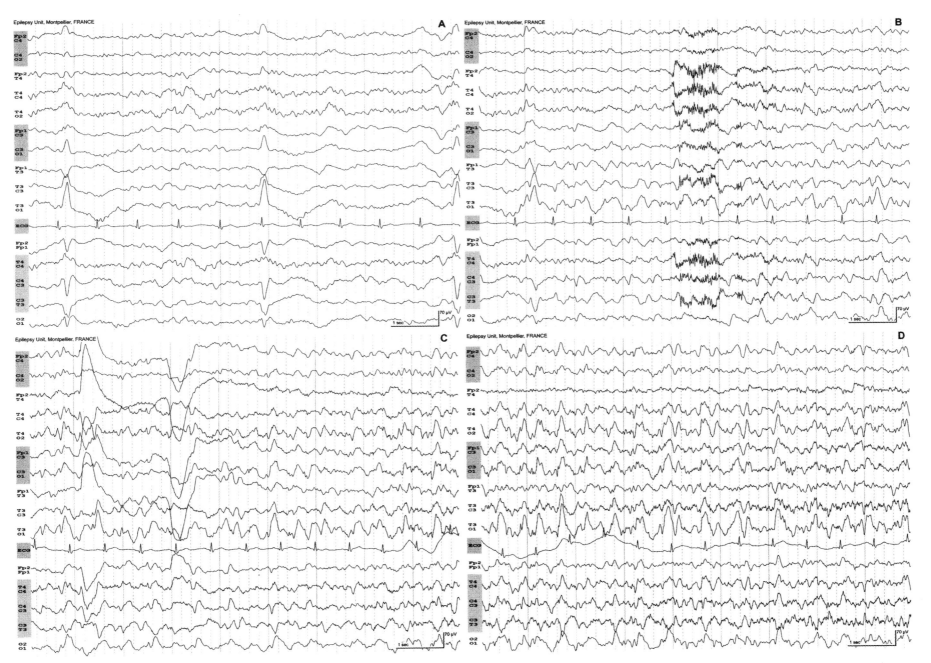

临床提示

患者，男，89岁。因发热、精神混乱及右腹部肌肉非节律性阵挛就诊。尽管应用了多种抗癫痫发作药物，癫痫持续状态仍难以控制，该患者在应用阿昔洛韦后出现急性肾衰竭，20天后去世。

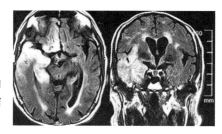

T2 FLAIR示右侧颞极和颞叶内侧、岛叶和右侧额叶下内侧区高信号，中线轻度移位，脑白质疏松

脑电图特征

患者处于闭眼状态。脑电图可见右侧半球高波幅偏侧周期性放电（LPDs），右颞区为著。周期不固定，在复合波中存在棘波成分，符合LPDs"附加"（plus）。右侧半球的这种活动被认为是一种发作模式。左侧额中央区15Hz的快活动与右腹部非节律性阵挛为表现的癫痫持续状态（部分性癫痫持续状态）相对应。腹肌的收缩活动在心电导联产生肌电伪差。该患者癫痫持续状态与两个明显独立的致痫灶有关。

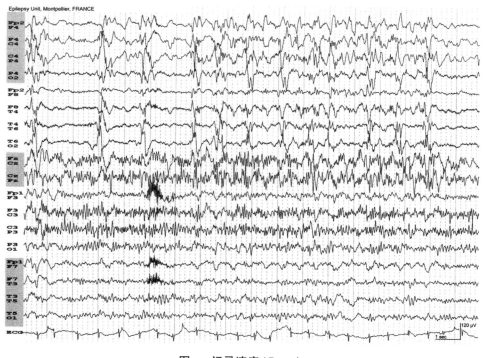

图a　记录速度15mm/s

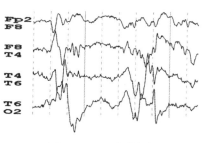

图b　LPDs"附加"

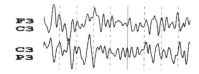

图c　左侧额－中央区发作性电活动

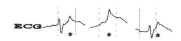

图d　心电导联上记录的由腹肌收缩引起的肌电伪差（＊）

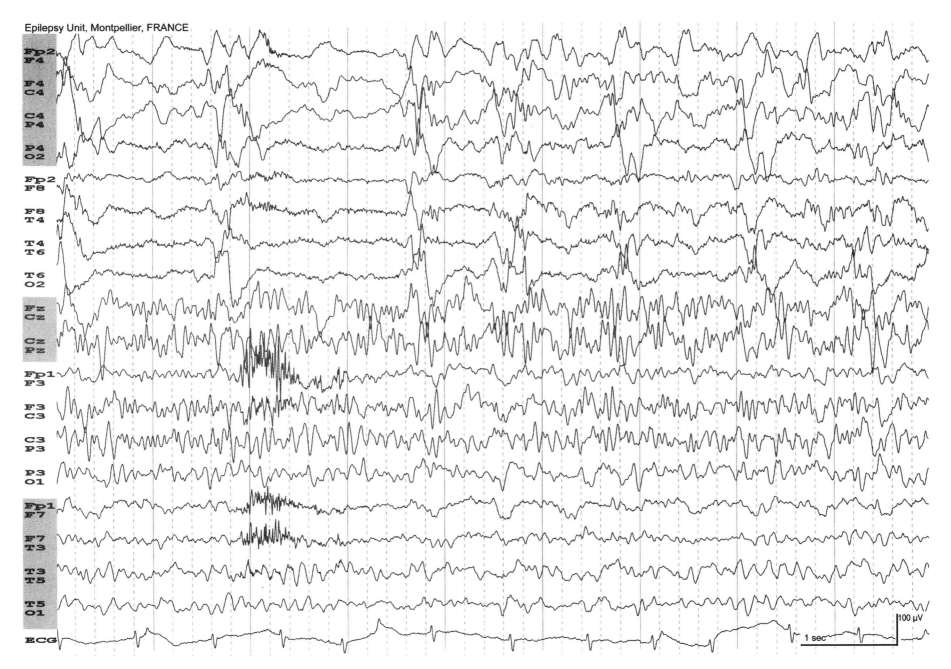

Epilepsy Unit, Montpellier, FRANCE

临床提示

患者，男，47岁。患有骨髓增生性疾病。干细胞移植术后6周出现意识混乱、幻觉和短期的记忆障碍。脑脊液检查：单纯疱疹病毒-6型聚合酶链反应（polymerase chain reaction，PCR）阳性。脑MRI示双侧边缘叶脑炎。2个月后，复查脑MRI异常信号消失，但记忆障碍仍然存在。

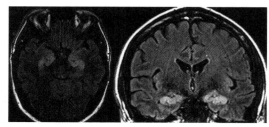

T2 FLAIR 示 双 侧 杏 仁核－海马高信号

脑电图特征

图左，闭眼状态，可见正常α背景，左颞区存在偏侧周期性放电（LPDs）。LPDs之间的时间间隔不固定。图右，LPDs扩散至右颞区但该区域也有自主发生的LPDs。

评注

LPDs的尖波形态及动态变化提示是发作前表现，与脑损伤无关。建议延长脑电图记录时间以监测癫痫发作。

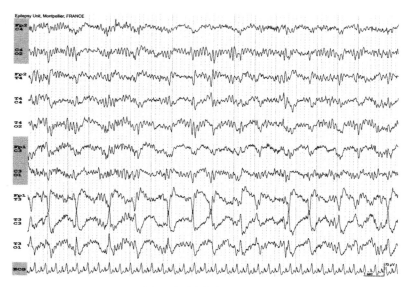

图a　记录速度15mm/s

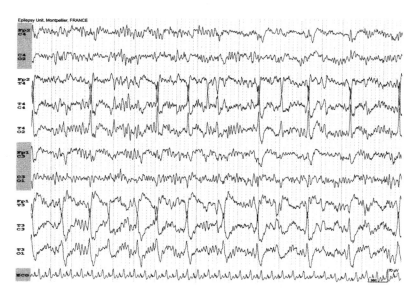

图b　记录速度15mm/s

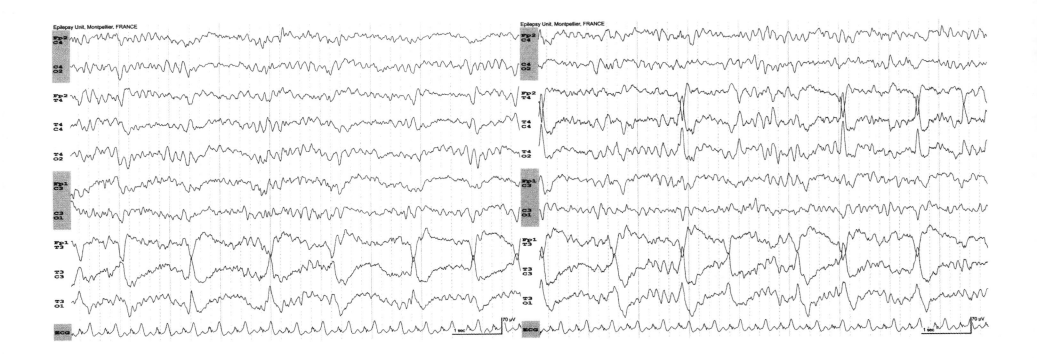

临床提示

同Ⅱ · 16患者。

脑电图特征

　　脑电图的假性正常化对应于左颞叶亚临床癫痫发作。LPDs被节律性低电压活动所取代，该活动的波幅逐渐增加而频率逐渐降低。这次癫痫发作持续11秒。

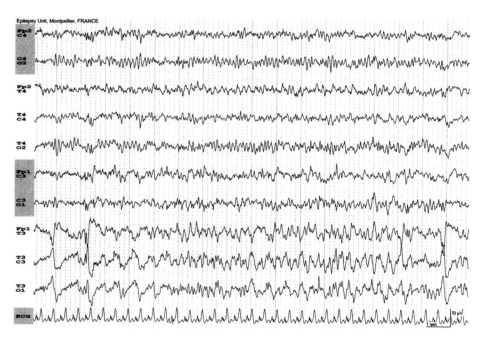

图a　记录速度15mm/s

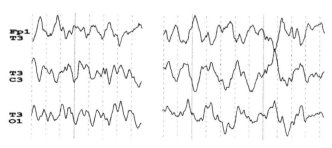

图b　左侧为癫痫发作起始，右侧为癫痫发作终止

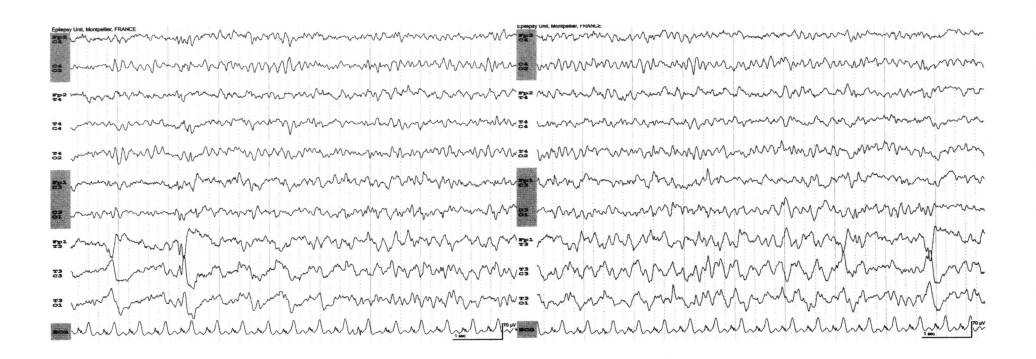

临床提示

患者，女，17岁。发热时出现全面性强直-阵挛发作，随后出现严重的意识障碍入住ICU。血清学诊断为EB病毒感染。

脑电图特征

可见大量弥漫性周期性复合波，每3～4秒出现1次（记录速度15mm/s）。

评注

脑电图对EB病毒脑炎有预后预测价值。脑电图的正常化先于临床恢复。

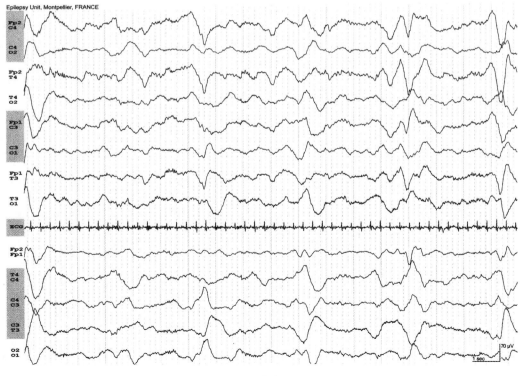

图a　记录速度15mm/s

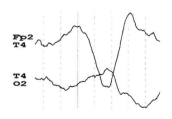

图b　1个复合波

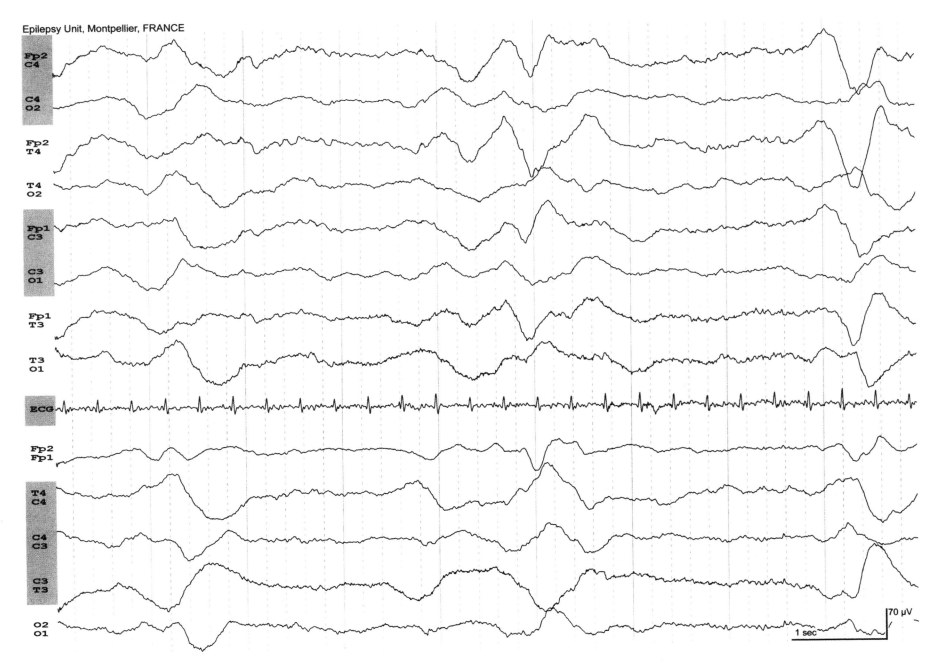

Epilepsy Unit, Montpellier, FRANCE

70 µV

1 sec

临床提示

患儿，女，6岁半，3天前出现发热及行为异常。入院时，颈强直，右侧偏瘫，有一次局灶性癫痫发作。脑脊液检查：蛋白1.04g/L，淋巴细胞49/mm³。血清学检测和单纯疱疹病毒PCR均为阴性。

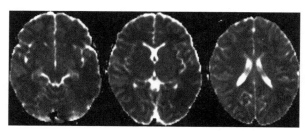

弥散加权成像（diffusion weighed imaging，DWI）的ADC序列显示左半球弥散受限

脑电图特征

嗜睡状态，脑电图显示左右半球明显不对称，左侧每4～4.5秒重复周期性复合波。1周后的脑电图显示周期性复合波消失，但左侧颞叶的慢波持续存在。2个月后脑电图仍未恢复正常。

评注

尽管疱疹病毒PCR结果为阴性，但仍给予本例患儿阿奇霉素和阿昔洛韦治疗。局灶性周期性复合波高度提示疱疹病毒性脑炎。

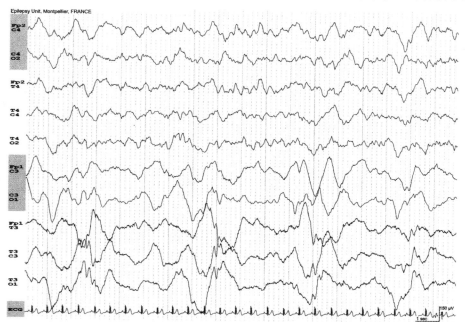

图a 记录速度15mm/s。波幅降低到15μV/mm

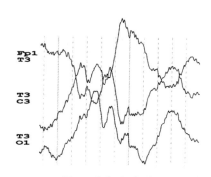

图b 多相复合波

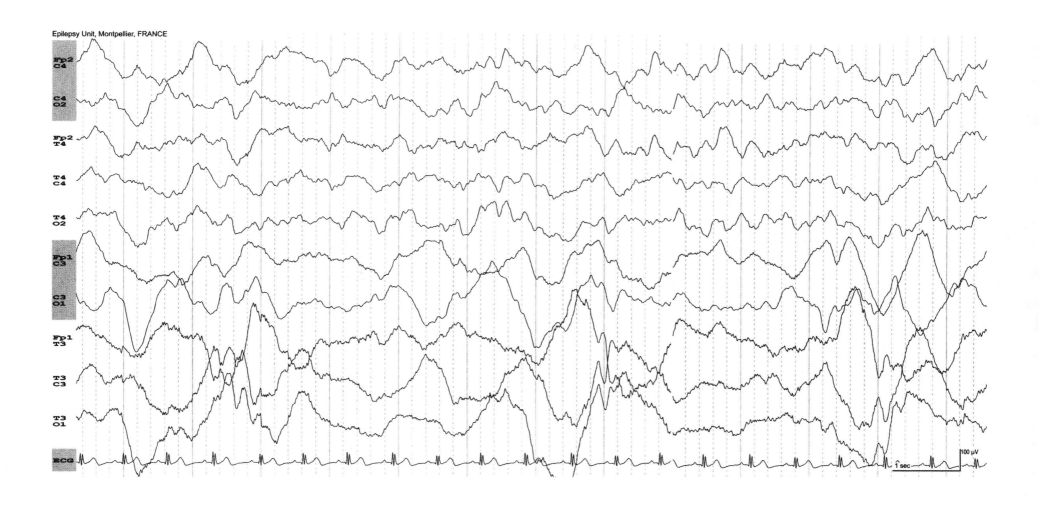

临床提示

患儿，女，14岁。首次出现全面性强直-阵挛发作，伴发热和意识障碍。血清学检测和单纯疱疹病毒PCR均为阴性。

脑电图特征

A：双侧高波幅复合波。B：过度换气期间，这种复合波更为活跃。

评注

与疱疹病毒性脑炎相比较，该病例周期性复合波并非局灶分布，而是波及双侧大脑半球。

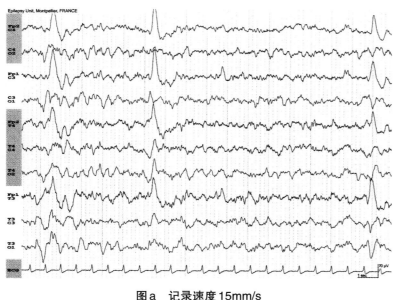

图a　记录速度15mm/s

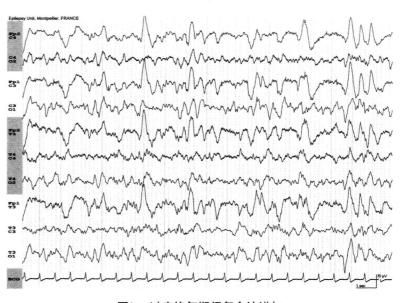

图b　过度换气期间复合波增加

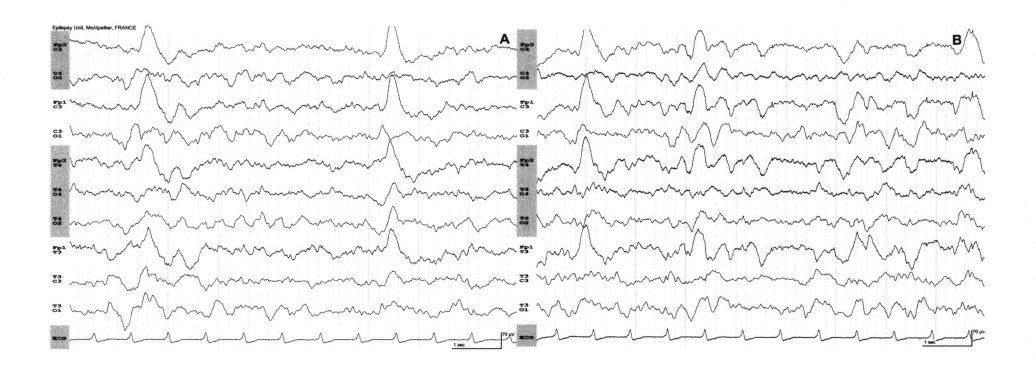

临床提示

患儿，女，5岁。心绞痛并发肺炎后17天出现头痛和局灶性惊厥发作。血清学检测呈阴性。

脑电图特征

午睡后的觉醒期，闭眼状态。背景活动频率为6 ～ 7Hz，可见高波幅复合波。这些复合波只出现于觉醒期，在睡眠期间没有被观察到。入睡前的清醒脑电图正常。这些变化并不是觉醒时生理性超同步。

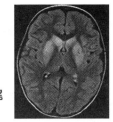

T2 FLAIR图像显示双侧尾状核和豆状核高信号

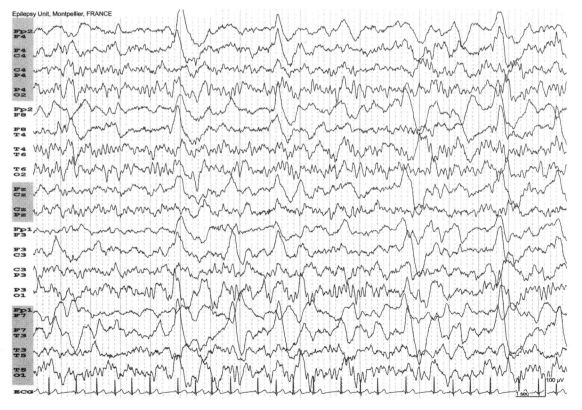

图a　记录速度15mm/s

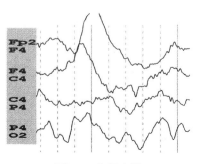

图b　1个复合波

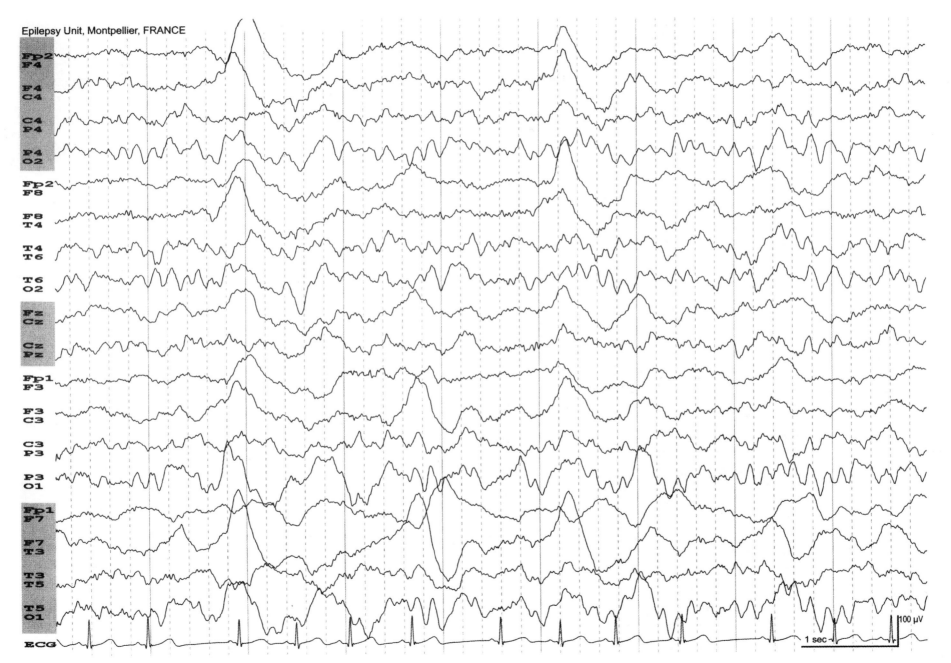

临床提示

患儿，男，6岁。因肺炎5天后出现癫痫持续状态就诊。癫痫持续状态8天后行EEG检查。根据PCR结果诊断为支原体肺炎。1个月后MRI恢复正常。

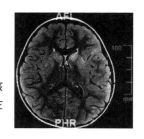

T2 FLAIR图像显示双侧尾状核和豆状核高信号，左半球为著；左侧皮质FLAIR高信号为伪影

脑电图特征

闭眼状态，右侧后头部的背景活动频率为6.5Hz。注意图a中患儿睁眼（eyes open，EO）和闭眼（eyes closed，EC）时的反应。左枕区背景活动异常，可见不规则δ波。睁眼后这些δ波没有变化（图a）。右侧导联可见脑炎诱发的额叶复合波，波幅较高。

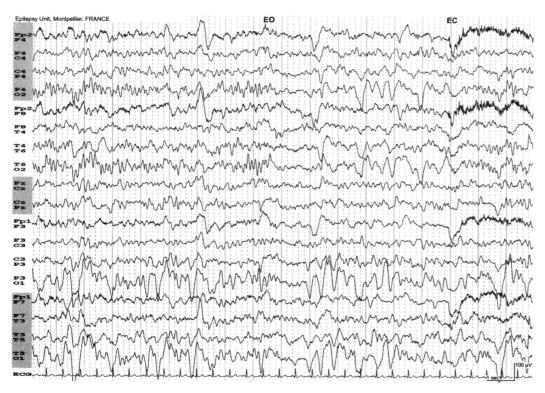

图a　记录速度15mm/s。睁眼时，右枕区也可以看到一些异常δ波

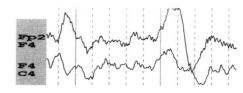

图b　脑炎相关的额叶复合波

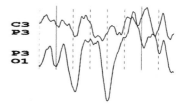

图c　左枕区异常δ波

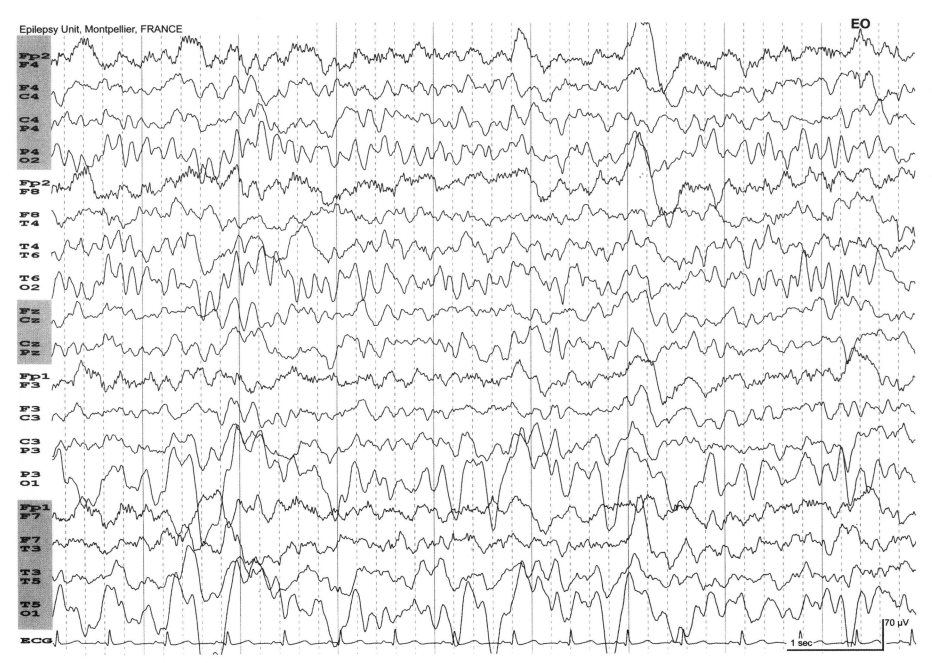

临床提示

患儿，男，7岁。因认知功能下降和共济失调就诊。无麻疹疫苗接种史。

脑电图特征

每5.5～6秒出现弥漫高波幅周期性复合波，对应于Radermecker复合波。由于信号饱和（非数字化记录），这种复合波呈方形。

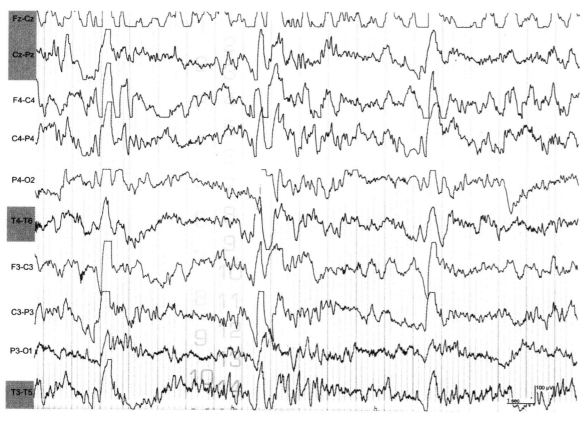

图a　记录速度15mm/s

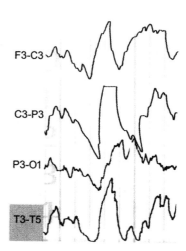

图b　Radermecker复合波，信号饱和导致的方形波

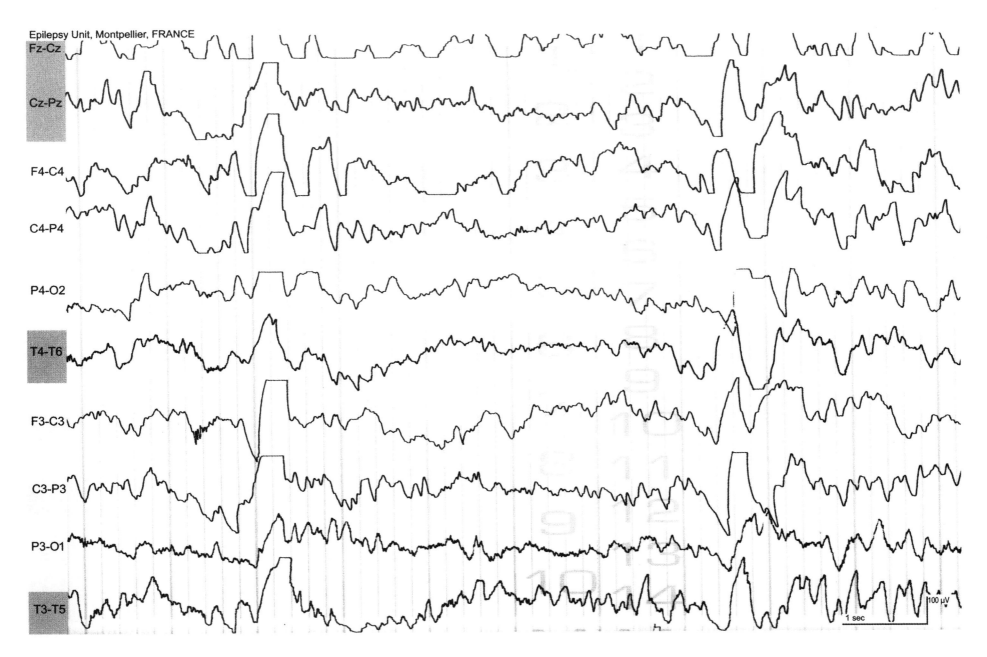

临床提示

患儿，男，15岁。因智力倒退就诊。无麻疹疫苗接种史。

脑电图特征

每4.5秒弥漫高波幅周期性复合波，对应于Radermecker复合波。由于信号饱和，这种复合波呈方形。与Ⅱ·23图相比，复合波之间没有背景脑电活动，患者处于疾病终末期。

评注

随着疾病的进展，复合波之间的间隔可能会缩短，在最后阶段，脑电图可能几乎变成电静息（Westmoreland，2005）。

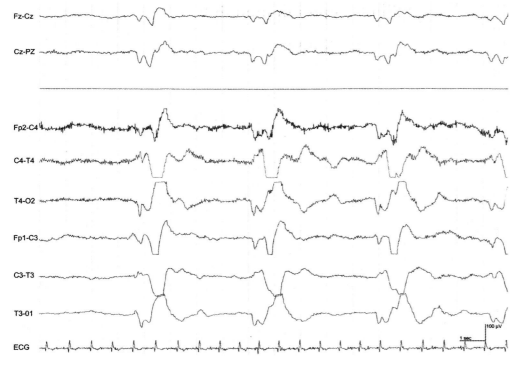

图a　记录速度15mm/s

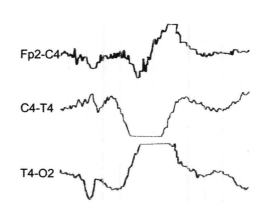

图b　Radermecker复合波，由信号饱和导致的方形波

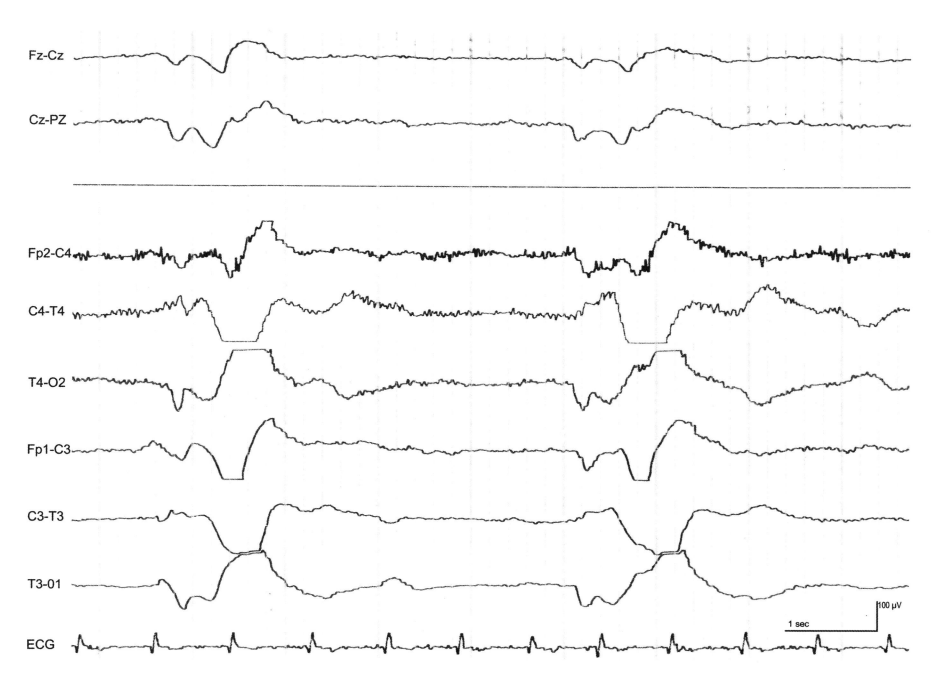

临床提示

患者，女，57岁。4个月前出现行为异常和记忆障碍，随后出现精神障碍，1个月前首次出现全面性强直-阵挛发作。

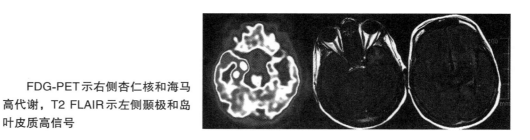

FDG-PET示右侧杏仁核和海马高代谢，T2 FLAIR示左侧颞极和岛叶皮质高信号

脑电图特征

发作间期，睁眼状态。右颞区可见约1Hz的偏侧周期性放电（LPDs），扩散到右侧的侧裂上区。该患者的脑电图显示正常或在右颞区出现间歇性LPDs。

评注

尽管有认知障碍，发作间期脑电图可正常或可显示多灶性癫痫样放电、局灶性或弥漫性慢波增多。抗LGI1抗体边缘性脑炎患者除典型的面-臂肌张力障碍发作和很多亚临床癫痫发作外，还有多灶性癫痫发作（Aurangzeb等，2017）。

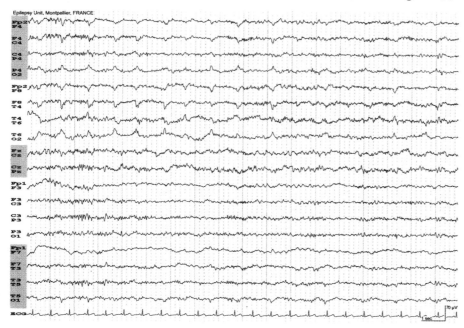

图a　记录速度15mm/s

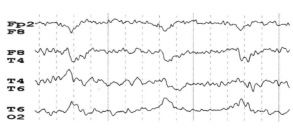

图b　右颞区LPDs

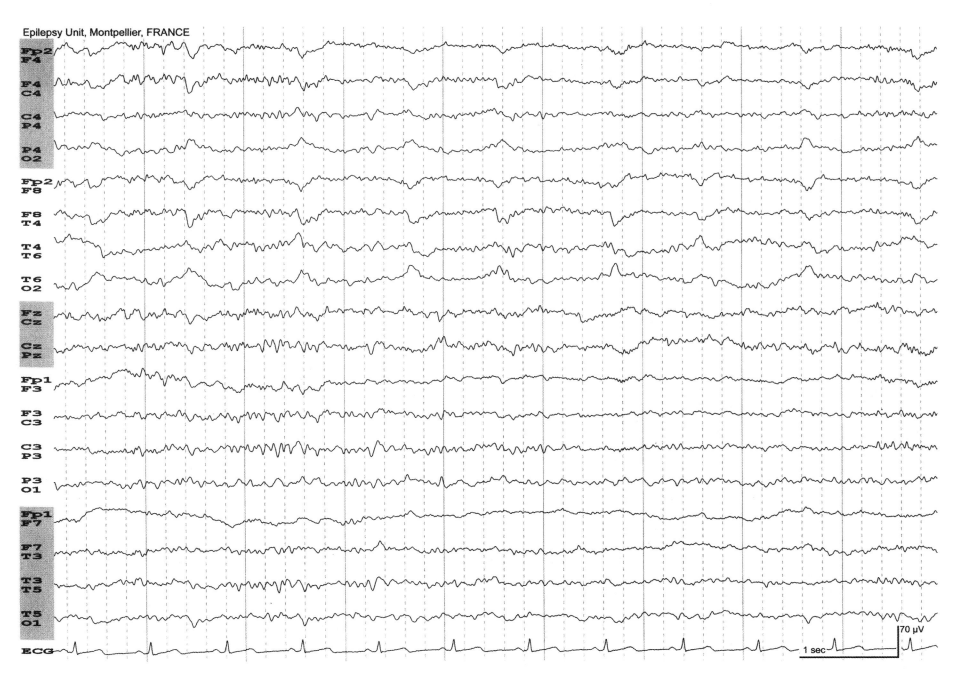

II · 26 抗LGI1抗体脑炎面-臂肌张力障碍发作

临床提示

患者，男，67岁。因面-臂肌张力障碍发作数月就诊。

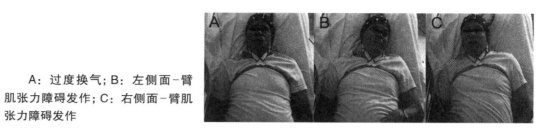

A：过度换气；B：左侧面-臂肌张力障碍发作；C：右侧面-臂肌张力障碍发作

脑电图特征

在过度换气期间，间隔15秒出现2次面-臂肌张力障碍发作。第1次发作累及身体左侧。图b展示在肌电伪差之前，F4导联上有一个δ波。第2次发作累及身体右侧，图c显示在肌电伪差之前也有1个δ波，F3导联明显。

评注

据报道，在抗LGI1抗体脑炎中，在对侧强直-肌张力障碍发作之前额区出现的单侧慢波支持皮质起源（Navarro等，2016）。[感谢Guillaume Taieb医生（蒙彼利埃，法国）提供这个病例。]

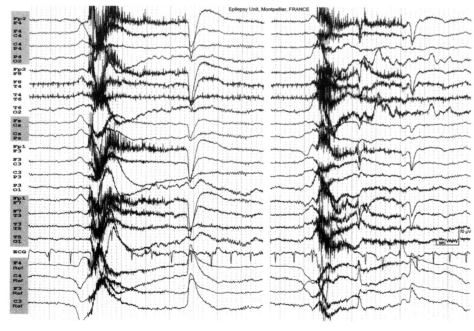

图a　记录速度15mm/s

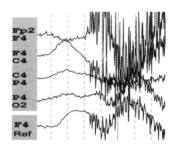

图b　肌电伪差前F4导联上的δ波

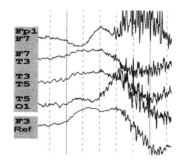

图c　肌电伪差前F3导联上的δ波

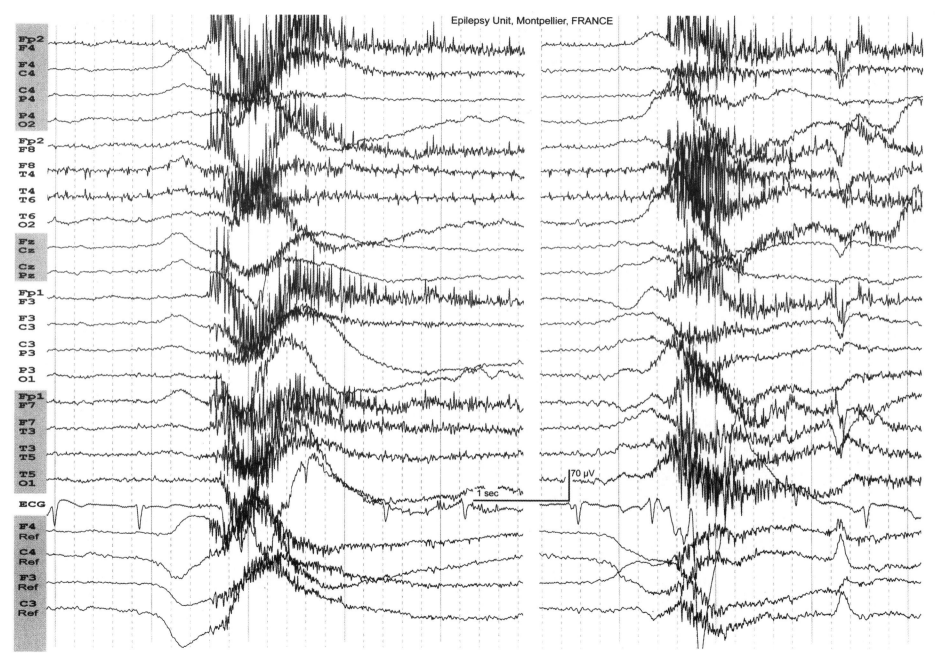

Epilepsy Unit, Montpellier, FRANCE

临床提示

患者，女，16岁。因出现急性精神症状及全面性强直－阵挛发作就诊。脑脊液检查：淋巴细胞100个/mm³。（译者注：N-甲基-D-天冬氨酸，N-methyl-D-aspartic acid，NMDA）

脑电图特征

给予患者氯硝西泮治疗后，额中央区出现药物诱发的β节律。额极导联可见肌电伪差。左侧大脑半球和右侧颞叶每3～4秒出现周期性复合波。T3导联接触不良。

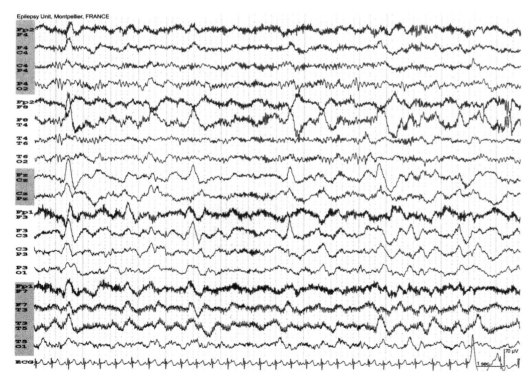

图a　记录速度15mm/s

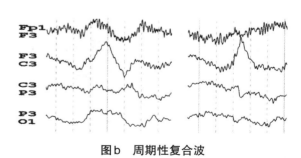

图b　周期性复合波

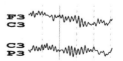

图c　药物诱发的β节律

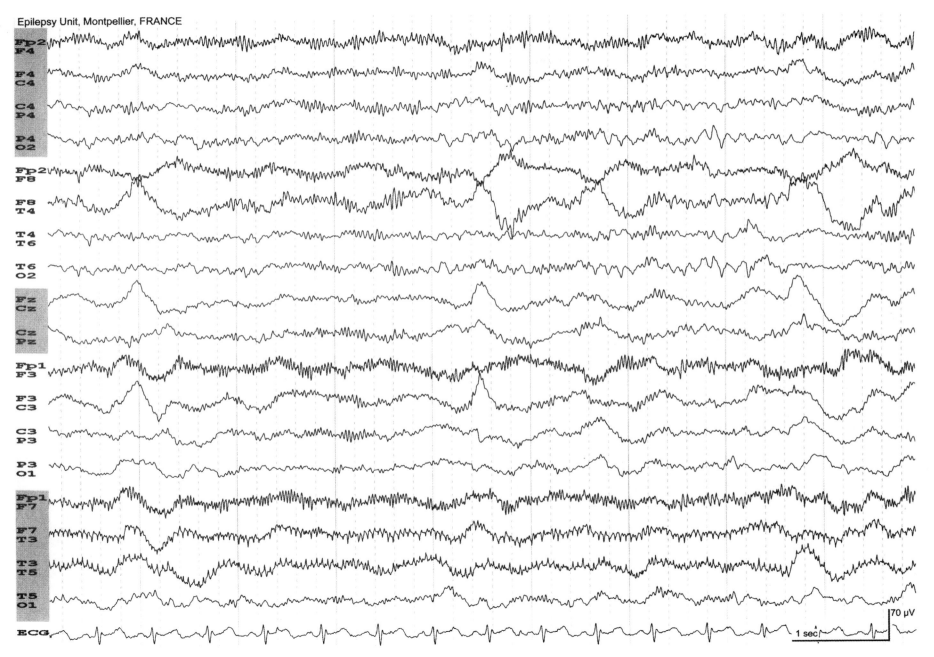

Epilepsy Unit, Montpellier, FRANCE

临床提示

患者，女，26岁。因急性精神症状住院。因出现全面性惊厥性癫痫发作，给予患者气管插管。

脑电图特征

记录时使用70Hz高频滤波。δ波上叠加β活动，符合"极度δ刷"的特点，以侧裂上区导联为主。

评注

"极度δ刷"是描述抗NMDA受体脑炎患者的一种脑电图模式。这种模式提示病程更长（Schmitt等，2012）。其临床意义和是否提示致病尚不完全清楚。通常在这个阶段，患者存在口面部和肢体运动障碍。［感谢Blanca Mercedes-Alvarez医生（塞维利亚，西班牙）提供这个病例。］

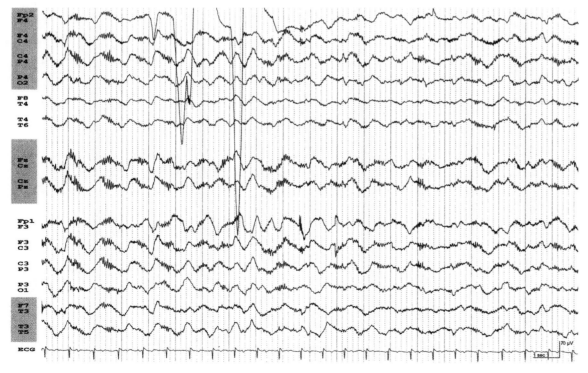

图a　记录速度15mm/s

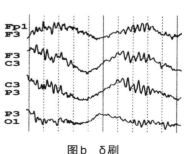

图b　δ刷

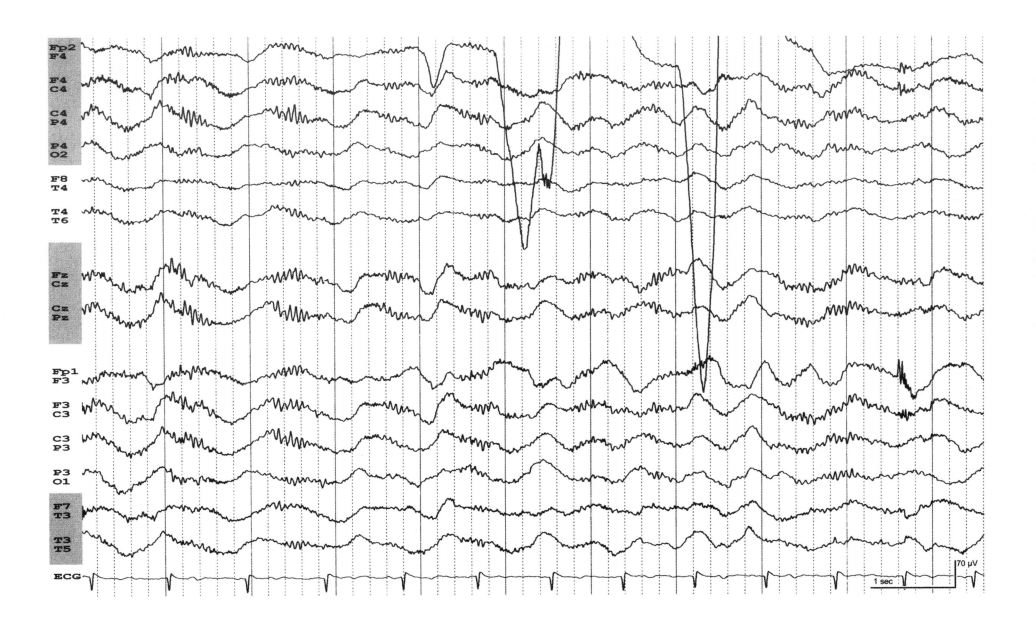

临床提示

　　患者，女，55岁。顺行性记忆障碍1个月，出现1次全面性强直－阵挛发作。脑脊液检查：蛋白3.5g/L，淋巴细胞80个/mm³。诊断为抗Hu抗体边缘性脑炎。已检查出小细胞肺癌。

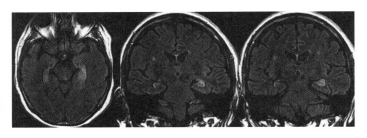

T2 FLAIR示双侧海马高信号，左侧更明显；双侧侧脑室周围白质高信号

脑电图特征

　　困倦状态，颞叶每1.5秒出现周期性小复合波，左侧明显。这种周期性活动仅在昏昏欲睡时出现。清醒状态时仅表现背景缓慢，不伴有其他异常。

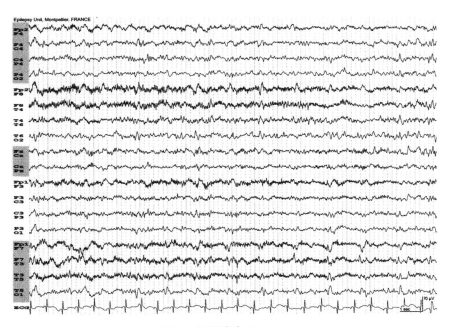

图a　记录速度15mm/s

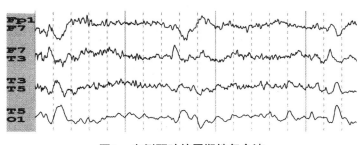

图b　左侧颞叶的周期性复合波

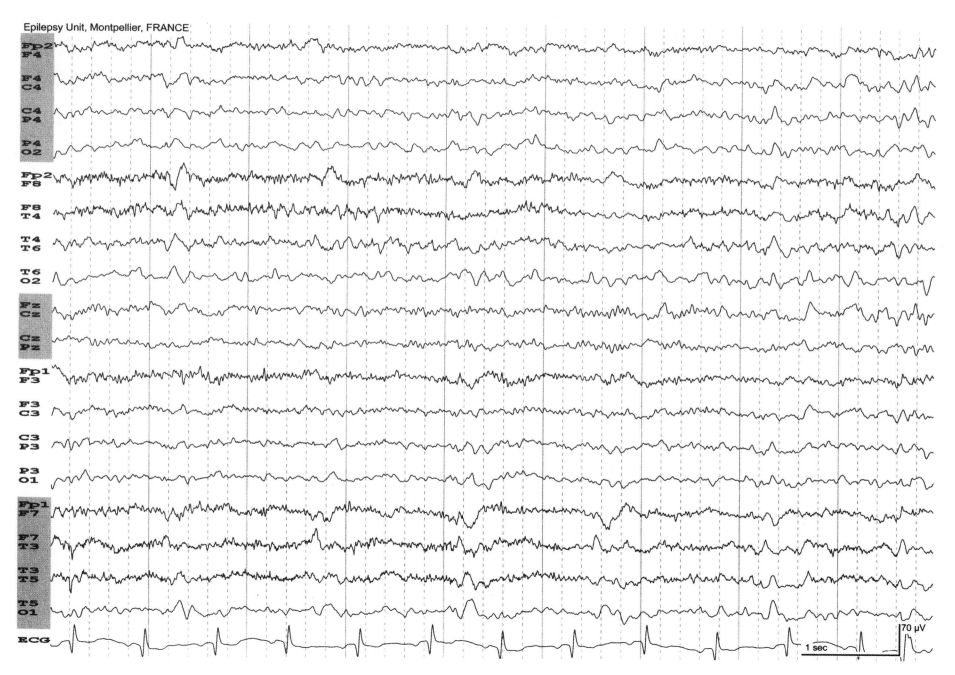

Epilepsy Unit, Montpellier, FRANCE

临床提示

患者，女，87岁。应用利妥昔单抗治疗慢性淋巴细胞白血病。左侧偏瘫进行性加重。脑脊液中JC病毒PCR阳性。

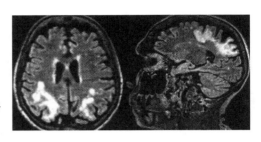

T2 FLAIR示双侧顶叶高信号
并向右侧中央区延伸

脑电图特征

闭眼状态，背景节律混乱。α节律扩散到前头部。注意右侧大脑半球δ活动与背景节律叠加在一起，有时会产生尖波的假象。慢波主要分布在中央－颞区，右侧颞叶中部和后部的波幅更高。左侧后颞区也可见到δ波。

评注

在脑电图上观察到的变化包括局灶性慢波演变为弥漫性δ活动（Farrell，1969）。脑电图可能有助于早期诊断。事实上，这些变化可以比典型的影像发现早2个月（Kleiter等，2014）。约20%的患者会出现癫痫发作（Lima等，2006）。

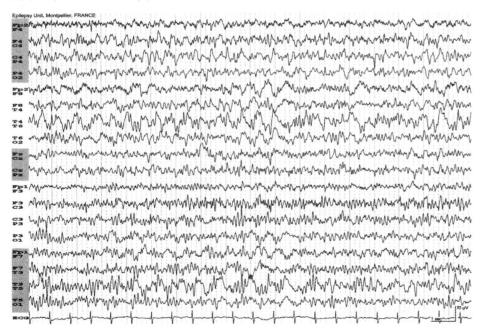

图a　记录速度15mm/s

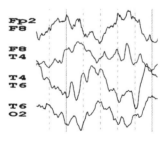

图b　右颞叶δ波

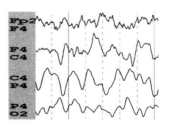

图c　右中央区δ波

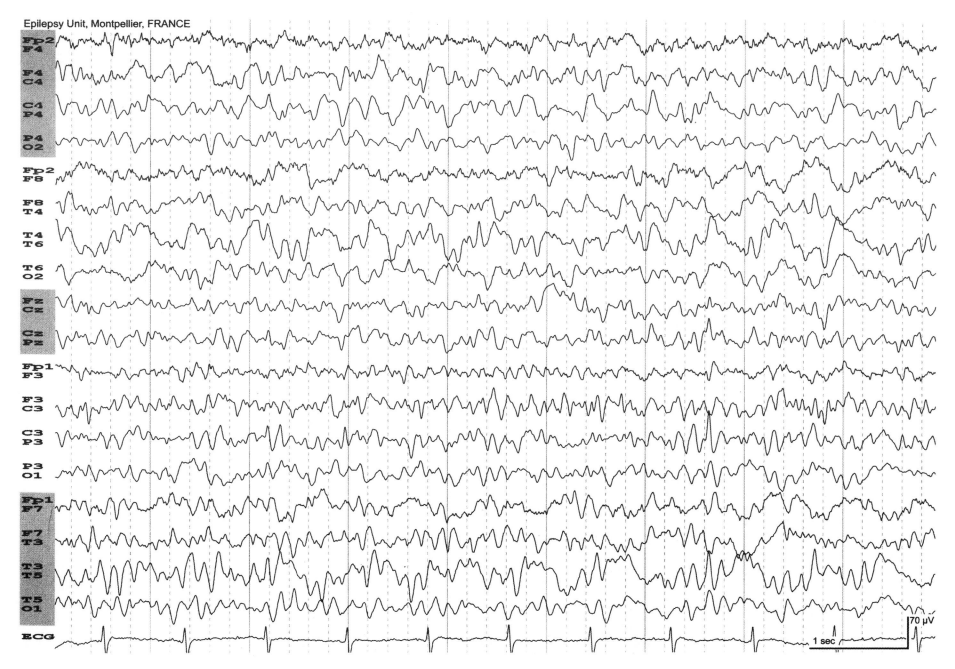

Epilepsy Unit, Montpellier, FRANCE

临床提示

患儿，男，6岁半。因左侧偏身运动性癫痫持续状态入住ICU。因脑脓肿行手术治疗，术后5天行EEG检查。

T1钆增强示右侧
颞后部脑脓肿

脑电图特征

A：发作间期，右侧枕区可见慢波。B：癫痫发作起始，右侧枕区和后颞区可见棘波与δ波叠加。C：2分钟后，δ波波幅增加，并向右侧中颞区扩散。D：4分钟后，枕区、后颞区、中颞区的δ波变尖锐。患儿睁眼（EO）时上述异常波形无明显变化。由于在癫痫发作过程中，患者无任何动作或其他症状，脑电图医师未标记此次癫痫发作，并且停止了脑电记录（图末）。

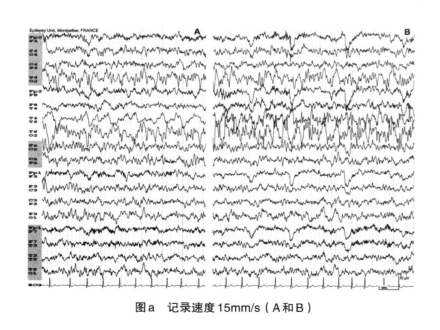

图a　记录速度15mm/s（A和B）

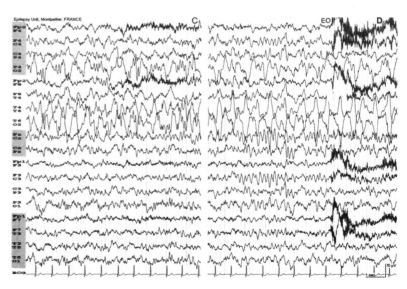

图b　记录速度15mm/s（C和D）

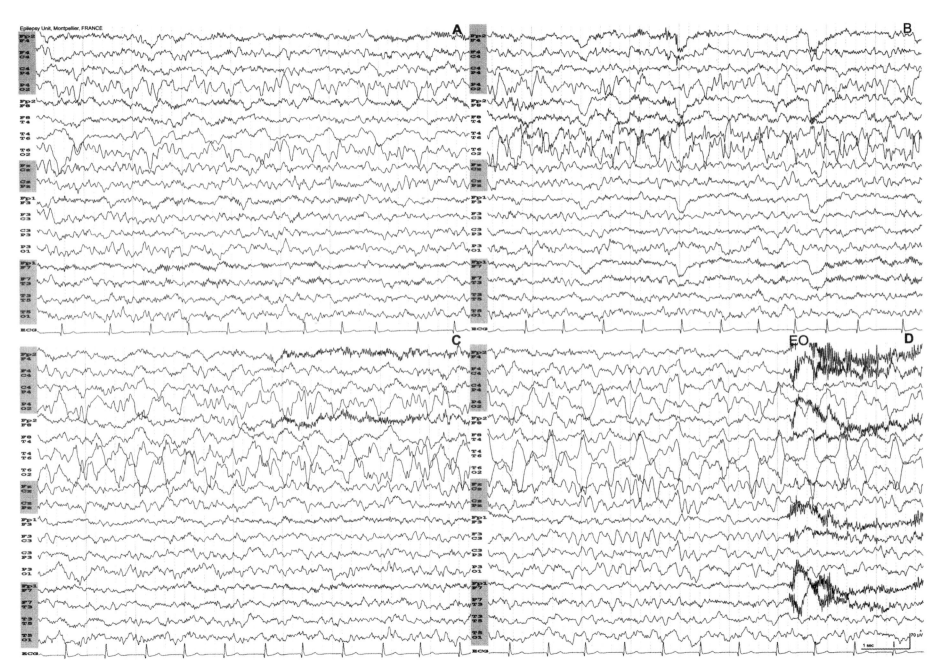

Ⅱ·32 脑脓肿：失语性癫痫持续状态

临床提示

患者，女，45岁。免疫抑制，诺卡菌性脑脓肿，失语。

脑电图特征

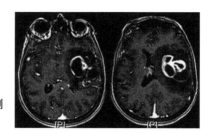

T1钆增强示左侧
颞岛区脑脓肿

高波幅叠加棘波的复合波呈1Hz周期性发放，自左侧颞区向左侧中央、顶区扩散。这种放电模式符合偏侧周期性放电"附加"，是一种发作性模式，在此患者中与失语性癫痫持续状态有关。

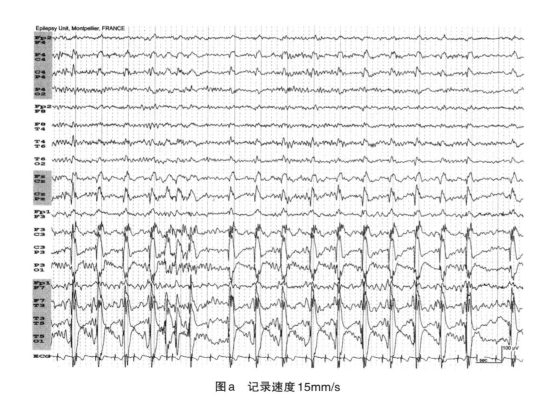

图a 记录速度15mm/s

图b 左侧颞区的LPDs"附加"是一种发作模式

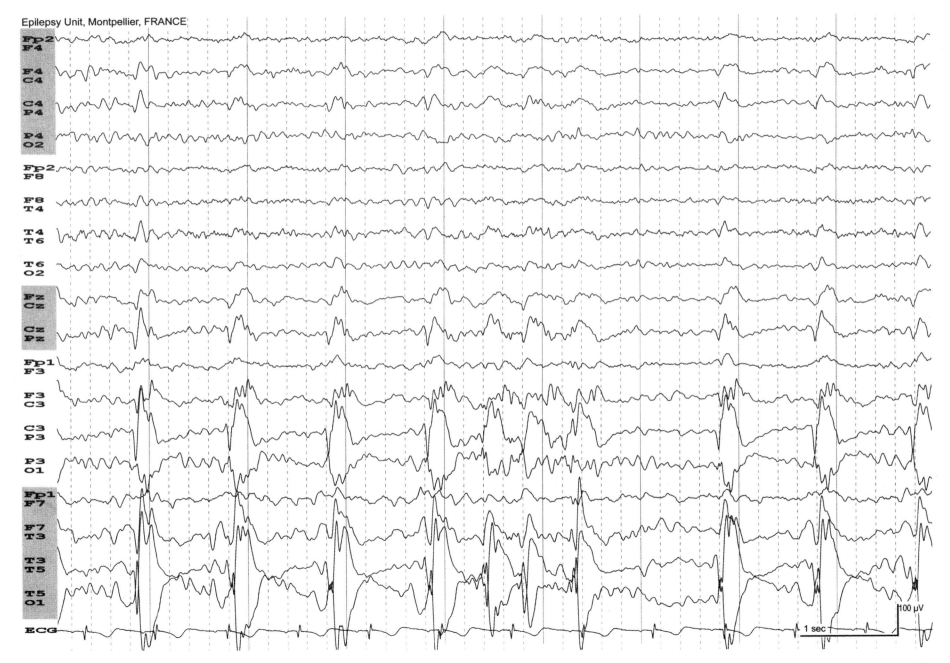

第三章

血管性疾病

Ⅲ·1　儿童急性缺血性脑卒中

临床提示

　　患儿，男，6岁。因头部外伤后头痛、呕吐1天就诊。头MRI示右侧大脑后动脉供血区脑梗死。动脉造影示颅内动脉夹层。出现临床症状19天后行EEG检查。

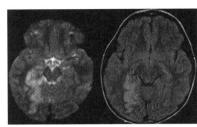

DWI序列和T2 FLAIR示右侧颞枕区高信号

脑电图特征

　　右侧顶枕区和后颞区可见多形性δ波。

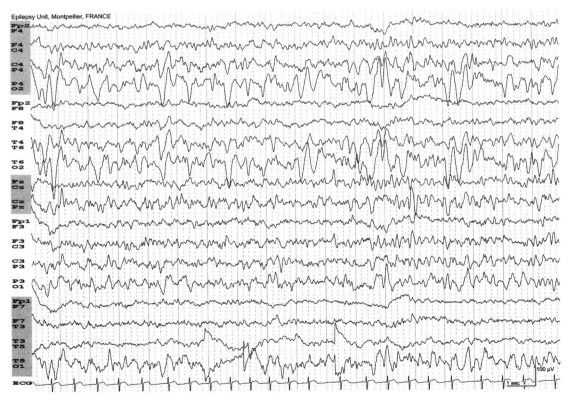

图a　记录速度15mm/s

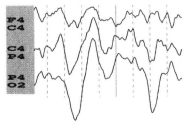

图b　右侧顶枕区的δ波

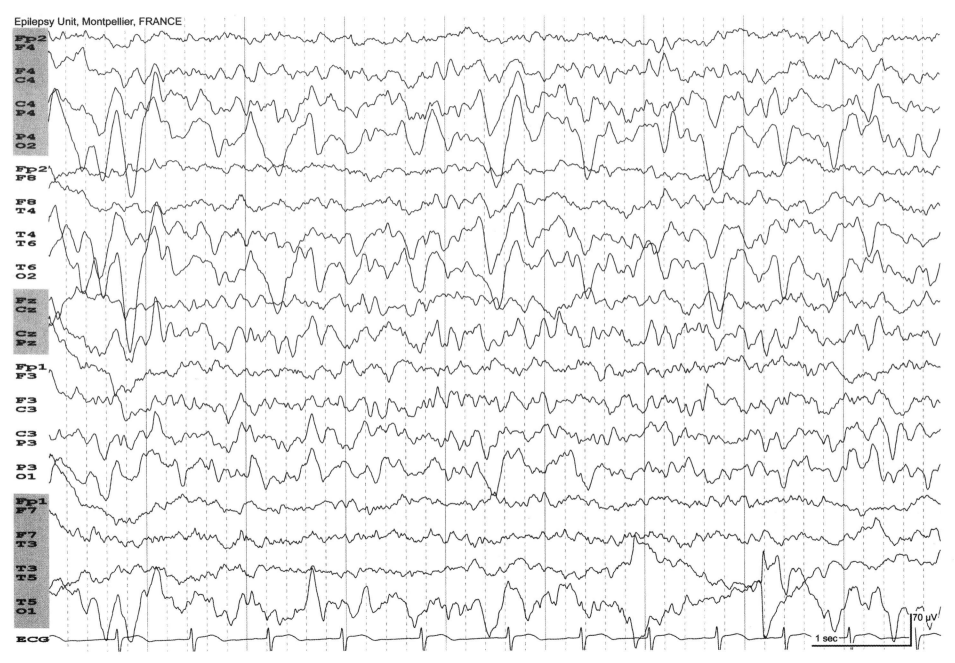

III · 2 成人急性缺血性脑卒中

临床提示

患者，男，74岁。失语，右下肢轻瘫。MRI示左侧大脑前动脉供血区脑梗死。临床症状出现6天后行脑电图检查。

脑电图特征

左侧额颞区暴发δ波节律。心电图提示室性期前收缩。注意脑电图慢波分布区域比MRI梗死区域更广泛。

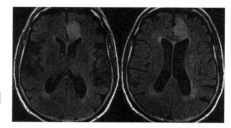

T2 FLAIR示左额叶高信号

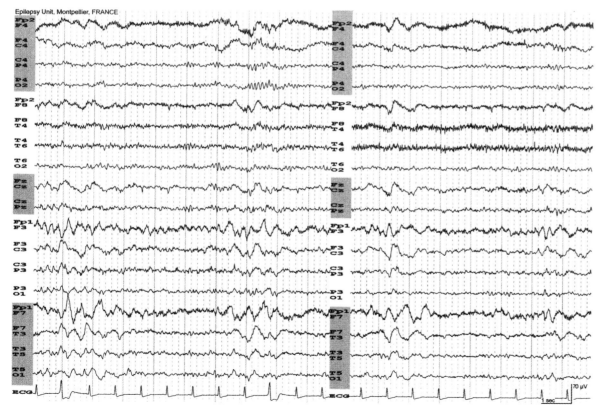

图a 记录速度15mm/s

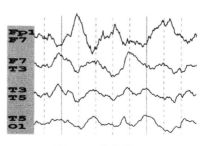

图b δ节律暴发

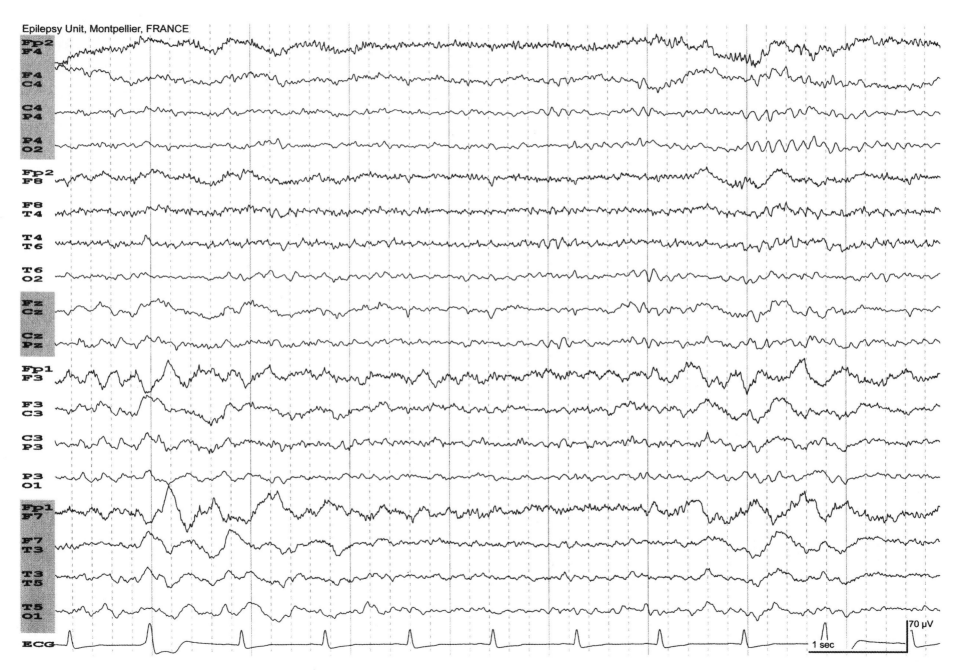

Epilepsy Unit, Montpellier, FRANCE

临床提示

患者，男，82岁。左上肢麻木很快进展为偏瘫，随后出现偏侧阵挛发作。

脑电图特征

右侧额极出现偏侧周期性放电（LPDs），发作间隔不固定（0.5 ～ 1秒），这种动态变化要求尽可能延长脑电监测的时间，以便监测到癫痫发作。

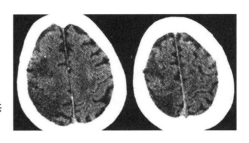

CT示右侧大脑中动脉供血区低密度影

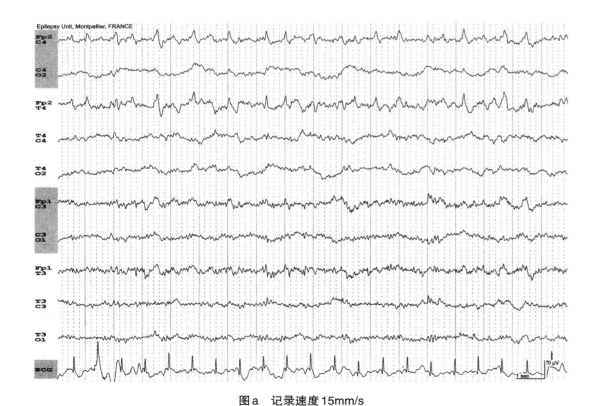

图a 记录速度 15mm/s

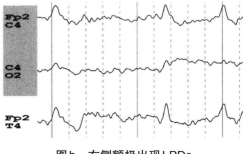

图b 右侧额极出现LPDs

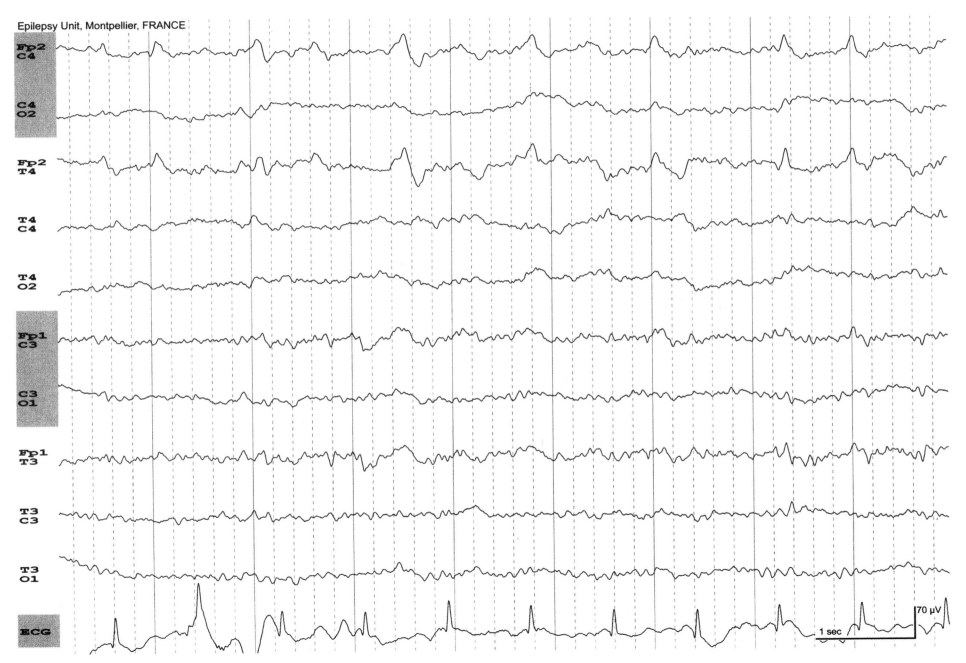

Epilepsy Unit, Montpellier, FRANCE

Ⅲ·4　急性缺血性脑卒中和癫痫持续状态（2）

临床提示

同Ⅲ·3患者。脑电发作时临床无运动症状，只有呼吸暂停。

脑电图特征

A和B：癫痫发作起始，右侧前颞区可见低波幅θ活动。C和D：1分钟后，癫痫发作终止，发作活动变慢并且逐渐消失，发作后无明显背景节律减慢；放电向双侧前头部扩散不明显，注意记录期间并未记录到运动伪差（EEG改变符合发作模式但不伴随运动症状）。

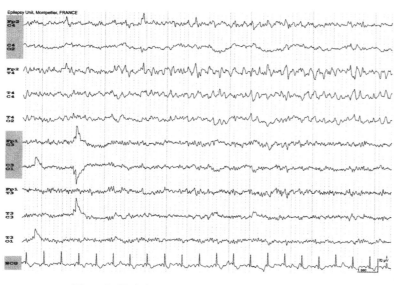

图a　记录速度15mm/s；A和B示癫痫发作起始

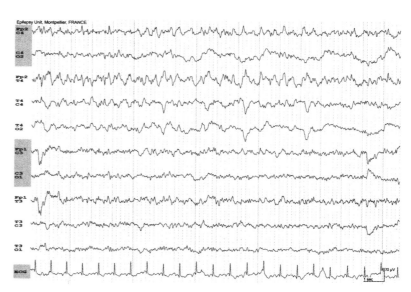

图b　记录速度15mm/s；C和D示1分钟后癫痫发作终止

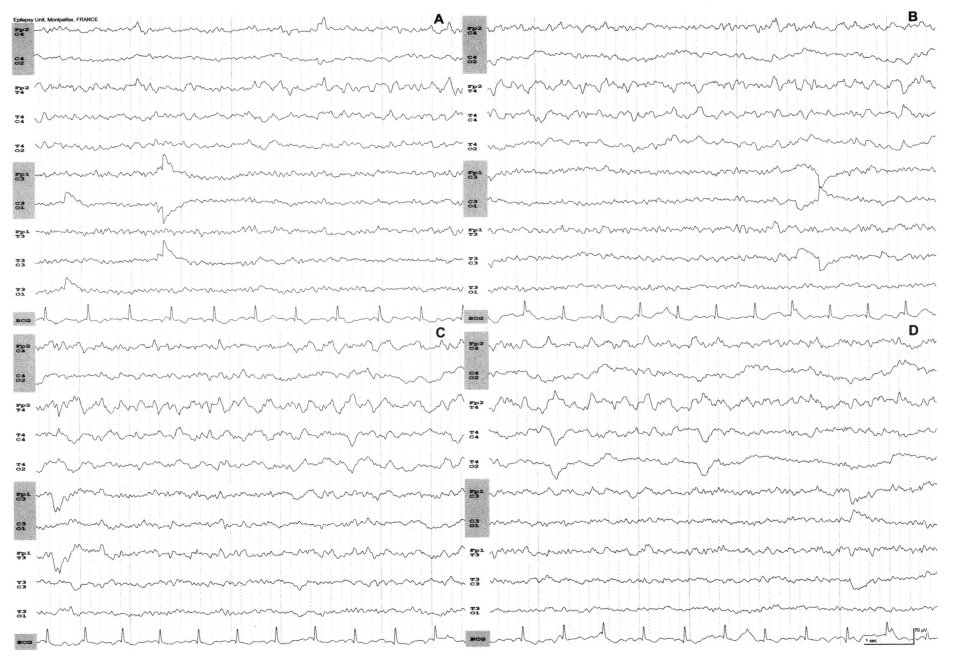

临床提示

患者，男，92岁。急性脑梗死24小时后出现反复意识丧失伴双眼向右侧偏转。
患者2天后死亡。

MRI DWI 示右侧大脑前、中动
脉供血区广泛低信号

脑电图特征

A 和 B：癫痫发作起始，右侧大脑半球出现连续低波幅快活动，频率为 12Hz。

C 和 D：40秒后，癫痫发作终止，双眼转向右侧，快活动变得碎片化并逐渐停止。除双眼偏转外无其他运动症状。

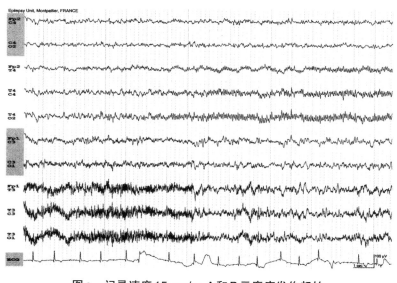

图a　记录速度 15mm/s；A 和 B 示癫痫发作起始

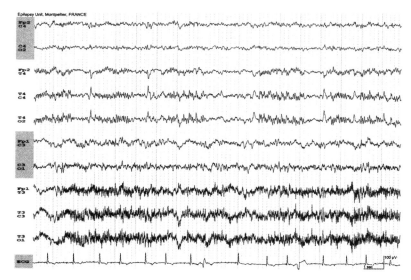

图b　记录速度 15mm/s；C 和 D 示 40 秒后癫痫发作终止

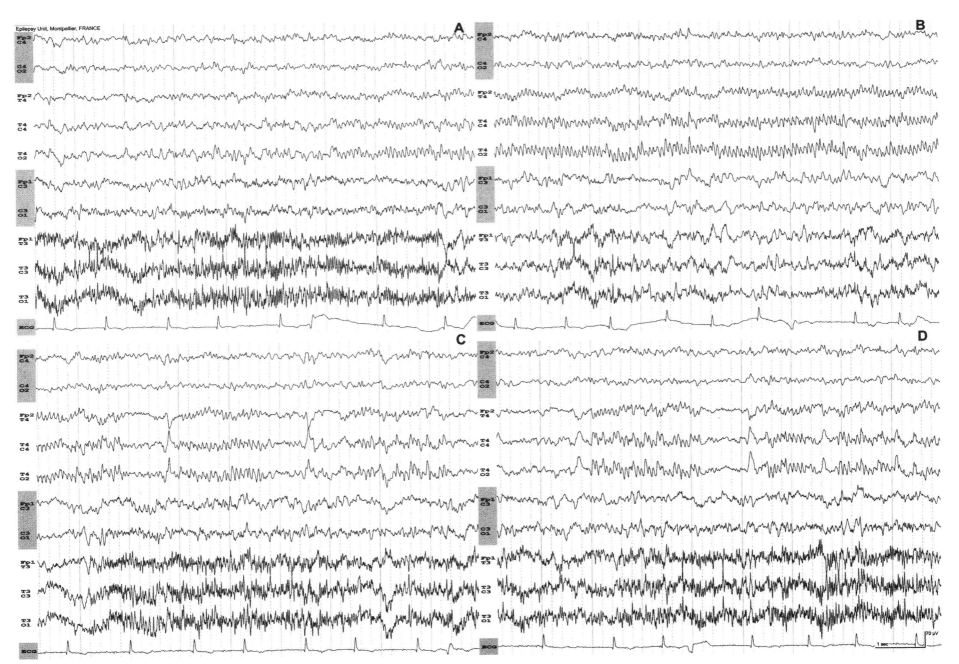

Ⅲ·6　脑血肿

临床提示

患者，男，51岁。因头痛、失语及右侧偏侧忽略就诊。脑血管CT示左侧横窦和乙状窦血栓形成。

脑电图特征

闭目状态。左侧颞区出现近连续的δ活动，无发作性改变，无癫痫样电活动。

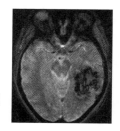

T2序列示左侧
颞叶血肿

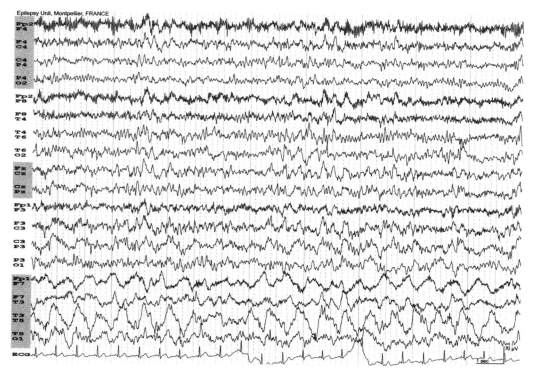

图a　记录速度15mm/s

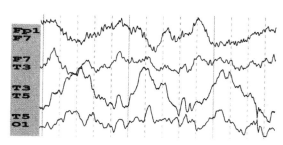

图b　局灶性δ活动

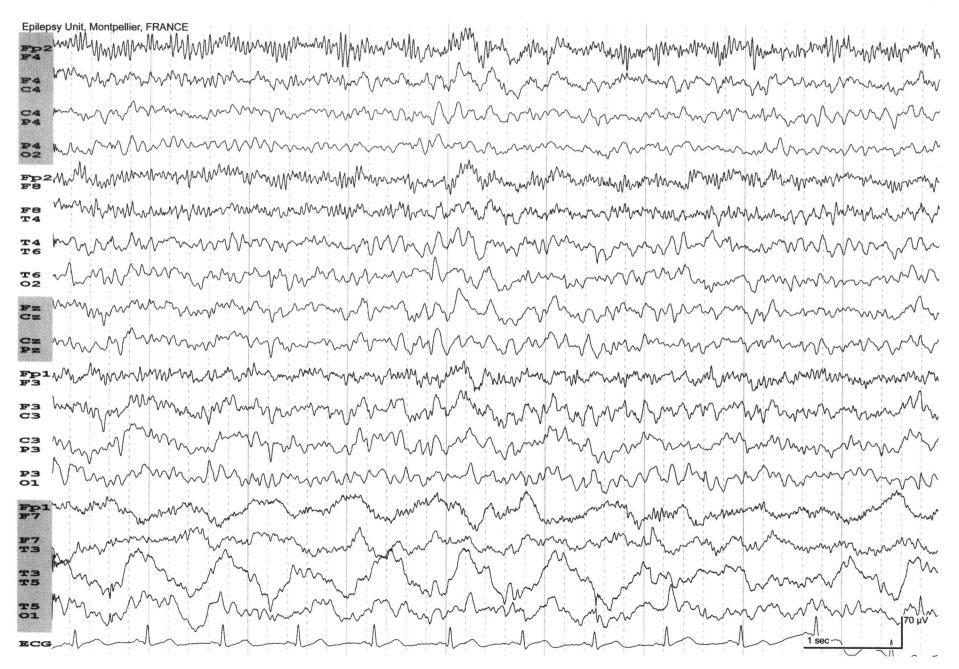

Epilepsy Unit, Montpellier, FRANCE

Ⅲ·7 脑血肿：局灶性运动性癫痫持续状态

临床提示

患者，男，64岁。细菌性心内膜炎病程中出现继发于细菌性动脉瘤破裂的多发脑出血。

脑电图特征

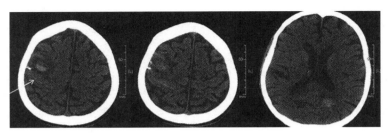

CT示双侧大脑半球多发血肿，中央沟（箭头所指）内高信号提示蛛网膜下腔出血

A和B：癫痫发作起始可见右侧中央区出现20Hz的低波幅电活动。此时无任何临床表现。右侧中央区的快活动持续存在，并向右侧中颞区扩散。注意左侧颞区由于面部肌肉收缩而记录到的肌电伪差。C和D：癫痫持续发作伴右侧中央区持续快活动。左侧颞区的肌电伪差幅度增加，强直期时左侧大脑半球记录到肌电伪差，强直期后为阵挛期（左侧面部阵挛）。注意肌电伪差的非对称性。该病例符合局灶性运动性癫痫持续状态。

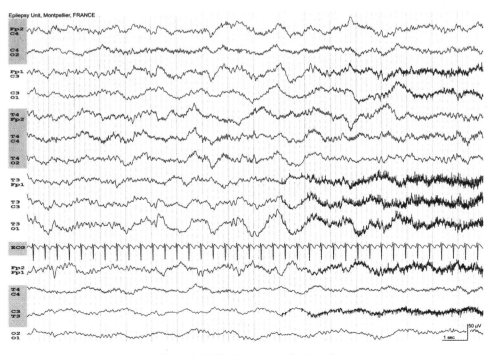

图a　记录速度15mm/s（A和B）

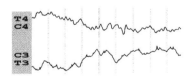

图b　T4-C4导联可见癫痫发作起始时的低波幅快活动（节选自A）

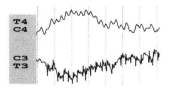

图c　T4-C4导联上可见快节律波，C3-T3导联上可见肌电伪差（节选自B）

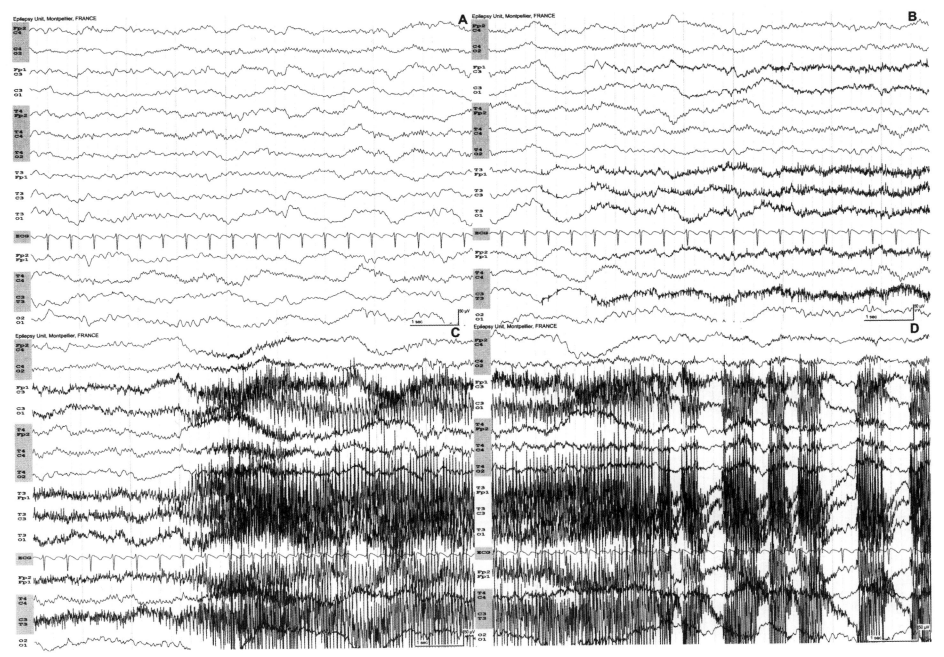

Ⅲ·8 脑血肿：昏迷中的脑电发作持续状态（1）

临床提示

患者，男，50岁。因脑血肿入住ICU。因出现几次全面性强直-阵挛发作给予患者苯妥英钠和苯二氮䓬类药物治疗。患者未再出现惊厥发作，但意识未恢复。

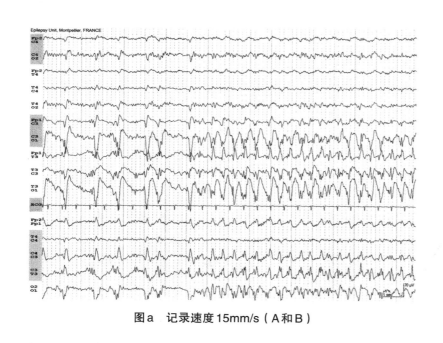

T2序列显示左侧
枕叶血肿

脑电图特征

A：左侧枕区可见偏侧周期性放电（LPDs），复合波内有棘波成分且周期≤1Hz，符合LPDs"附加"模式。
图末，在一个复合波之后出现了一次局灶性癫痫发作。B：癫痫发作持续伴左侧枕区优势的多棘慢波。C：20秒后，癫痫发作继续，局限在左侧枕区，在图末发作终止，并再次出现LPDs。注意所有图中均未记录到肌电伪差，此病例符合昏迷中的非惊厥性癫痫持续状态。

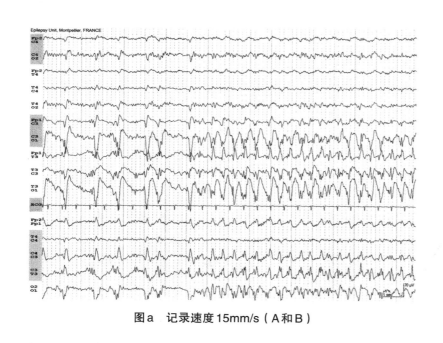

图a 记录速度15mm/s（A和B）

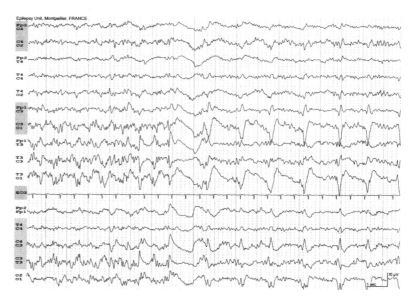

图b 记录速度15mm/s（C和D），20秒后，癫痫发作终止

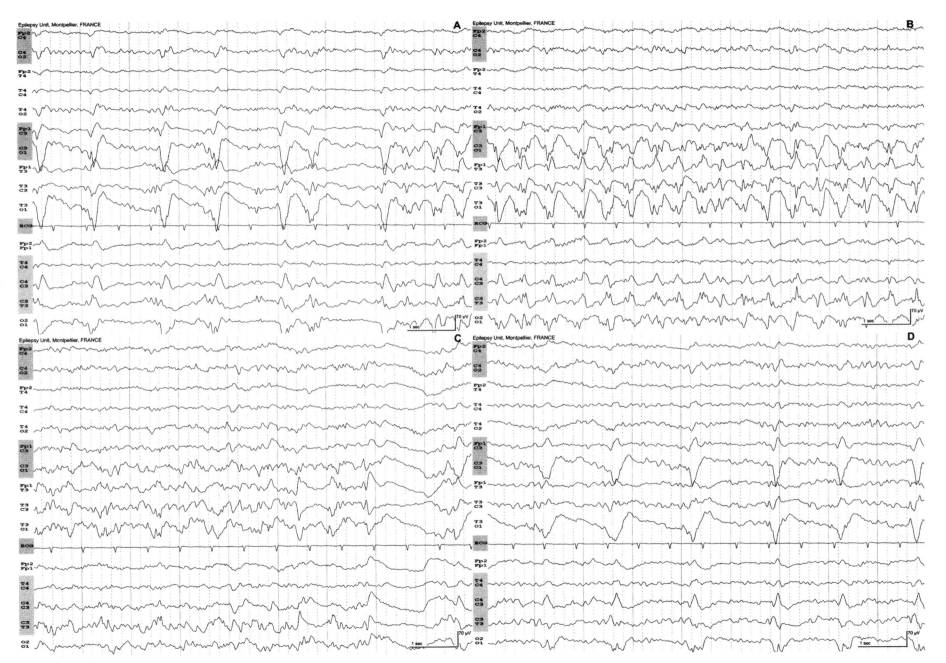

临床提示

患者，男，62岁。右侧额叶血肿（动脉瘤破裂）清除术后10天，意识不清。

脑电图特征

CT示右侧额叶低密度灶伴出血，中线移位，脑室−腹膜分流

左图：左侧侧裂上区可见1Hz偏侧周期性放电（LPDs），该异常波并非伪差，因为这种电活动扩散至右侧大脑半球。右图：几分钟后，发作性放电出现时空演变。判断该昏迷患者为脑电发作持续状态的依据是1Hz左右的周期性电活动、发作性放电的时空演变和严重脑损伤的临床背景。静脉注射苯妥英钠后，EEG和临床表现均好转。

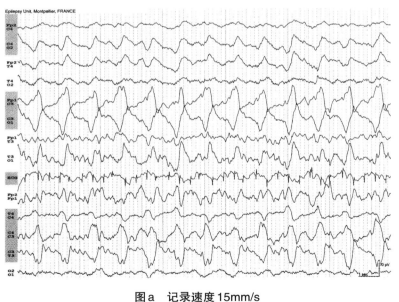

图a　记录速度15mm/s

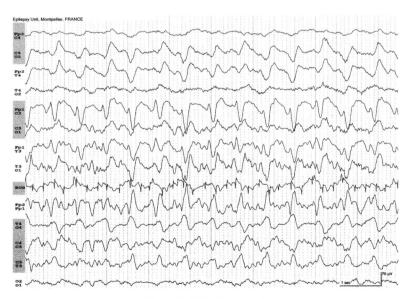

图b　记录速度15mm/s

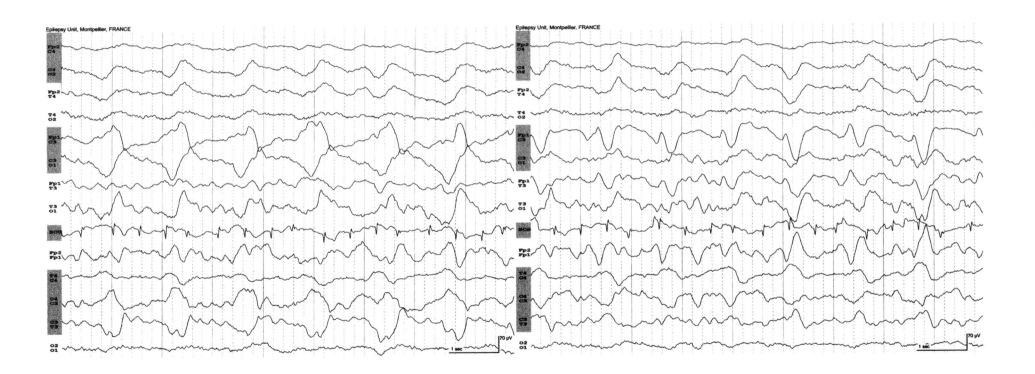

III·10 脑卒中后癫痫：部分性癫痫持续状态

临床提示

患者，女，58岁。5个月前右侧大脑中动脉供血区卒中。

脑电图特征

思睡期。右侧大脑半球可见1Hz的偏侧周期性复合波（LPDs），复合波中存在棘波成分表明是LPDs"附加"模式。左手存在阵挛发作支持部分性癫痫持续状态。

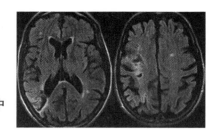

T2 FLAIR 示右侧大脑中动脉梗死后脑软化灶

评注

缺血性脑卒中后癫痫的发病率低，大约为5%。不同患者的治疗反应不同，并且只有少数患者发展为药物难治性癫痫。持续局灶性抽动的发生并不常见。

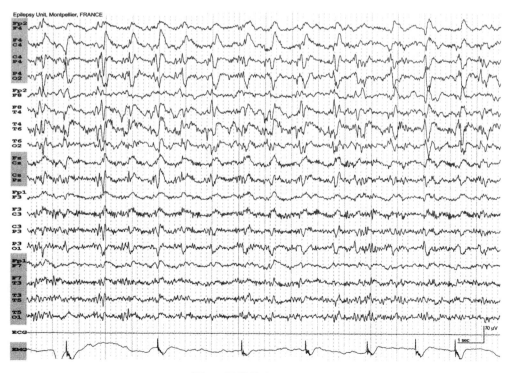

图a　记录速度15mm/s

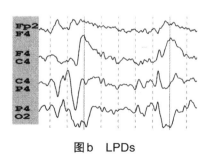

图b　LPDs

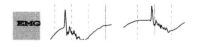

图c　左手阵挛发作

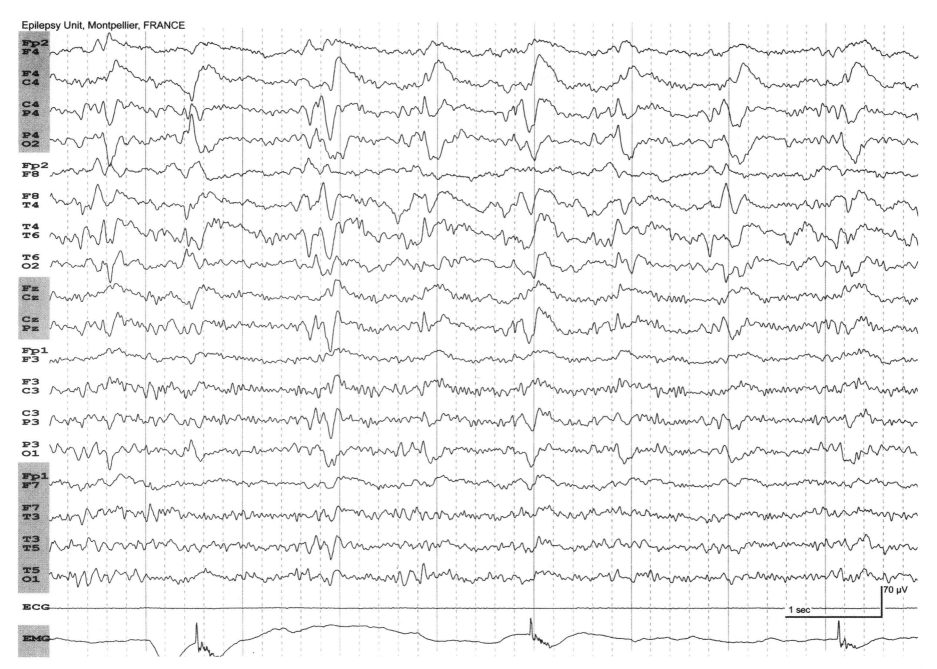

Ⅲ · 11　脑卒中后癫痫：丛集性癫痫发作

临床提示

患者，男，75岁。因意识错乱、失语和右侧阵挛性癫痫发作入院。3年前顶叶出血。

脑电图特征

A：在图起始（患者处于睡眠状态）可见双侧δ波。癫痫发作起始处可见顶、后颞区快波节律。F4和F3导联可见阻抗伪迹。B：癫痫发作扩散到Pz导联（顶中线）。C：30秒后，患者睁眼（图起始处），左侧颞－顶－枕区癫痫发作持续。D：癫痫发作终止，左侧颞叶电活动频率变慢、波幅增高。在此次癫痫发作中，患者表现为失语。

评注

与缺血性脑卒中相比，脑出血后发生癫痫的风险更高。

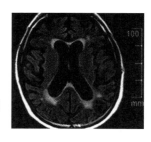

T2 FLARE 示左侧
顶叶出血后改变

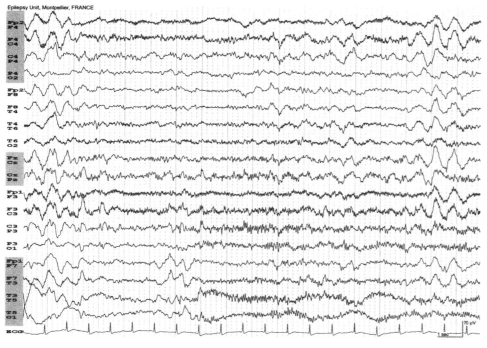

图a　记录速度15mm/s（A和B）

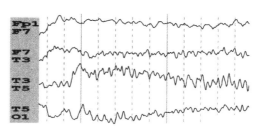

图b　T5导联上出现快节律波（节选自A）

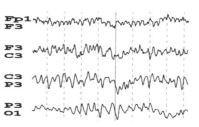

图c　左侧顶区可见与癫痫发作有关的快活动，Fp1-F3导联可见阻抗伪差（节选自B）

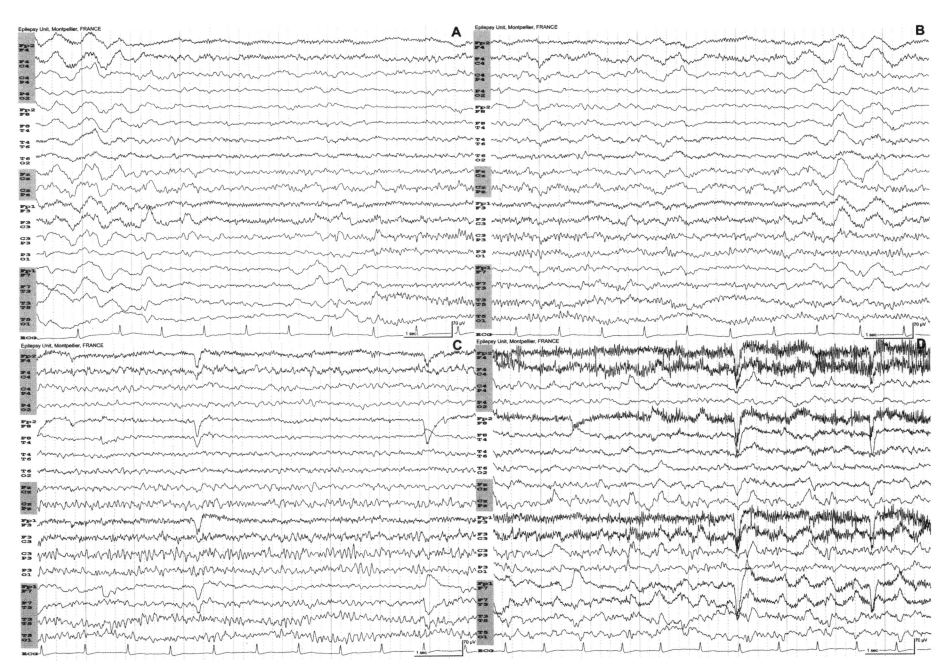

III · 12　血栓性静脉炎

临床提示

患儿，女，12岁。因头痛、恶心及语言障碍住院。在临床症状出现5天后行EEG检查。

脑电图特征

闭眼状态，右侧大脑半球背景为正常α节律。在左侧颞枕区可见δ波，与脑损伤有关。

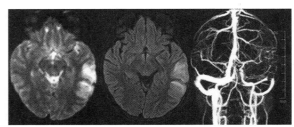

左侧颞叶静脉性梗死，
左侧乙状窦血栓形成

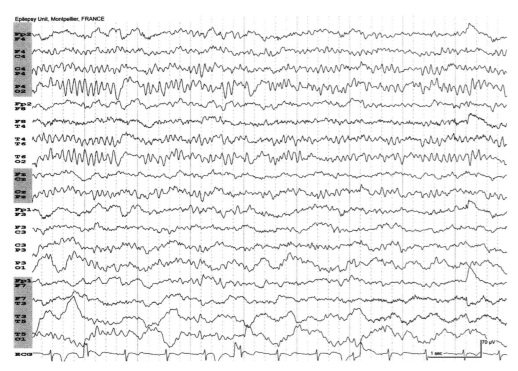

图a　记录速度15mm/s

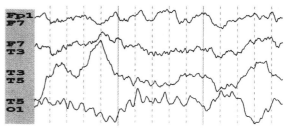

图b　δ波

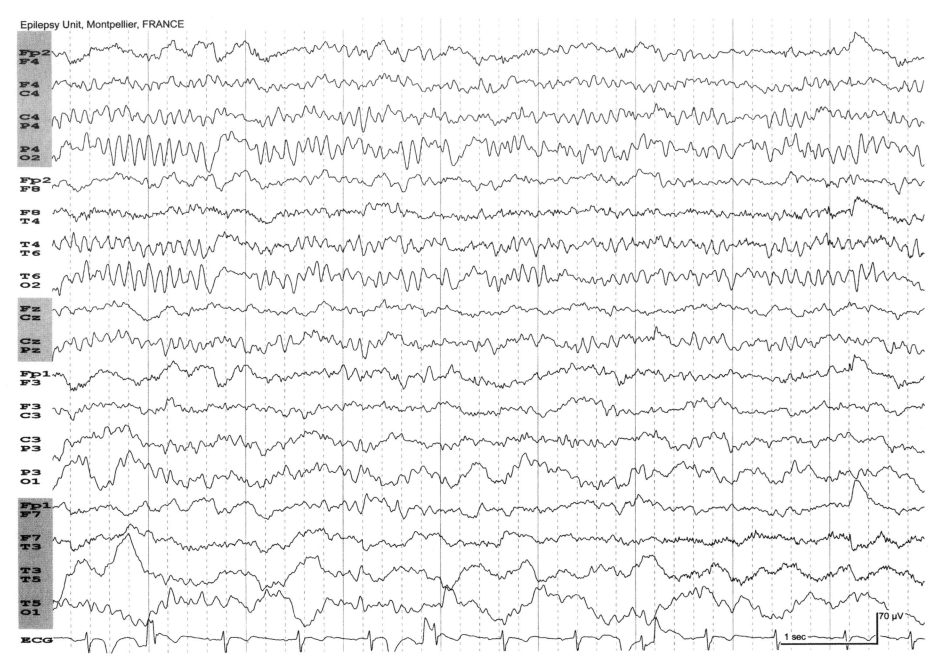

Epilepsy Unit, Montpellier, FRANCE

70 µV

1 sec

临床提示

患者，男，49岁。因持续性眶周头痛4天伴语言功能异常就诊。DWI未提示脑卒中。

脑电图特征

枕区周期性快节律混杂左侧颞区棘波放电，对应局灶性非惊厥性癫痫持续状态。抗癫痫发作治疗后改善。

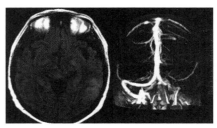

左侧颞叶水肿，左侧横窦血栓形成

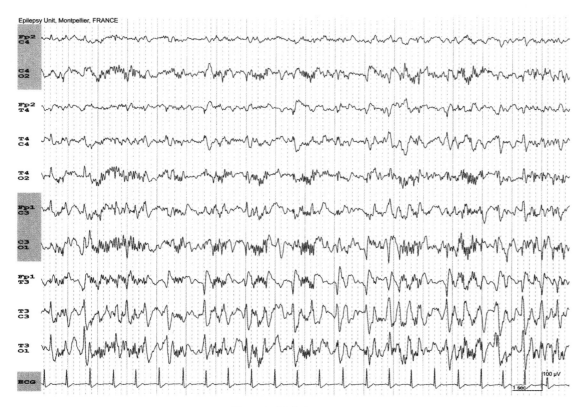

Epilepsy Unit, Montpellier, FRANCE

图a 记录速度15mm/s

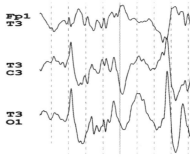

图b 左侧颞区棘波

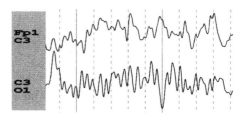

图c 快节律

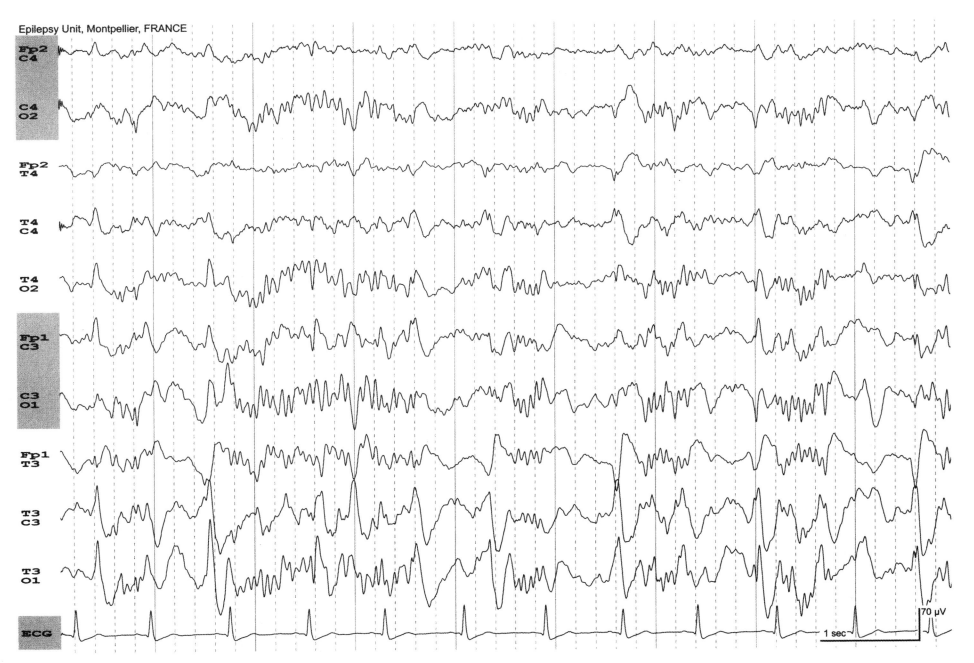

Epilepsy Unit, Montpellier, FRANCE

临床提示

患者，男，65岁。脑膜出血后5天行经颅多普勒超声提示大脑前动脉血管痉挛。EEG检查后3天行MRI，提示缺血性损伤（额叶内侧及右侧尾状核）。

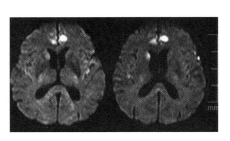

EEG监测3天后DWI示左侧及右侧额叶内侧、右侧尾状核存在缺血性病灶

脑电图特征

闭眼状态。脑电图可见弥漫性慢波及前头部为著的不规则θ/δ波暴发。

评注

前头部慢波活动在蛛网膜下腔出血中提示血管痉挛可能。

Epilepsy Unit, Montpellier, FRANCE

图a　记录速度15mm/s

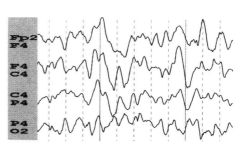

图b　不规则θ/δ波

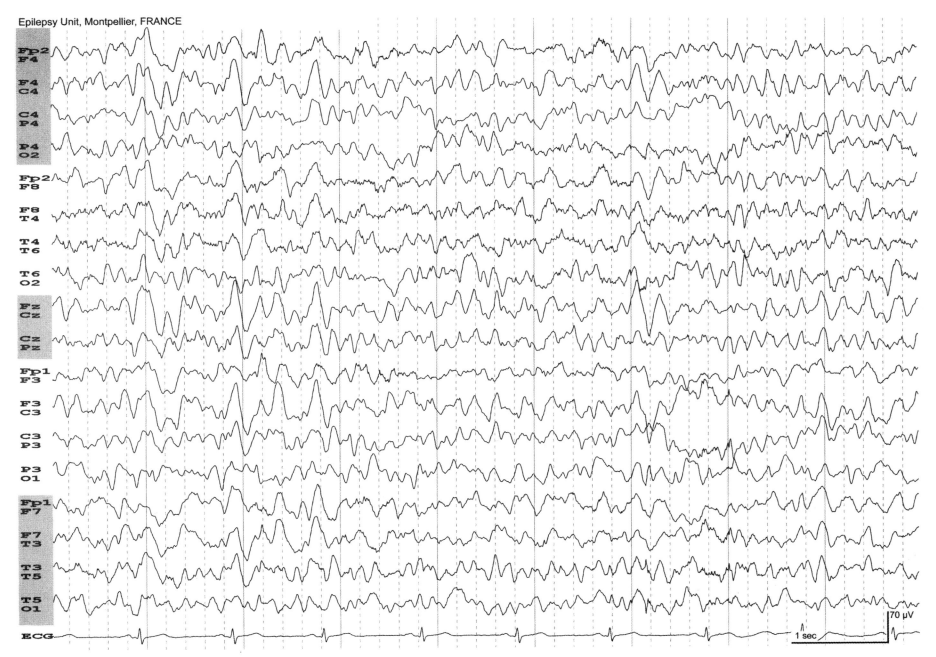

临床提示

患者，女，68岁。蛛网膜下腔出血。2个动脉瘤行动脉瘤栓塞术，术后7天出现左侧偏瘫。头MRI提示右侧大脑前动脉供血区缺血。

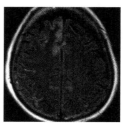

T2 FLAIR 示右侧额叶
内侧缺血损害

脑电图特征

清醒闭目。双侧前头部可见大量节律性δ波暴发。EEG的改变先于临床征象；3天后，患者出现右侧下肢偏瘫。

评注

δ波发生于血管痉挛的区域，与脑血流下降有关。但是，双侧高波幅δ波也可提示颅内压升高（颅内压升高常见于急性动脉瘤性蛛网膜下腔出血（Pasarikovski等，2017）。

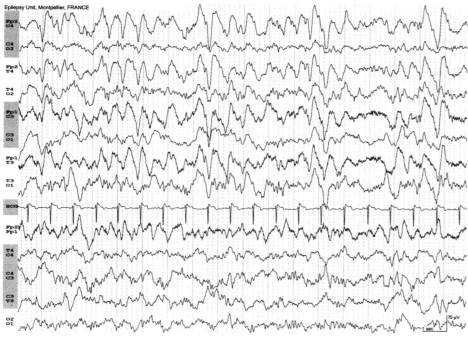

图a 记录速度15mm/s

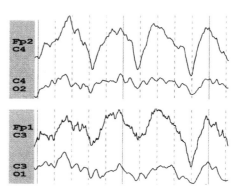

图b 双侧前头部节律性δ波

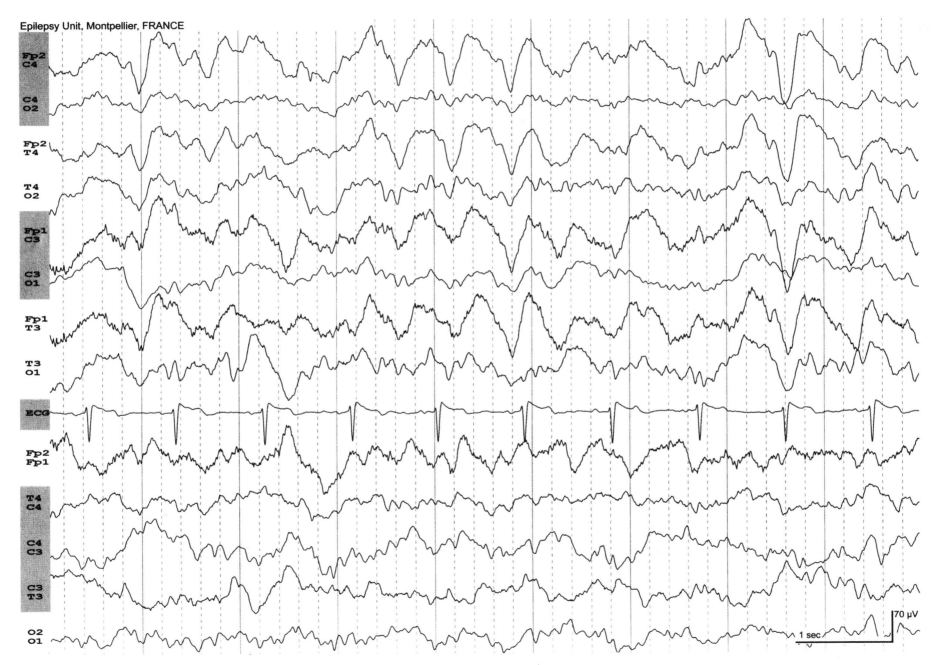

Epilepsy Unit, Montpellier, FRANCE

临床提示

患者，女，60岁。在胃十二指肠镜检查数小时后出现左侧偏身忽略、偏盲及面瘫，后迅速出现严重意识障碍。CT提示纵隔气肿。最初的头DWI未见异常。发病7天后复查CT提示卒中。

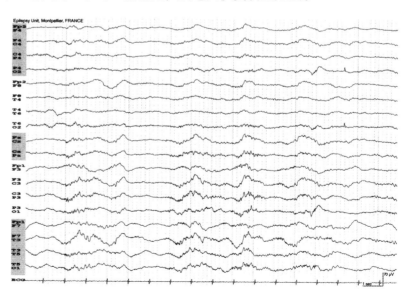

CT示右侧颞叶低
密度影（发病7天后）

脑电图特征

患者反应不佳。双侧半球明显不对称，右侧半球为低电压活动而左半球的背景为慢波活动。在首次脑电图检查后的第2天（图b），患者在ICU内处于全麻状态下，脑电图持续不对称；3天后复查脑电图仍提示异常，但3个月后的脑电图提示正常。复查MRI提示右侧区域性脑梗死。无神经功能缺损。

评注

空气栓塞可立即出现脑血流减少（Meldrum等，1970）。Meldrum等在灵长类动物模型中研究了空气栓塞的影响，在一侧颈动脉进行空气注射后，脑电图首先出现双侧半球电静息，随后是持续2分钟至3小时以上的严重全面抑制。与迅速恢复正常的血流相比，脑电图恢复明显延迟。

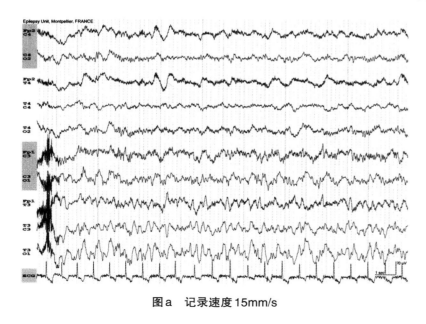

图a　记录速度15mm/s

图b　在首次脑电图检查后的第2天记录。昏迷状态，右侧半球低电压电活动，左侧半球为暴发-抑制模式

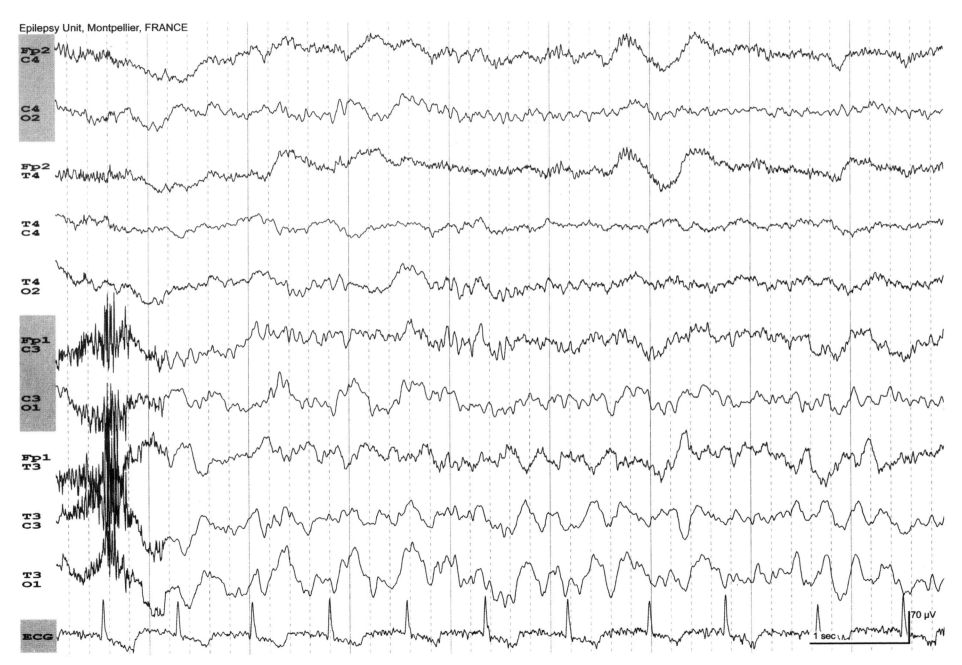

Epilepsy Unit, Montpellier, FRANCE

Ⅲ·17 空气栓塞：伴微小运动的癫痫持续状态

临床提示

患者，男，37岁。坐位状态下拔除颈内静脉导管后形成空气栓塞导致心搏骤停。4次左侧局灶性癫痫发作。接受高压氧治疗，为ICU监护患者。在发病1天后行脑电图检查。

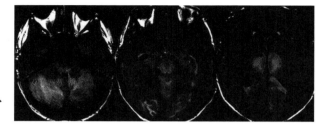

T2 FLAIR示小脑、脑干、颞-枕区及丘脑高信号

脑电图特征

患者处于全麻下。A：发作起源于右侧枕区，棘波逐渐增多。B：右侧枕区的棘慢波。C和D：脑电图灵敏度调整至150μV/cm。100秒后，右侧枕区高波幅棘慢波扩散至左侧枕区。伴心动过速。癫痫发作共持续了7分钟。发作时伴随发作性眼球震颤，发作终止时出现左侧面部阵挛。使用氯胺酮治疗癫痫持续状态后，患者基本完全恢复。7个月后，患者存在轻度认知障碍及乏力。头颅MRI的FLAIR序列提示右侧丘脑有4mm点状高信号。之后停用苯巴比妥。

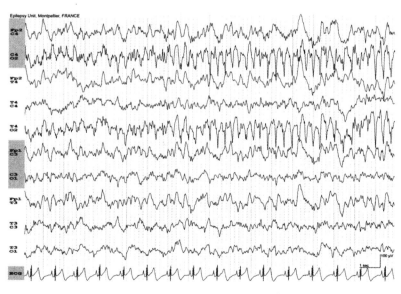

图a 记录速度15mm/s，灵敏度100μV/cm（A和B）

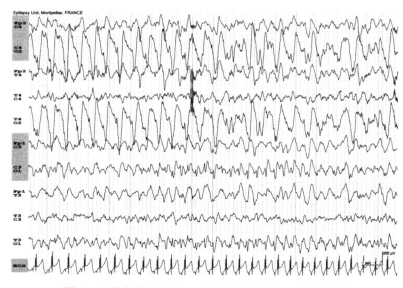

图b 记录速度15mm/s，灵敏度200μV/cm（C和D）

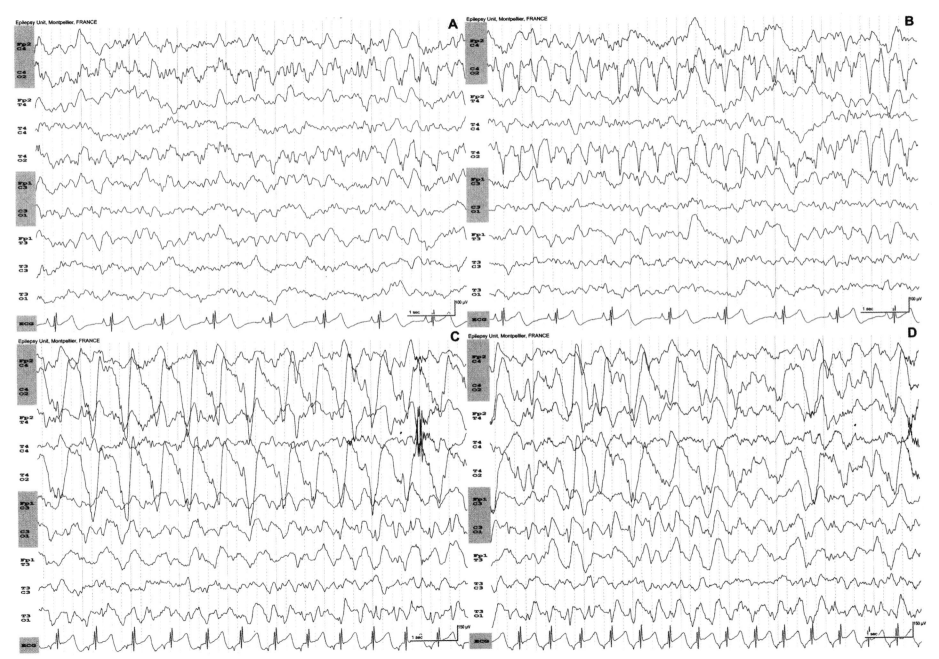

III · 18   可逆性后部脑病综合征

临床提示

患者，女，55岁。肝移植术后，服用他克莫司。有高血压病史。出现全面性强直－阵挛发作。

脑电图特征

睁眼状态。右侧顶－颞－枕区存在独立的双相或三相尖样复合波，为偏侧周期性放电。在此病例中，脑电图表现与后头部脑损伤相关。

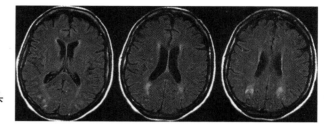

T2 FLAIR 示后头部高信号

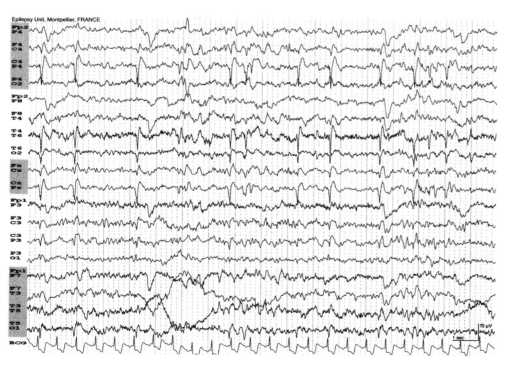

图a 记录速度 15mm/s

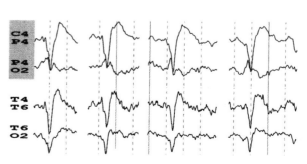

图b 右侧顶－颞区尖样复合波

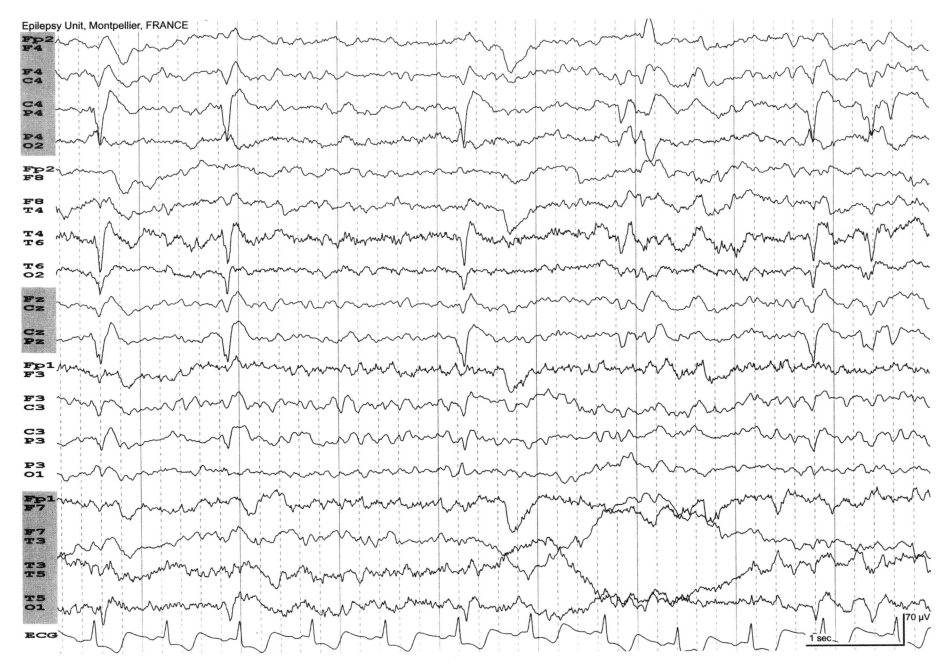

临床提示

患者，女，78岁。因左侧偏身阵挛性癫痫持续状态就诊。有高血压病史。复查MRI示后头部高信号消退。

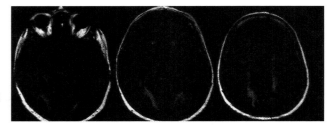

T2 FLAIR 示后头部区域高信号

脑电图特征

右侧颞区的LPDs叠加低波幅快活动（图a），紧接着T4导联可见持续约5秒的9Hz棘波，与发作起始相对应（图a）。事实上，LPDs中的棘波更似LPDs"附加"模式，其与发作具有潜在关联。

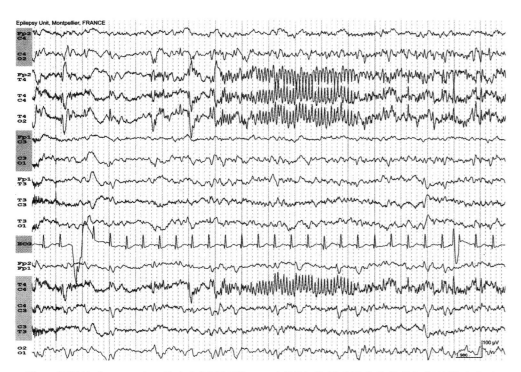

图a　记录速度15mm/s。注意右侧颞区的LPDs"附加"模式及在发作前短暂的快波发放

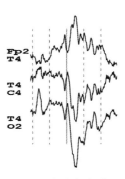

图b　尖波复合波

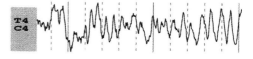

图c　复合波后出现癫痫发作

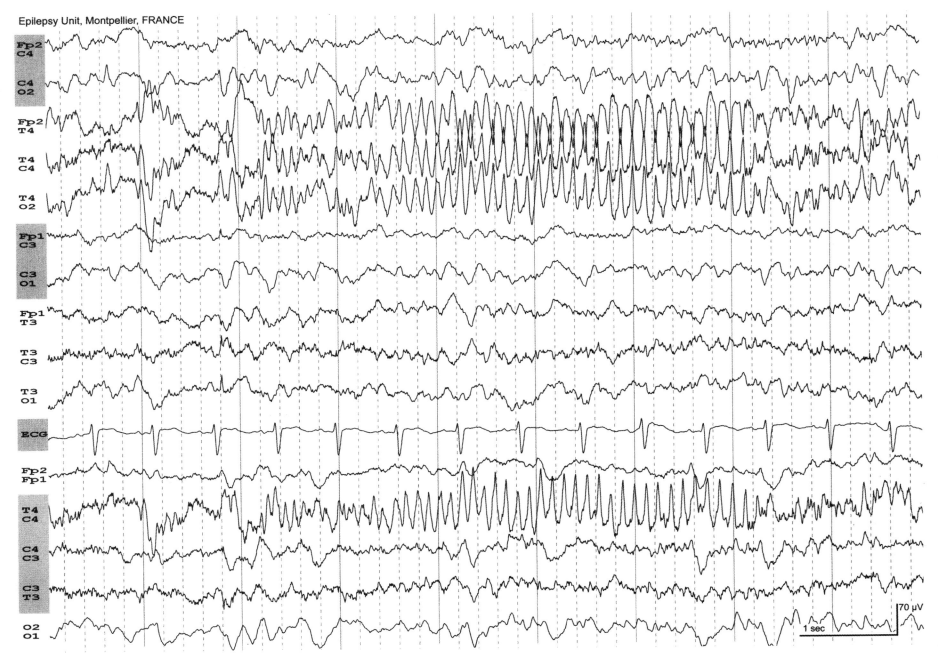

Epilepsy Unit, Montpellier, FRANCE

临床提示

患者，男，34岁。因左下肢局灶性阵挛发作及继发全面性发作入院。间隔24小时的两次EEG提示反复但无临床症状的部分性发作。头颅MRI提示右侧旁中央存在伴有脑水肿的海绵状血管瘤。3个月后，脑水肿消失。

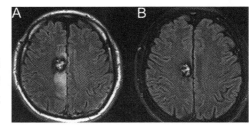

T2 FLAIR示在出现癫痫持续状态时，额顶内侧的海绵状血管瘤呈高信号（A）；3个月后病灶周边的高信号消失（B）

脑电图特征

A：发作起始为右侧顶-枕区15～20Hz的快活动。发作起始时，右侧额极出现肌电伪差。发作快速扩散至Pz，在监测的末尾出现出汗伪差。B：发作扩散到左侧顶区。在监测的起始出现出汗伪差。C：20秒以后，在图的末尾，放电的频率下降至θ波。D：伪α活动及θ波的混合波向前头部扩散。出现出汗伪差。注意癫痫发作中未见运动症状或心率变化，仅存在出汗。

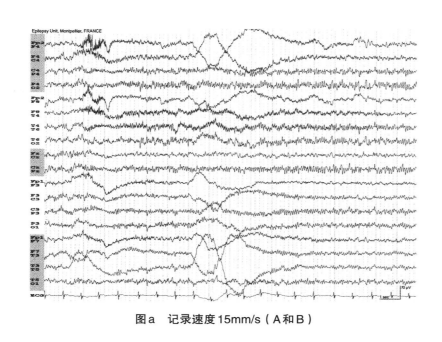

图a　记录速度15mm/s（A和B）

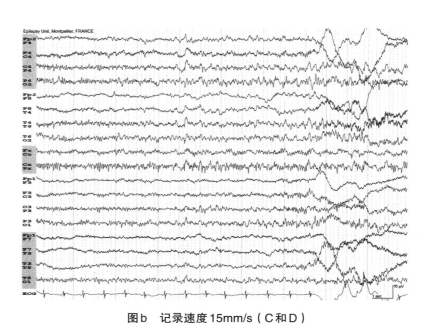

图b　记录速度15mm/s（C和D）

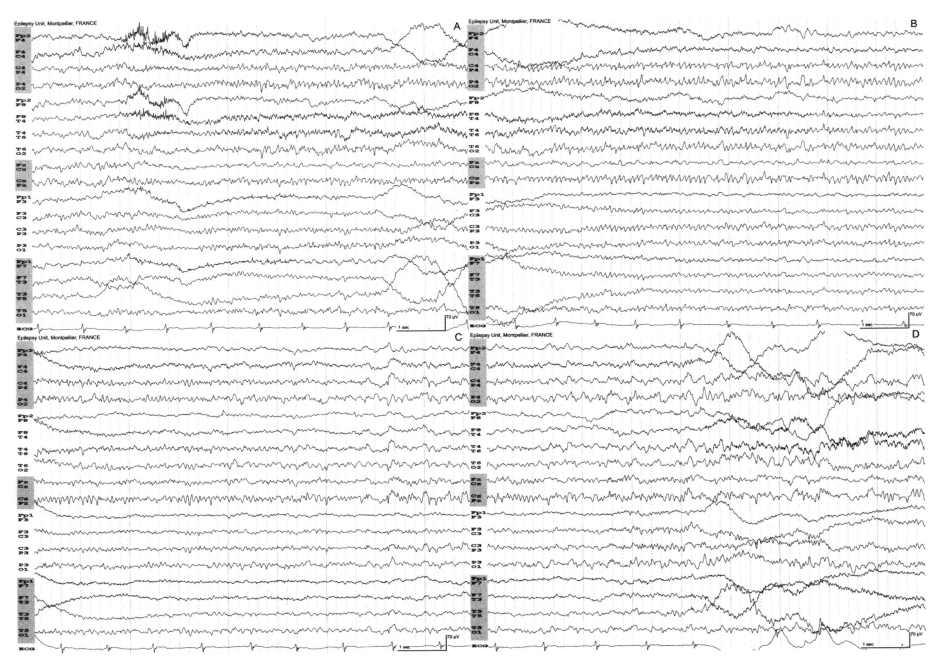

临床提示

患者，女，67 岁。因左侧面部阵挛性抽搐及左侧偏瘫就诊。

脑电图特征

以右侧额–中央区为著的偏侧周期性放电，属于 LPDs "附加"模式：其波形尖锐，存在棘波。LPDs 的周期为 1Hz。肌电图记录了与 LPDs 具有锁时关系的左侧面颊部阵挛性抽搐。O1 电极存在伪差。

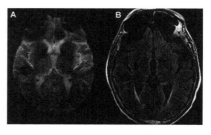

T2（A）及 T2 FLAIR（B）示右侧颞叶海绵状血管瘤

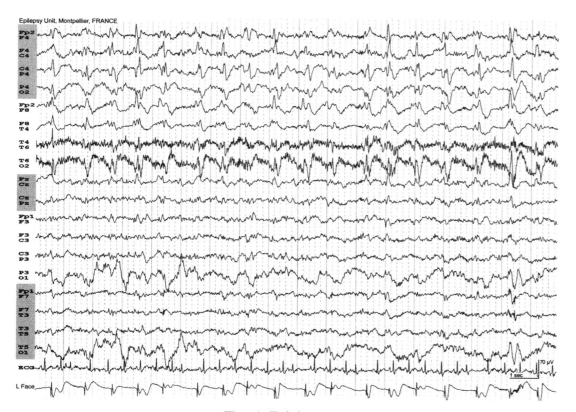

图a　记录速度 15mm/s

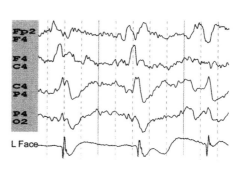

图b　LPDs 和肌电提示抽搐（左侧面颊）

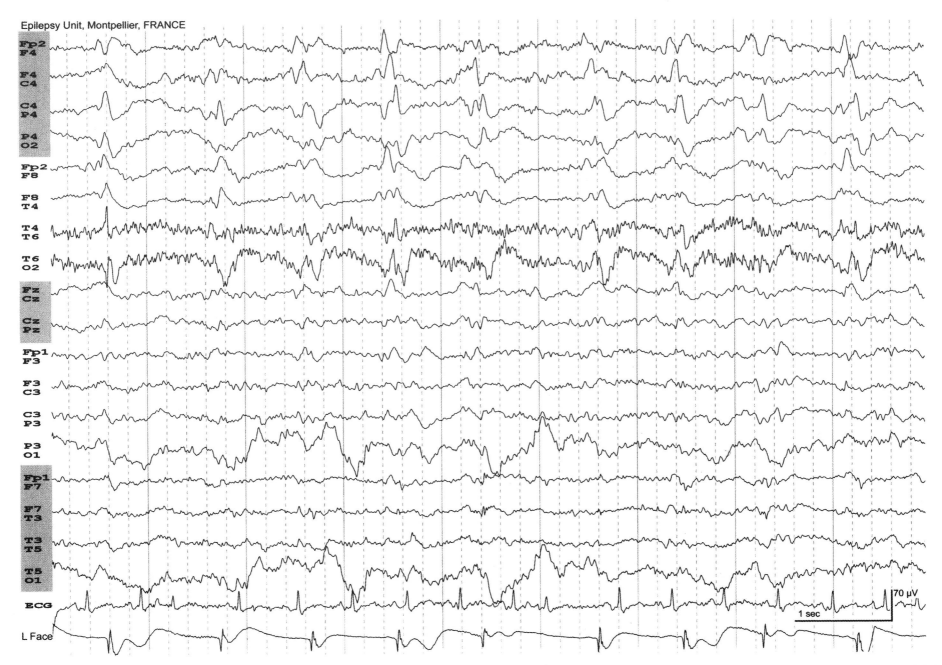

临床提示

患者，男，45岁。右侧半球存在动静脉畸形，因偏执状态住院。

脑电图特征

右侧颞区 1 ~ 2Hz 的偏侧周期性放电，即 LPDs "附加" 模式（周期性复合波中存在棘波）。需要注意的是，LPDs 的周期是不固定的。这种动态变化需要延长脑电监测时长从而捕捉癫痫发作。右侧顶区存在独立的 δ 活动。

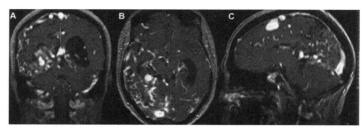

增强的 T1 加权成像示右侧半球皮质脑膜血管瘤，颞叶及枕叶为著

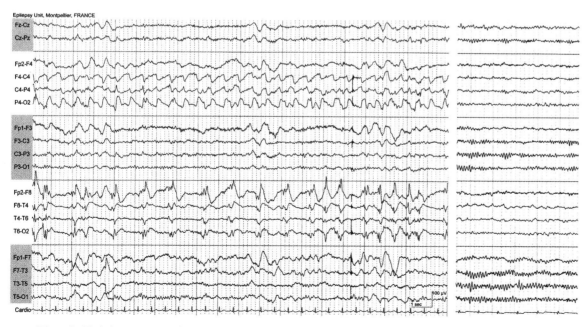

图a　记录速度15mm/s。右侧部分是局灶性癫痫持续状态停止1周后的EEG。右侧半球仅见慢波

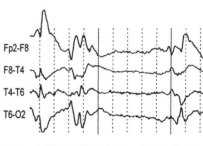

图b　右侧颞区可见LPDs "附加" 模式

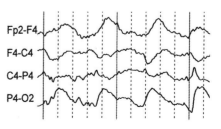

图c　δ波

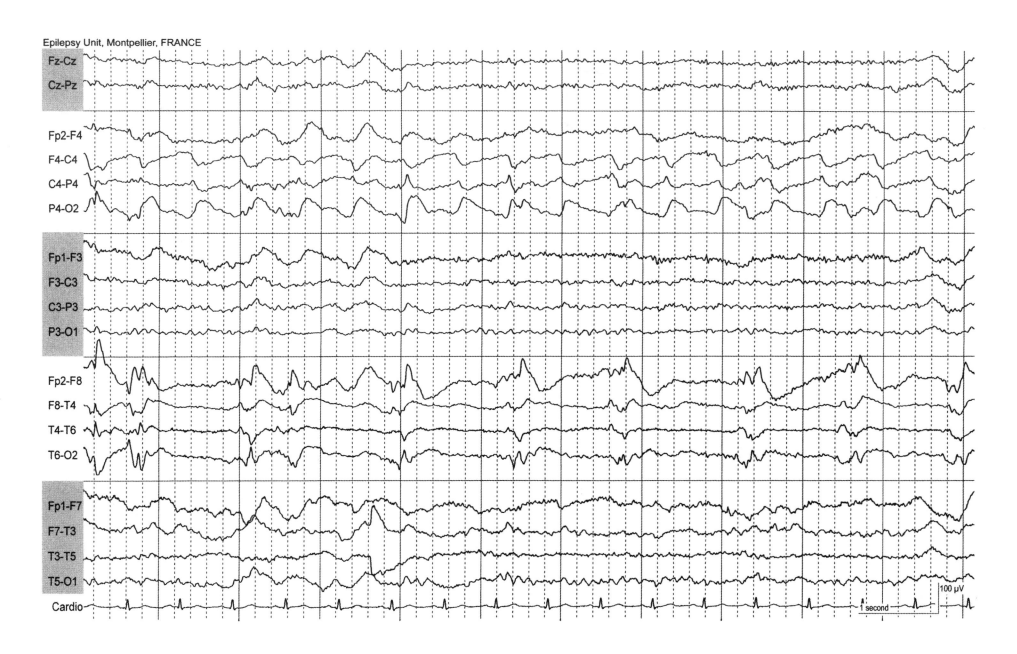

Epilepsy Unit, Montpellier, FRANCE

临床提示

同Ⅲ · 22患者。

脑电图特征

A：右侧颞区的LPDs"附加"模式消失并代之以右侧后颞区为著的节律性δ活动及7Hz低波幅电活动，与癫痫发作相对应。在脑电图中间部分，δ波逐渐消失。右侧后头部快活动波幅逐渐增加。B：右侧后颞区6～7Hz的尖波节律。注意，在癫痫发作时，δ活动在中央-顶区持续存在。C：右侧颞区癫痫发作还在持续。D：发作终止。此例患者是颞叶起源的伴意识模糊的非惊厥性癫痫持续状态。

评注

在颞叶起源的癫痫持续状态中，患者可表现为多疑、好斗、易怒、焦虑及偏执。而在额叶起源的癫痫持续状态中，患者更多表现为不语、疑惑、嘲讽、微笑或大笑（Kaplan，2008）。

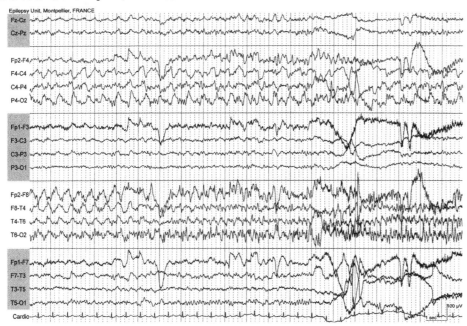

图a　记录速度15mm/s（A和B）

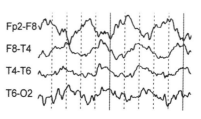

图b　δ节律及低波幅快活动

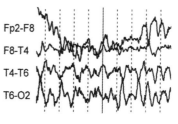

图c　右侧后颞区尖波节律

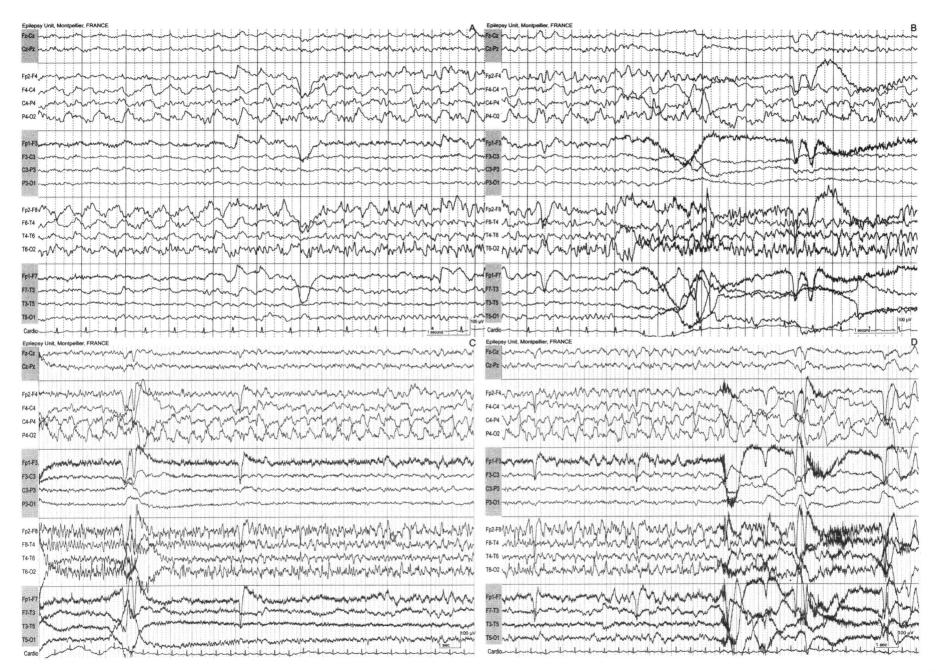

临床提示

患儿，女，8岁。因一过性运动障碍住院。诊断为烟雾病。

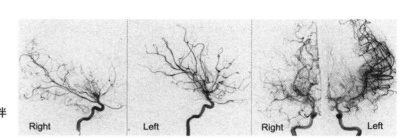

右侧大脑中动脉 M1 段闭塞伴
异常侧支循环及"烟雾"征

脑电图特征

闭目状态，枕区可见对称性α节律。过度换气中，额区出现1.5～2Hz高波幅δ波，右侧优势。慢波持续4分钟。

评注

过度换气可导致血管痉挛及脑卒中，因此，当疑似烟雾病时，不应进行过度换气。

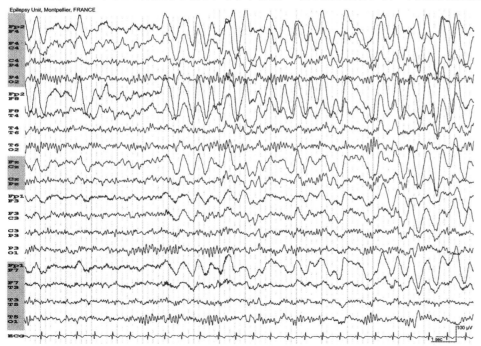

图a　记录速度15mm/s

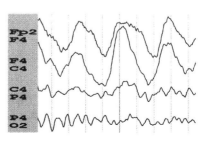

图b　右侧额区的δ波

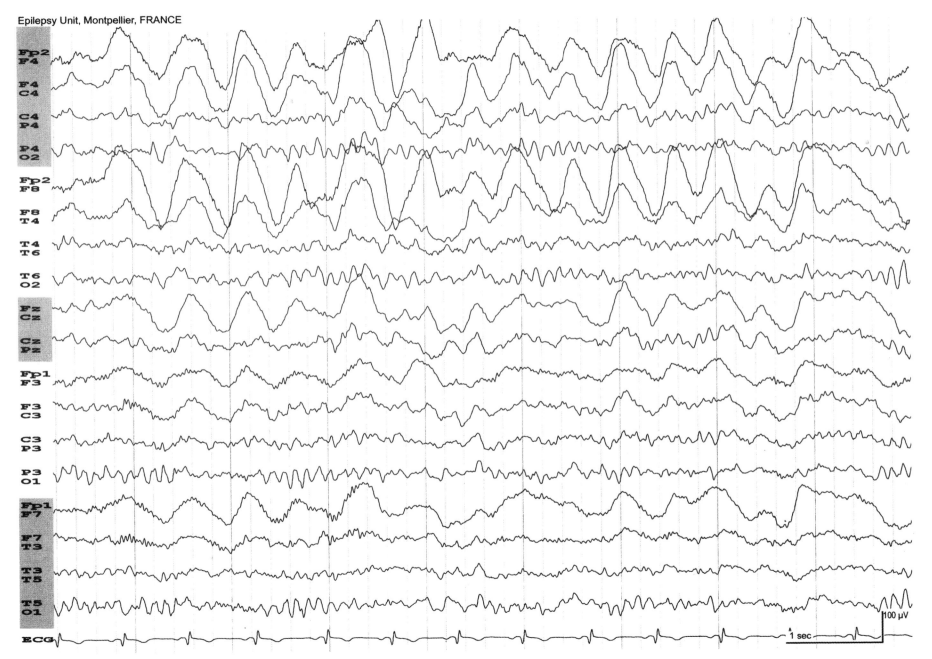

Epilepsy Unit, Montpellier, FRANCE

病例提示

患儿，女，3岁。患有烟雾病，脑卒中后癫痫。

脑电图特征

患儿处于睁眼状态。右侧额－颞区存在近连续的棘慢复合波，并扩散至左侧颞区。

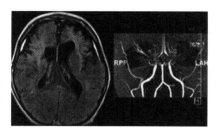

T2 FLAIR 示额叶缺血性脑卒中的双侧陈旧性病灶，MRA 提示双侧烟雾病

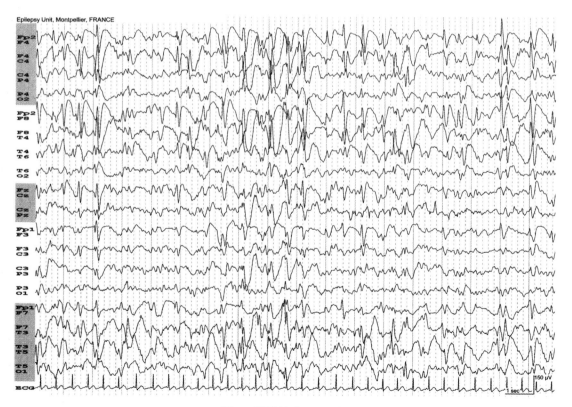

图a　记录速度15mm/s

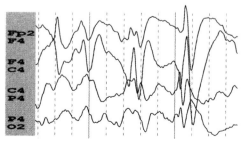

图b　棘慢复合波

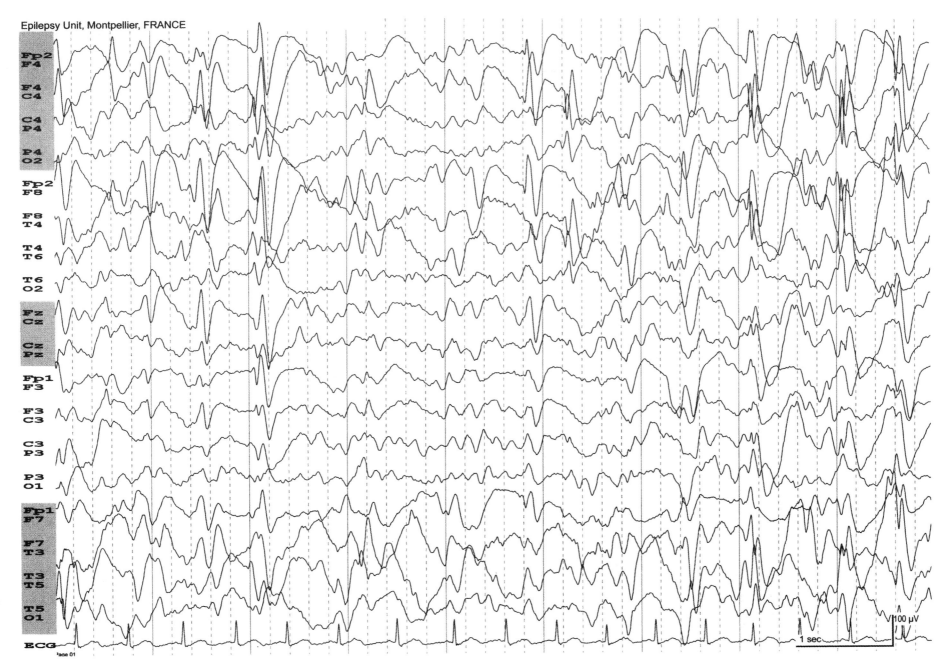

Epilepsy Unit, Montpellier, FRANCE

Fp2
F4

F4
C4

C4
P4

P4
O2

Fp2
F8

F8
T4

T4
T6

T6
O2

Fz
Cz

Cz
Pz

Fp1
F3

F3
C3

C3
P3

P3
O1

Fp1
F7

F7
T3

T3
T5

T5
O1

ECG

100 μV

1 sec

Page 01

临床提示

患者，男，69岁。因失语及行为障碍住院。诊断为脑淀粉样血管病相关炎症（cerebral amyloid angiopathy-related inflammation，CAARI）。

脑电图特征

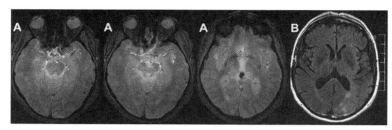

T2*（A）示多脑叶微出血，T2 FLAIR（B）示右侧顶－枕区出血后遗症

闭目状态。左侧颞－顶－枕联合区存在周期为1.5 ～ 2秒的偏侧周期性放电。周期性复合波中存在棘波（图a），符合LPDs"附加"模式，常与癫痫发作相关。这种情况下，需要长程视频EEG来监测癫痫发作。伴有短周期的LPDs"附加"模式提示高致痫性。推荐使用抗癫痫发作药物终止这种电活动。

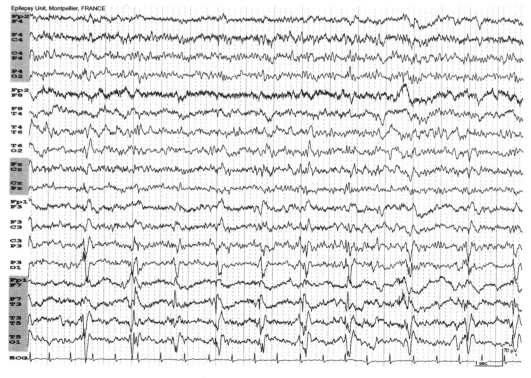

图a　记录速度15mm/s

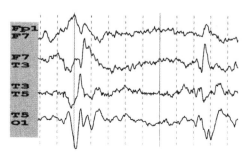

图b　2个LPDs

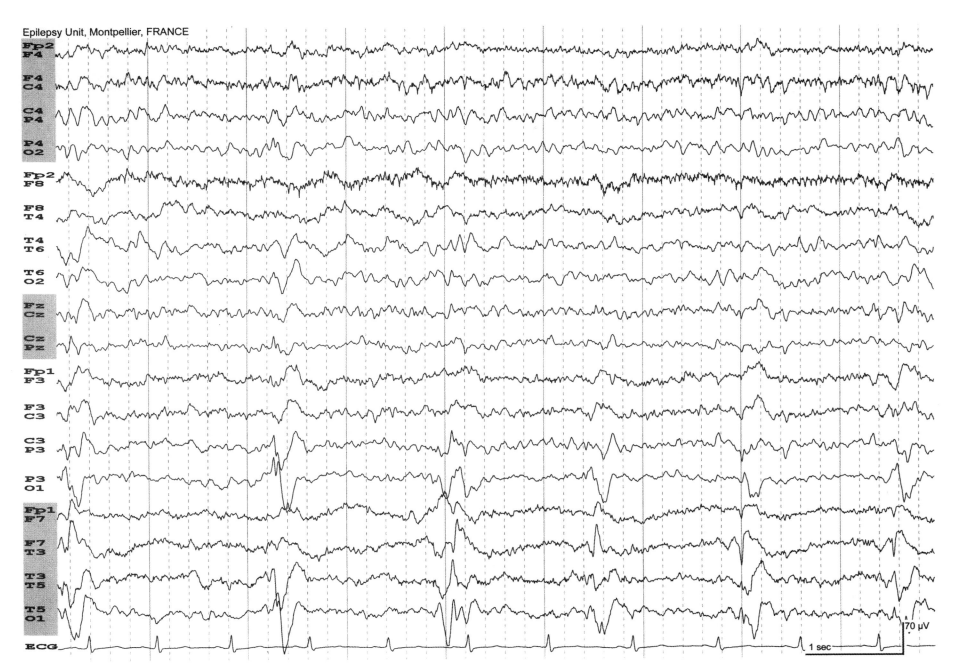

Epilepsy Unit, Montpellier, FRANCE

临床提示

患者，女，67岁。因亚急性起病的认知功能障碍入院。激素治疗后记忆减退及行走困难症状改善。

脑电图特征

患者处于睁眼状态。脑电图可见背景活动减慢，呈现弥漫性δ波。

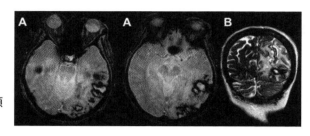

T2*（A）及 T2（B）示左侧颞枕叶多发脑出血伴水肿

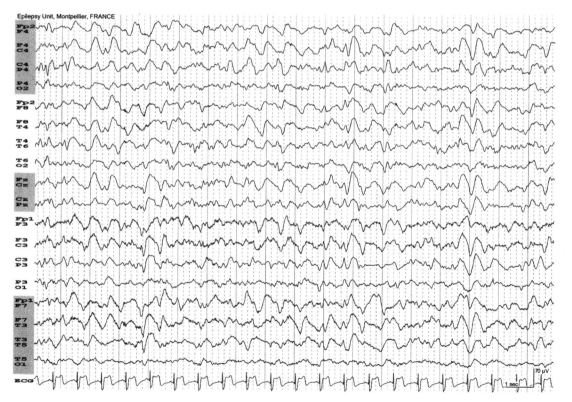

图a　记录速度 15mm/s

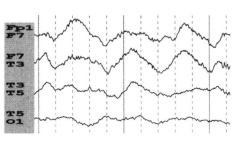

图b　左侧颞区慢波活动

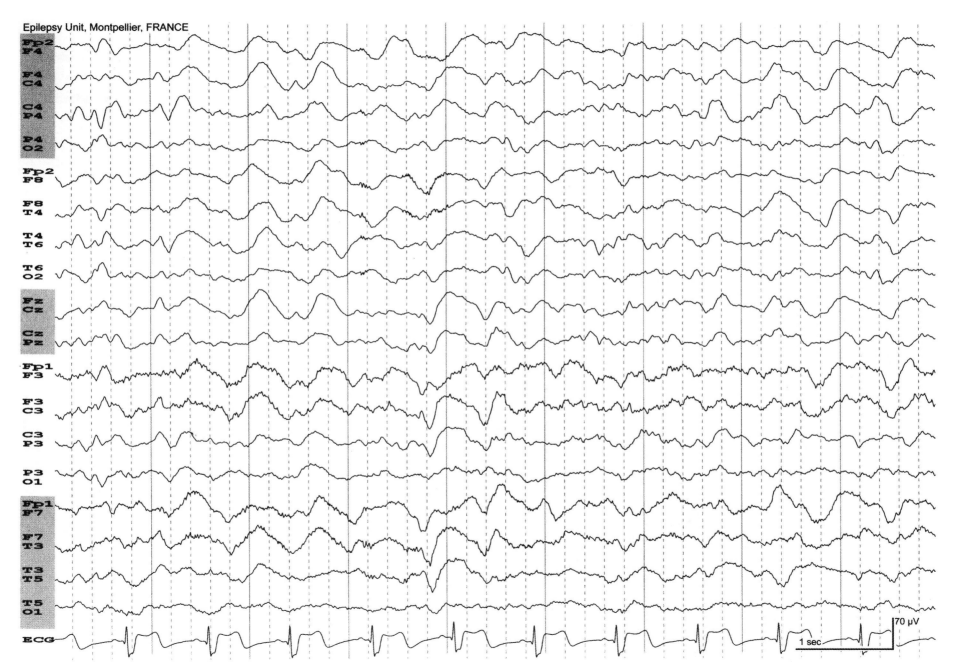

Epilepsy Unit, Montpellier, FRANCE

临床提示

患者，女，30岁。因评估新发的癫痫发作就诊。头 MRI 示弥漫性白质高信号。该患者行 NOTCH3 基因分析发现外显子2存在典型的 CADASIL 基因突变。

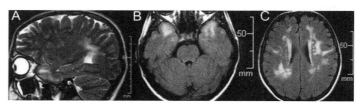

矢状位 T2（A）及轴位 FLAIR（B，C）示典型的 CADASIL 病灶，特别是在双侧颞极

脑电图特征

患者处于非快速眼动（non-rapid eye movement，NREM）睡眠期。脑电图可见顶尖波和睡眠中枕区一过性正相尖波，以及后颞区和枕区多棘波，以右侧为著。

评注

癫痫发作是伴皮质下梗死和白质脑病的常染色体显性遗传性脑动脉病（cerebral autosomal dominant arteriopathy with subcortical infarcts and leukoencephalopathy，CADASIL）罕见的早期症状。在该病的病程中，10% 的患者可能出现癫痫发作，主要与缺血性脑卒中相关（Dichgans 等，1998）。本例患者，MRI 示双侧大脑半球白质高信号，伴随右侧顶枕交界区近皮层融合病灶。如同多发性硬化，我们可以推测这种近皮质的白质病变可能导致癫痫发作。

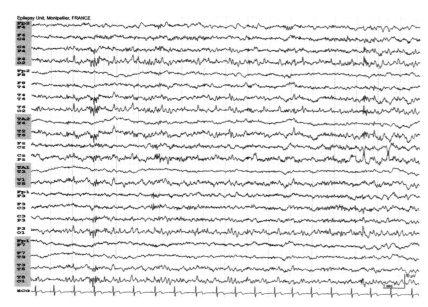

图a　记录速度15mm/s

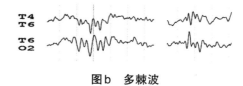

图b　多棘波

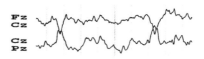

图c　顶尖波

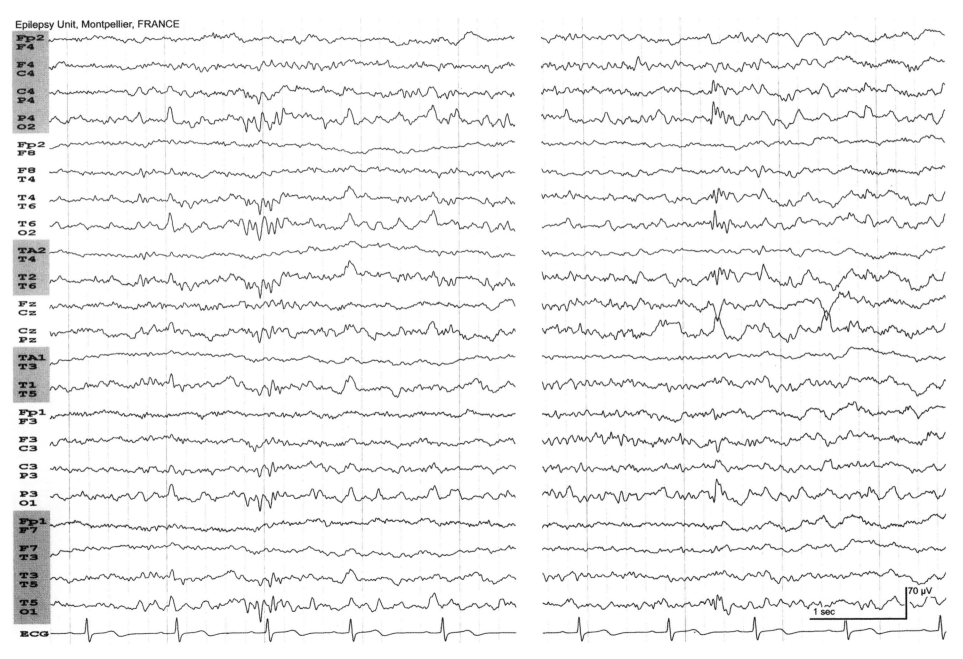

Epilepsy Unit, Montpellier, FRANCE

Ⅲ · 29 线粒体脑肌病伴高乳酸血症和卒中样发作（1）

临床提示

患者，女，52岁。患有线粒体脑肌病伴高乳酸血症和卒中样发作（mitochondrial encephalomyopathy，lactic acidosis，and stroke-like episodes，MELAS），有一次癫痫发作。

脑电图特征

两次均可见光阵发性反应。闪光频率为15Hz时，患者闭目状态，脑电图可见双侧顶枕区出现波幅逐渐增加的低电压棘波和棘慢复合波，脑电图中部可见弥漫性棘慢复合波，继之以顶枕区棘慢复合波发放和前头部θ波增多。闪光频率为19Hz时，患者在监测开始时闭眼（闭目伪差），后头部出现双侧低电压棘波和棘慢复合波，以及较弥漫的δ波。

评注

在MELAS综合征中，顶枕区可见发作间期脑电图异常，或可被闪光刺激增强的阵发弥漫棘波（Canafoglia等，2001）。这种光敏反应不同于特发性全面性癫痫。

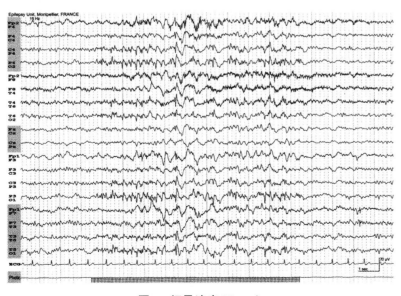

图a　记录速度15mm/s　　　　　　　　　　　　　　　　　　　　图b　记录速度15mm/s

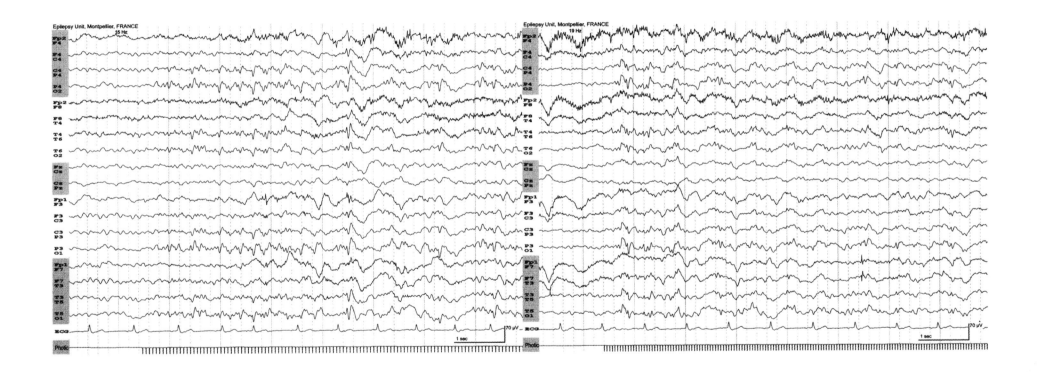

临床提示

患者，男，45岁。患有线粒体脑肌病伴高乳酸血症和卒中样发作（MELAS），因发作性左侧偏盲入院（卒中样发作）。发病2天后行EEG检查。

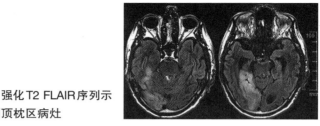

强化 T2 FLAIR 序列示
右侧顶枕区病灶

脑电图特征

右侧顶－颞－枕区可见与LPDs"附加"模式相对应的偏侧周期性复合波，该复合波是多相的，持续0.8秒，伴多棘波。频率约0.4Hz，且在复合波之间存在慢波。复合波的波幅不是很高。应该对该例患者进行长程视频脑电图监测以记录癫痫发作。LPDs"附加"提示高致痫性。对于该类患者建议抗癫痫发作药物治疗。

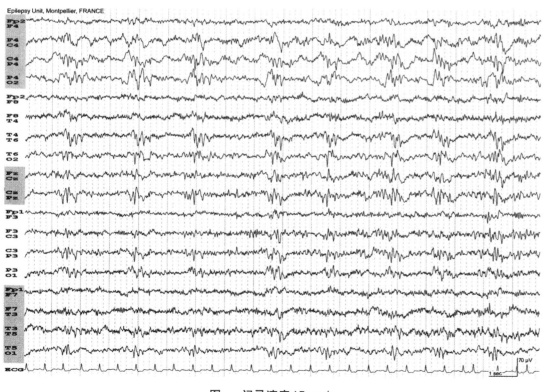

图a 记录速度15mm/s

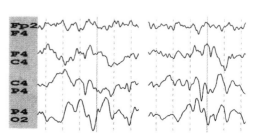

图b 右侧顶枕区周期性复合波

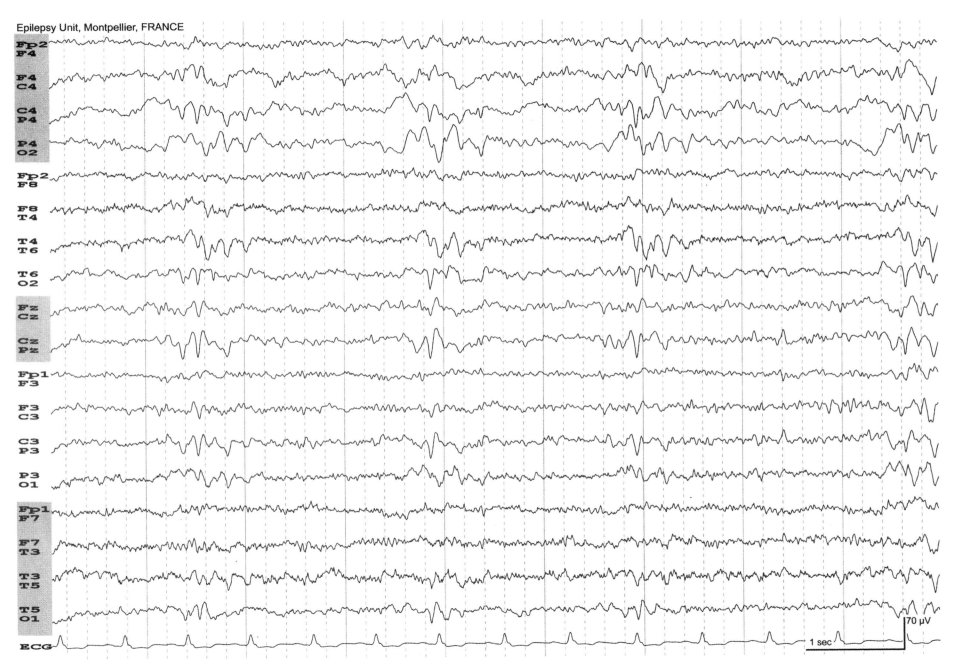

Epilepsy Unit, Montpellier, FRANCE

临床提示

同Ⅲ · 30患者。为前述发作2天后的监测结果。

脑电图特征

2天后，LPDs的形态改变。定位于右侧枕区，频率为0.5Hz。

评注

Leff等（1998）报道了一位52岁男性MELAS患者，存在LPDs，与反复出现局灶性癫痫发作及卒中样发作相关。

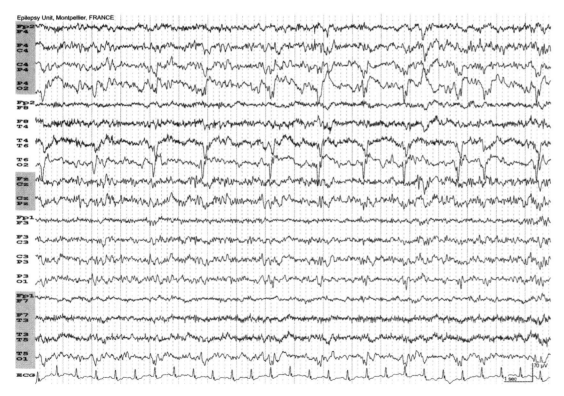

图a　记录速度15mm/s

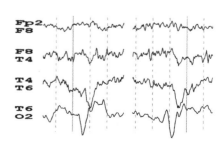

图b　右侧枕区LPDs

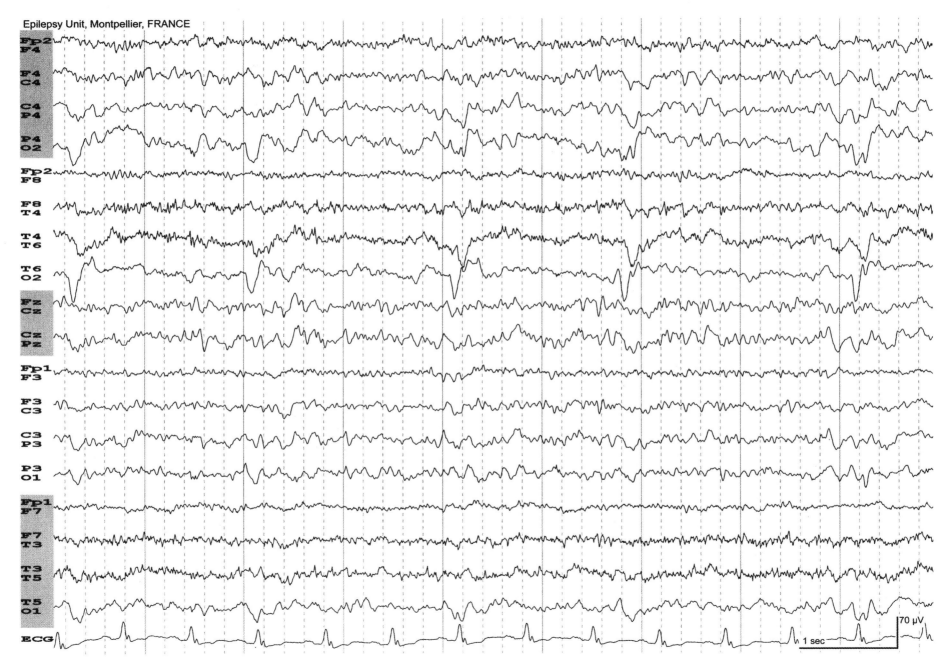

Epilepsy Unit, Montpellier, FRANCE

临床提示

患者，男，63岁。因出现视觉障碍（光感异常及幻视）就诊。

脑电图特征

A 和 B：闭目状态。嗜睡期可见双侧前头部孤立的 δ 波。脑电图显示局灶性癫痫持续状态。右侧枕区可见不规整节律慢波，与局灶性癫痫相关。C：右侧枕区癫痫发作持续，定位明确，向右侧后颞区及右侧顶区轻微扩散。D：癫痫发作终止。

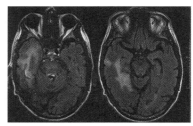

T2 FLAIR 示右侧颞叶皮质病变及皮质下大面积白质病变

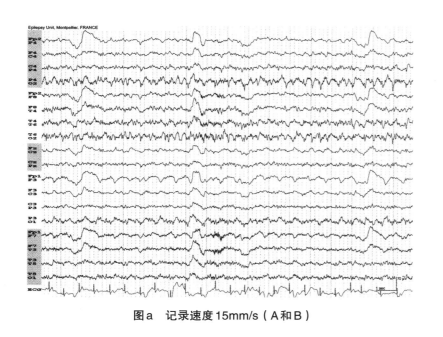

图a　记录速度 15mm/s（A 和 B）

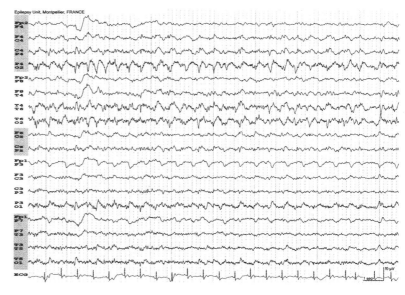

图b　记录速度 15mm/s（C 和 D）

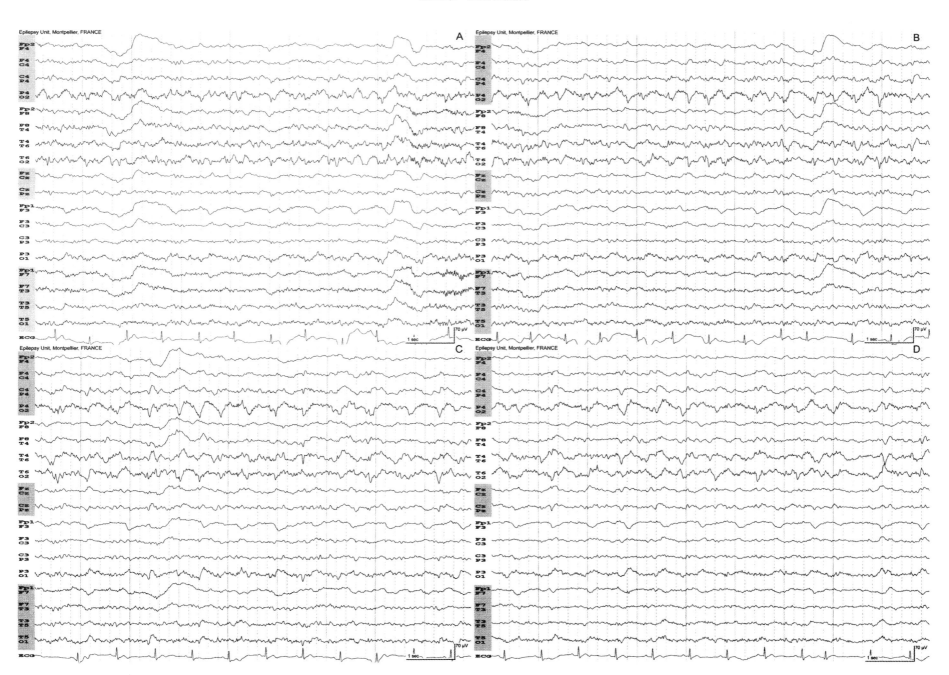

临床提示

同Ⅲ · 32患者。5个月后脑电图监测。患者出现卒中样发作，主要表现为失语及时空定向障碍。左侧颞枕区弥漫性病灶。MR波谱发现乳酸峰。既往右侧颞叶病灶已消退。

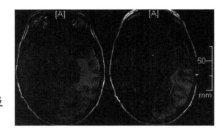

T2 FLAIR 示左侧颞枕区皮质及皮质下弥漫性白质病变

脑电图特征

左枕区偏侧周期样放电，频率为0.8～1Hz。LPDs和复合波内棘波发放提示与癫痫发作有关。本例患者行长程视频EEG监测将受益。本例中的LPDs可视为癫痫发作前放电，患者适用于抗癫痫发作药物治疗。

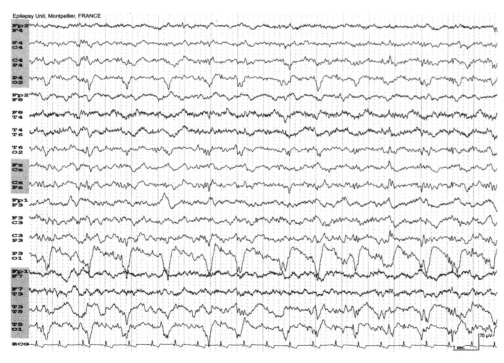

图a　记录速度15mm/s

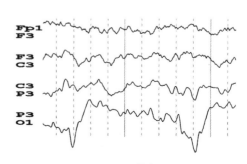

图b　P3-O1 导联出现LPDs

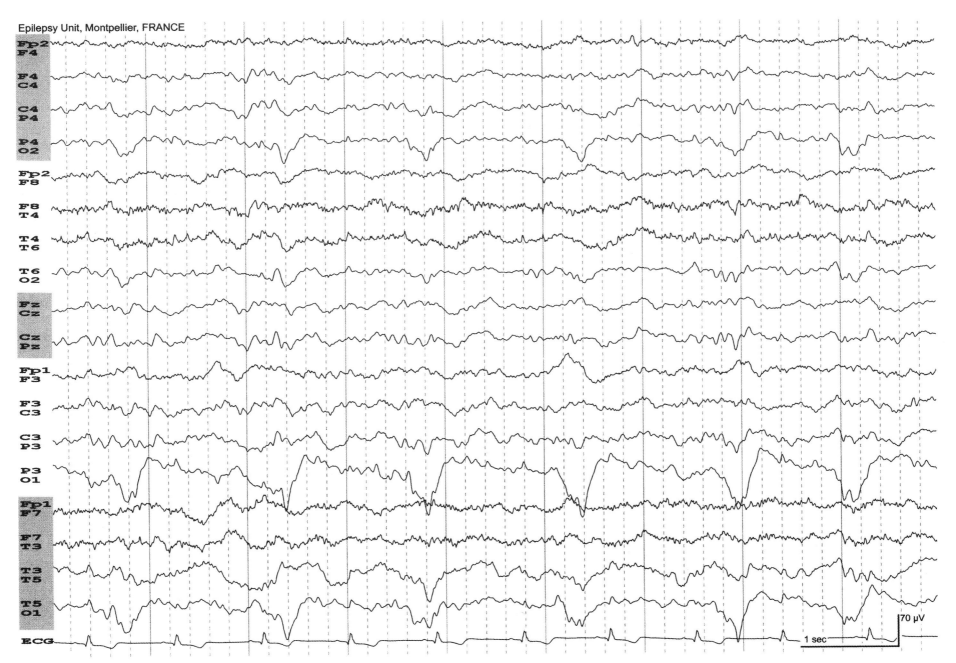

Epilepsy Unit, Montpellier, FRANCE

临床提示

患者，男，38岁。因睡眠起始期双上肢肌张力升高行脑电图检查。

脑电图特征

A：患者闭眼，思睡期。监测起始期可见心电伪差（T6-O2及P3-O1电极），随后可见心脏停搏。右侧大脑可见半球慢波活动。B：持续心脏停搏，慢波波幅增加并超同步化。患者诉其有一种陌生、遥远的记忆。C：在该图起始出现弥漫性正弦样双侧δ波，随后脑电活动停止。患者抬起双臂。D：恢复心电记录但脑电图仅显示肌电伪差。从心脏搏动恢复至患者恢复意识存在数秒延迟（脑灌注时间），伴随弥漫性慢波，随后脑电图快速恢复正常。系统性心脏评估结果提示迷走神经起源。

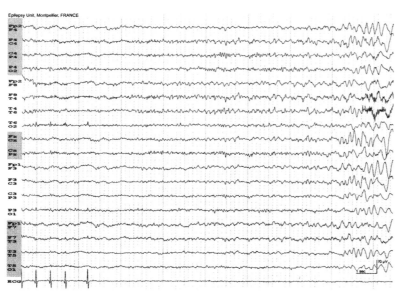

图a　记录速度15mm/s（A和B）

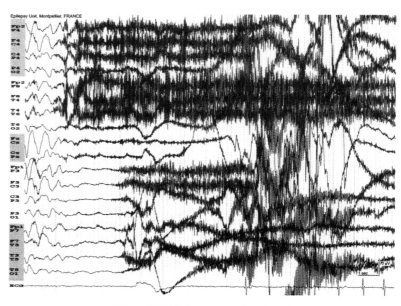

图b　记录速度15mm/s（C和D）

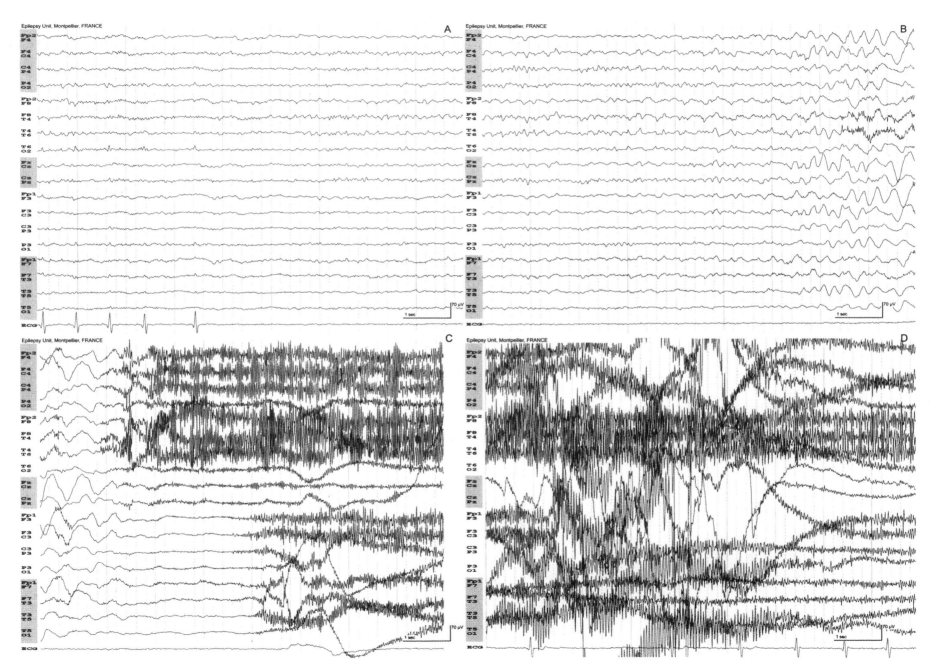

临床提示

患者，男，38岁。5年前由于溺水出现心搏骤停，后出现致残性缺氧后肌阵挛。患者服用左乙拉西坦及吡拉西坦治疗。

脑电图特征

双侧三角肌可见肌阵挛活动，与顶部清晰可见的多棘波相关。监测中多见肌电伪差，颞区为著。图a：患者静息睁眼状态，可见双侧或不同步的肌阵挛放电伴广泛性棘波、多棘波。发作的形态与特发性全面性癫痫发作的棘波、多棘波形态不同。

评注

在严重的肌阵挛发作时，分析顶区脑电图非常重要，因为该区域往往无肌电伪差。既往部分研究将肌电伪差误识为多棘波；即使头顶电极（通常无肌电伪差）没有显示多棘波，这类病例仍可能以肌阵挛癫痫持续状态被错误报道。不累及头顶区的广泛性多棘波放电不太可能存在。

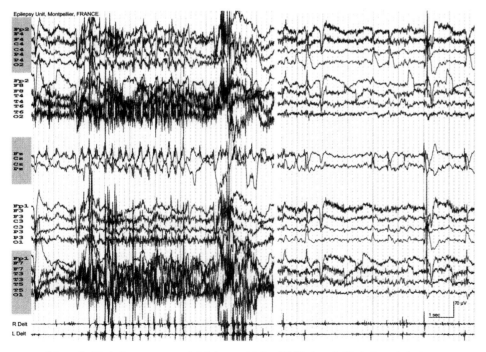

图a　记录速度15mm/s。右侧脑区可见广泛性棘波、多棘波及肌阵挛发作

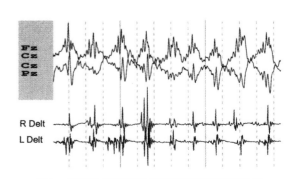

图b　双侧与多棘波同时出现的肌阵挛发作

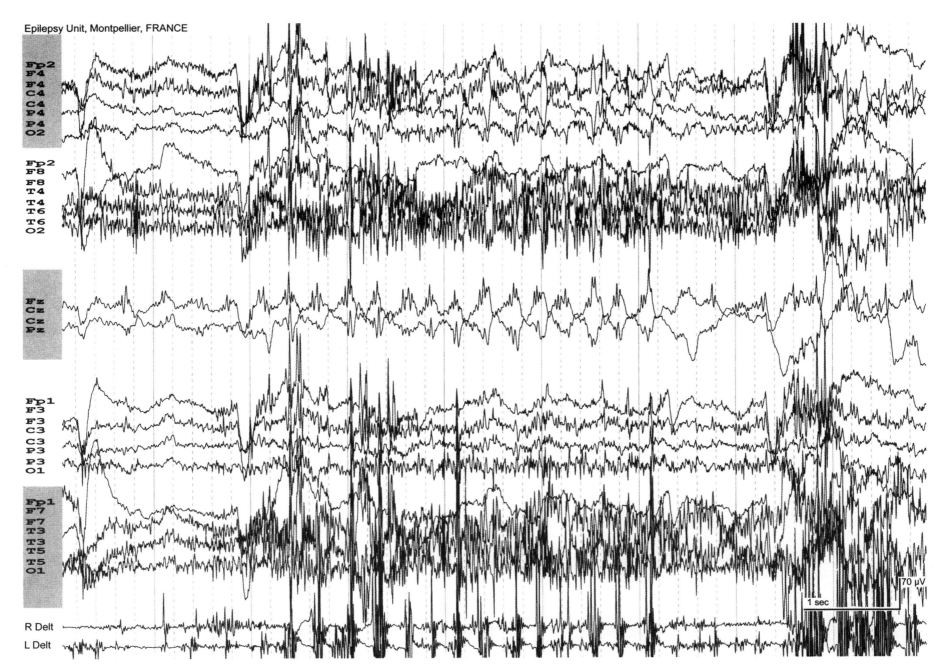

Epilepsy Unit, Montpellier, FRANCE

III·36 Lance-Adams综合征（2）

临床提示

同Ⅲ·35患者。

脑电图特征

图a：患者处于NREM睡眠3期，可见δ波。顶区可见多棘波并传播至左侧及右侧额中央区。左侧三角肌可见非同步肌阵挛发作。图b：患者处于快速眼动（rapid eye movement，REM）睡眠期，在监测的起始和终止部分可见眼球快速运动。顶区可见显著突发多棘波发放。在睡眠期，肌张力丧失，未记录到肌阵挛发作。

评注

在伴有肌阵挛的Lance-Adams综合征，棘波在REM睡眠期很明显（Tassinari等，1973）。

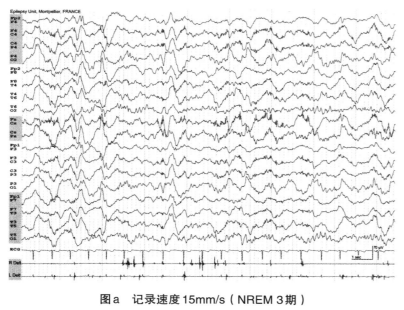

图a　记录速度15mm/s（NREM 3期）

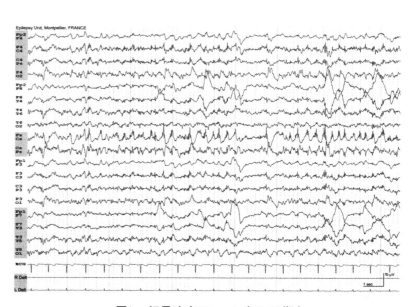

图b　记录速度15mm/s（REM期）

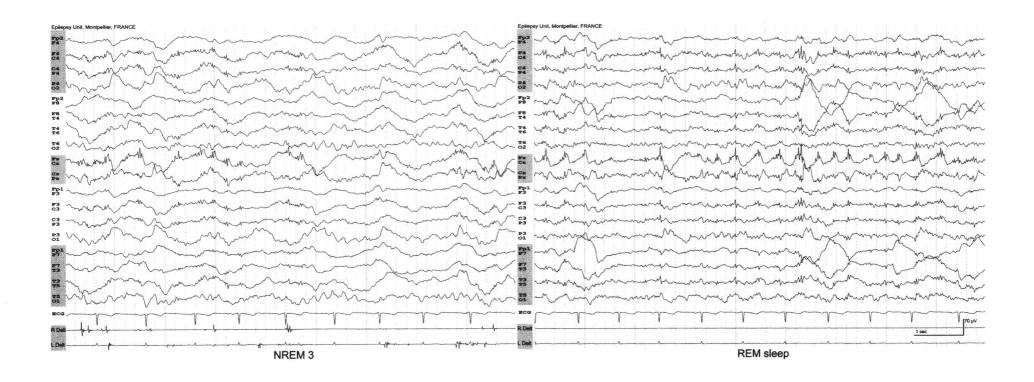

NREM 3

REM sleep

第四章

偏头痛及相关疾病

Ⅳ · 1　有先兆的偏头痛（1）

临床提示

患儿，女，13岁。因视觉障碍、语言障碍伴头痛住院。头MRI正常。

脑电图特征

双侧顶－颞－枕交界处可见高波幅δ波。几天后患儿恢复，复查脑电图慢波消失。

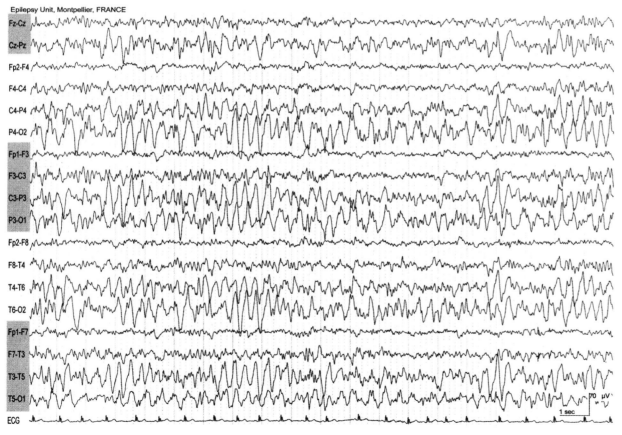

图a　记录速度15mm/s

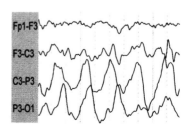

图b　δ波

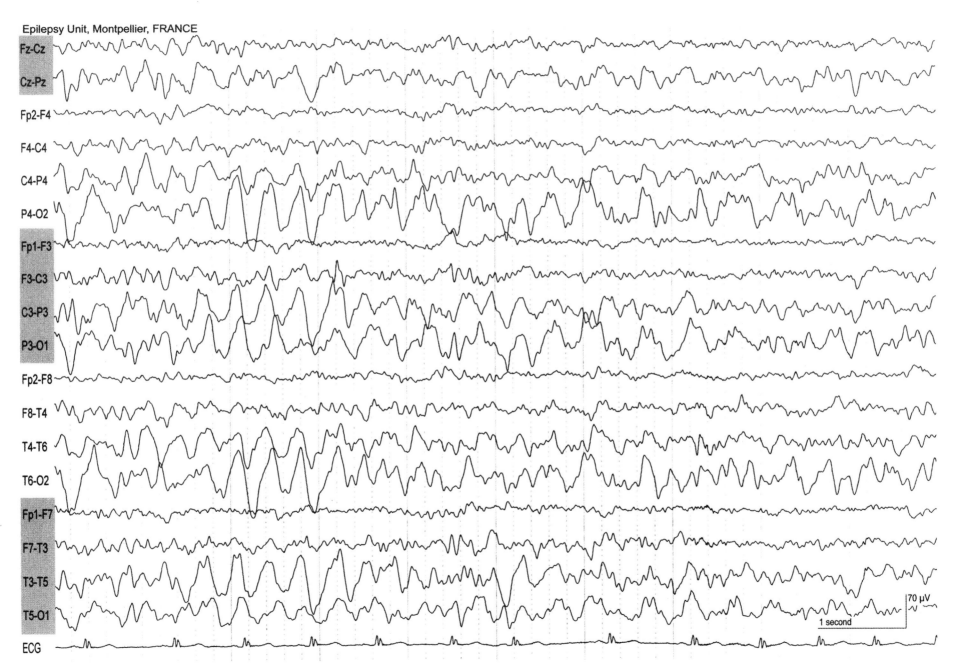

Epilepsy Unit, Montpellier, FRANCE

Ⅳ · 2　有先兆的偏头痛（2）

临床提示

患者，男，16岁。因精神错乱、双颞搏动性头痛伴语言障碍入院。头MRI正常。2年前有过类似发作。

脑电图特征

闭目状态。背景活动不对称，右侧可见9Hz α节律，左侧δ波暴发，以顶枕颞交界区为著。患者自行恢复，4天后复查脑电图正常。

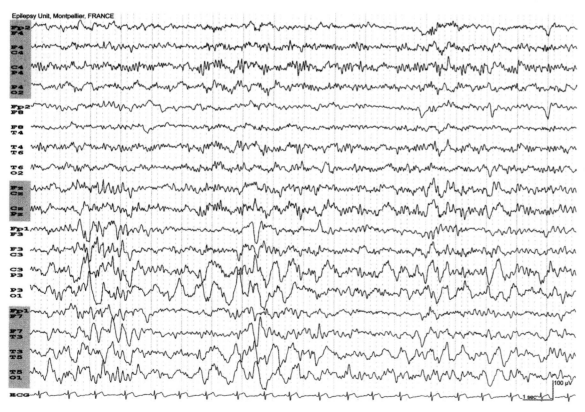

图a　记录速度15mm/s

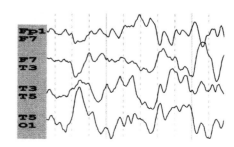

图b　δ波中间混杂α活动

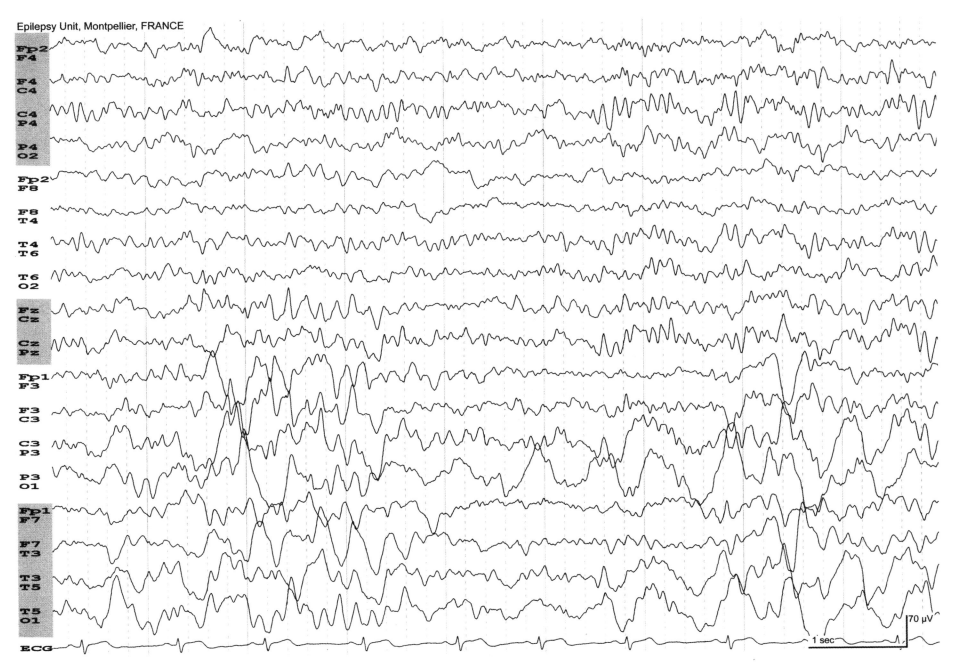

临床提示

患儿，男，13岁。因精神错乱伴交替性缄默及躁动入院。有偏头痛家族史。头MRI正常。遗传检测证实家族性偏瘫型偏头痛。

脑电图特征

患儿处于NREM睡眠2期。脑电图可见非对称性睡眠纺锤波，左侧半球未见纺锤波。该侧大脑半球及顶部可见连续的高波幅δ波。几天后患儿恢复，复查脑电图慢波消失。

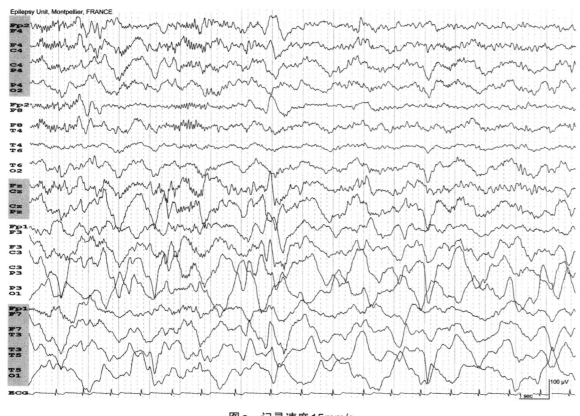

图a　记录速度15mm/s

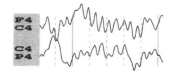

图b　睡眠纺锤波

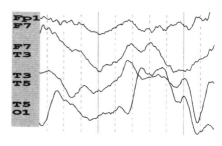

图c　δ波

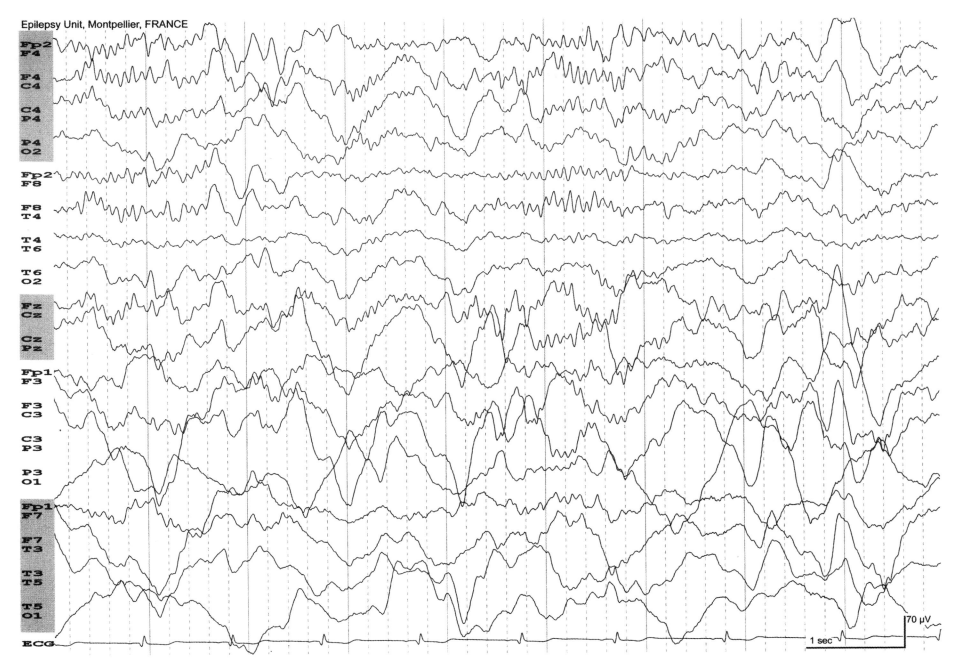

临床提示

患儿，男，11岁。因神志不清、右半身感觉异常、右眼视物模糊、右侧面瘫、头痛、畏光及呕吐就诊。首次查头 MRI 正常。6天后，右臂出现局灶性运动性癫痫发作。MRI 示左半球非动脉分布区弥散受限。基因检测证实家族性偏瘫型偏头痛诊断。

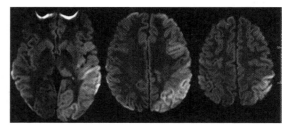

MRI DWI 示以后部为著的左半球高信号，注意靠近左中央沟，左侧丘脑同样高信号

脑电图特征

发作间期，患儿睁眼状态。脑电图可见背景活动减慢。左侧半球出现δ波，颞区为著。

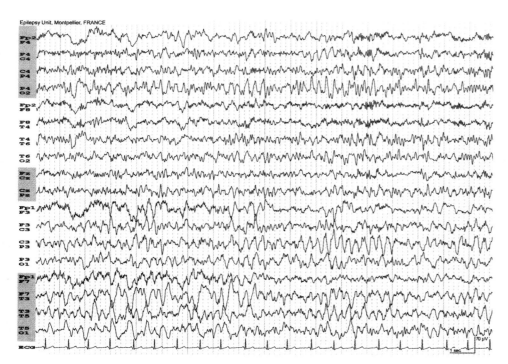

图a　记录速度 15mm/s

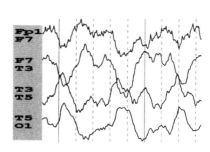

图b　左侧颞区δ波

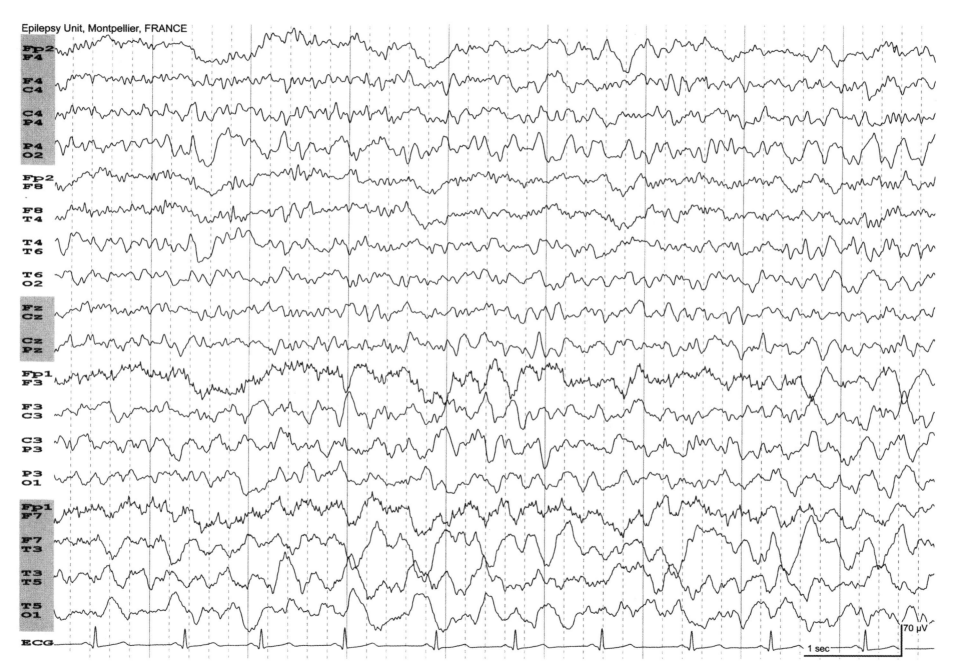

Epilepsy Unit, Montpellier, FRANCE

临床提示

同Ⅳ · 4患者。

脑电图特征

图左，患者起初为闭眼状态，脑电图可见弥漫性异常慢波。在*标注处癫痫突然发作，表现为患者突然睁眼并双眼向左侧偏转。慢波性异常对于识别发作有一定难度，但在图右可见F3-C3及C3-P3棘慢复合波发放。图右的末尾处患者出现左上肢上抬。

评注

该患者的偏头痛触发了局灶性癫痫发作。这类发作都属于一种急性症状性事件。

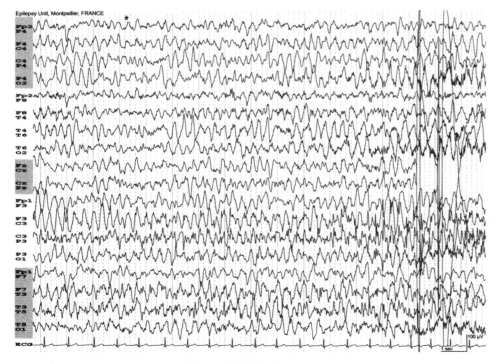

图a　记录速度15mm/s

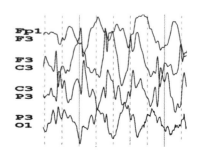

图b　棘慢复合波主要位于左侧中央区（节选自图右）

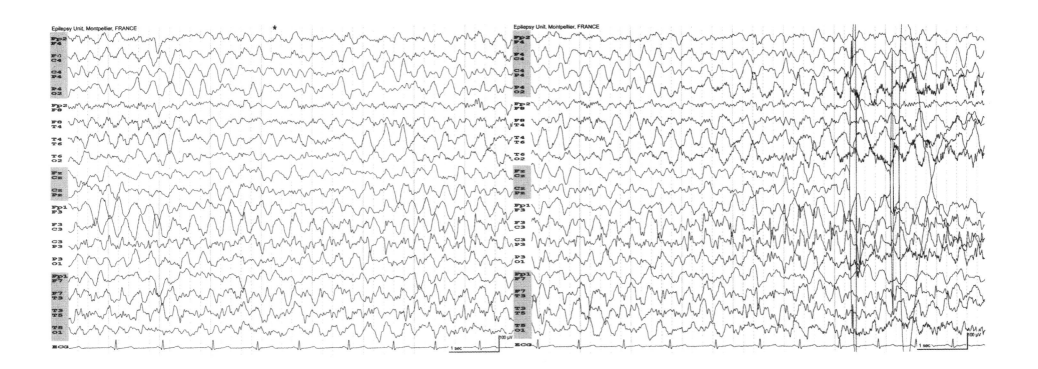

Ⅳ·6　家族性偏瘫型偏头痛：局灶性运动性发作（2）

临床提示

同Ⅳ·4患者。

脑电图特征

A：发作继续在F3-C3及C3-P3通道，可见棘慢复合波放电。B：左侧额－中央－颞区棘慢波混合低波幅快活动。患者双眼向左偏转，右侧上臂及手部阵挛。C：双侧半球异常δ波持续发放，左侧额－中央区棘波呈现，同时左侧颞区可见快活动。D：图示中间部分，F3-C3通道棘波消失，同期右侧上肢阵挛消失。

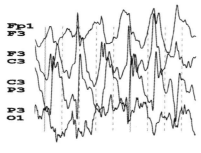

图a　棘慢复合波（节选自A）

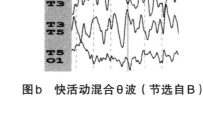

图b　快活动混合θ波（节选自B）

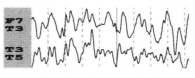

图c　快活动混合θ波（节选自C）

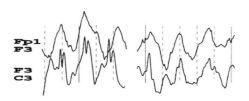

图d　第一部分为棘慢波，第二部分为棘波消失（节选自D）

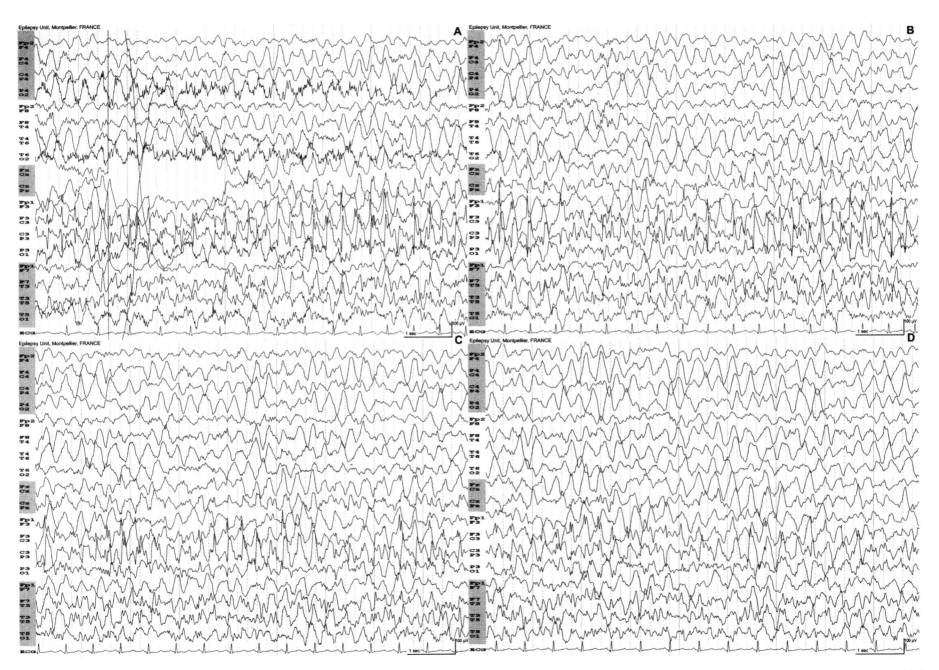

临床提示

患者，女，17岁。因短暂失语，右侧半身神经功能缺损45分钟并持续严重头痛入院。脑脊液检查：细胞125cells/mm³，蛋白0.96g/L。近期有过类似发作，脑脊液检查：白细胞170cells/mm³，蛋白2.67g/L。

脑电图特征

患者闭目，思睡期。左侧额颞区可见δ活动。注意F8电极有伪迹。

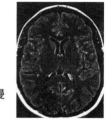

增强FLAIR示弥漫
性软脑膜强化

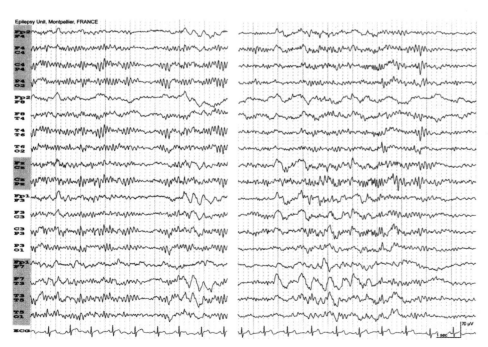

图a　记录速度15mm/s，可见额颞区间断δ活动

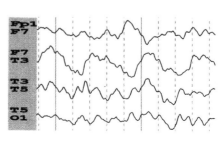

图b　左侧颞区δ活动

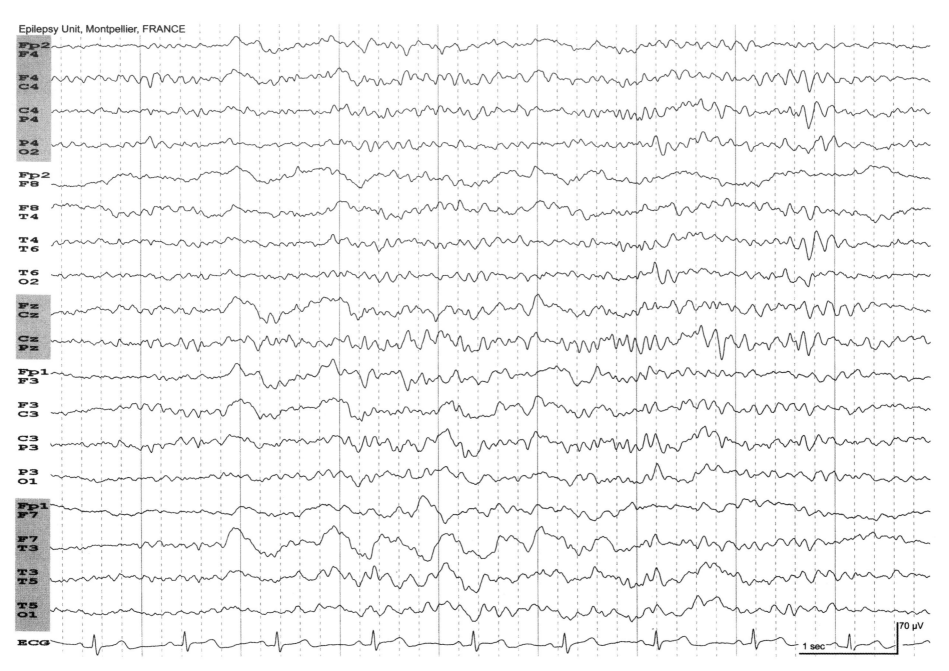

Epilepsy Unit, Montpellier, FRANCE

临床提示

患者，女，21岁。因头痛伴神经功能缺损（失语、手部感觉异常、闪光感）1周就诊。脑脊液检查：细胞52个，淋巴细胞占95%。

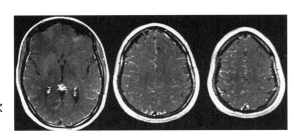

T1加钆增强示软脑膜炎

脑电图特征

患者处于闭眼状态。背景活动欠佳，但右侧中央区仍可见Mu节律。图起始可见双侧慢波复合波，之后左侧额颞区反复出现这种复合波。

评注

短暂头痛、神经功能缺损伴脑脊液淋巴细胞增多综合征（syndrome of transient headache and neurologic deficits with cerebrospinal fluid lymphocytosis, HaNDL综合征）是一种排除性诊断。当解读这种脑电图时，首先需要考虑脑炎的可能。

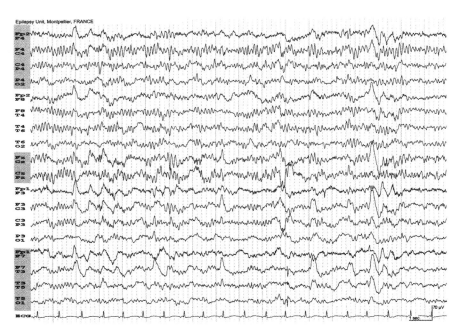

图a　记录速度15mm/s。图末见双侧复合波

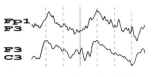

图b　左侧额区复合波

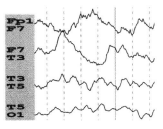

图c　左侧颞区复合波

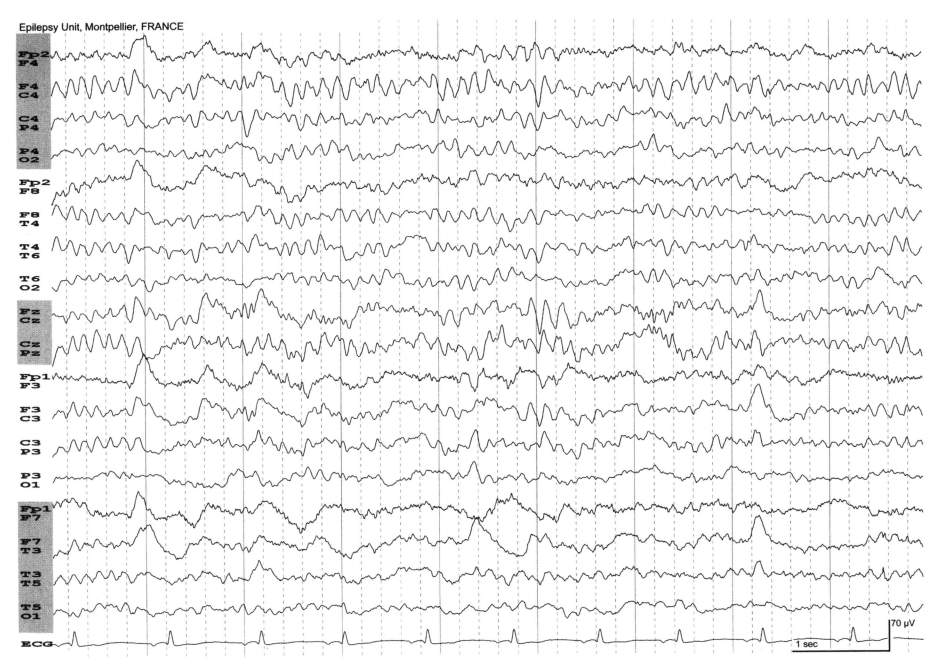

Epilepsy Unit, Montpellier, FRANCE

第五章

痴呆及神经退行性疾病

临床提示

患者，女，90岁。晚期阿尔茨海默病。

脑电图特征

患者处于睁眼状态。注意颞区存在肌电伪差。每2.5 ～ 3秒在双侧重复出现3个复合波，其中第1个复合波在双侧半球间轻微不同步。复合波主要分布在大脑侧裂中、后区域。

评注

阿尔茨海默病患者，随疾病进展，脑电图由最初的背景慢化发展到周期性复合波，无前头部优势。

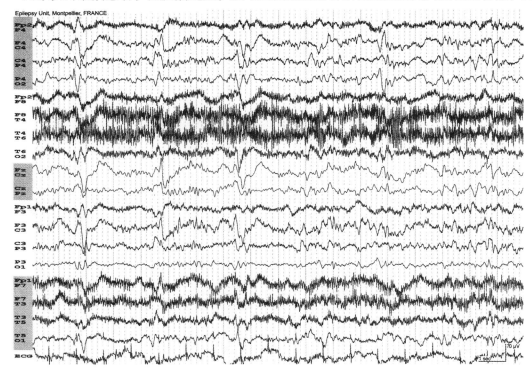

图a　记录速度15mm/s

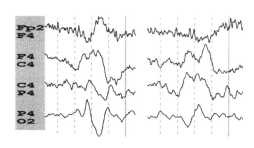

图b　2个复合波

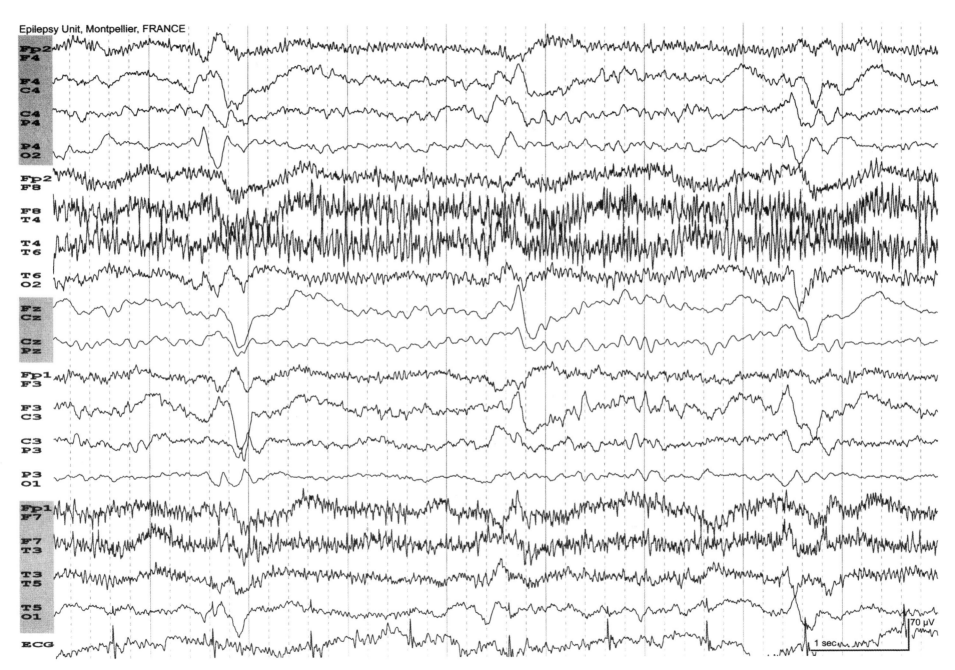

Epilepsy Unit, Montpellier, FRANCE

V · 2 晚期阿尔茨海默病（2）

临床提示

患者，女，92岁。晚期阿尔茨海默病。

脑电图特征

患者处于睁眼状态。肌电伪差主要集中在额区。双侧周期性复合波。如前述病例，阿尔茨海默病没有额区优势的相关特征。在该病例，这种周期性复合波发放更频繁。

评注

必须熟知阿尔茨海默病的脑电发放模式，以避免将其与发作间期/发作期的放电（如代谢性脑病）相混淆。患者临床资料对于准确诊断至关重要。与克-雅病相比，阿尔茨海默病周期性复合波的发放相对较少。

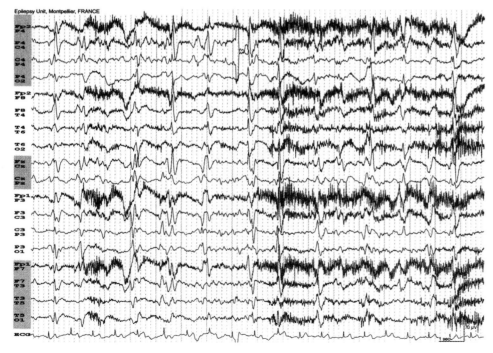

图a　记录速度15mm/s

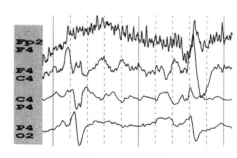

图b　2个复合波

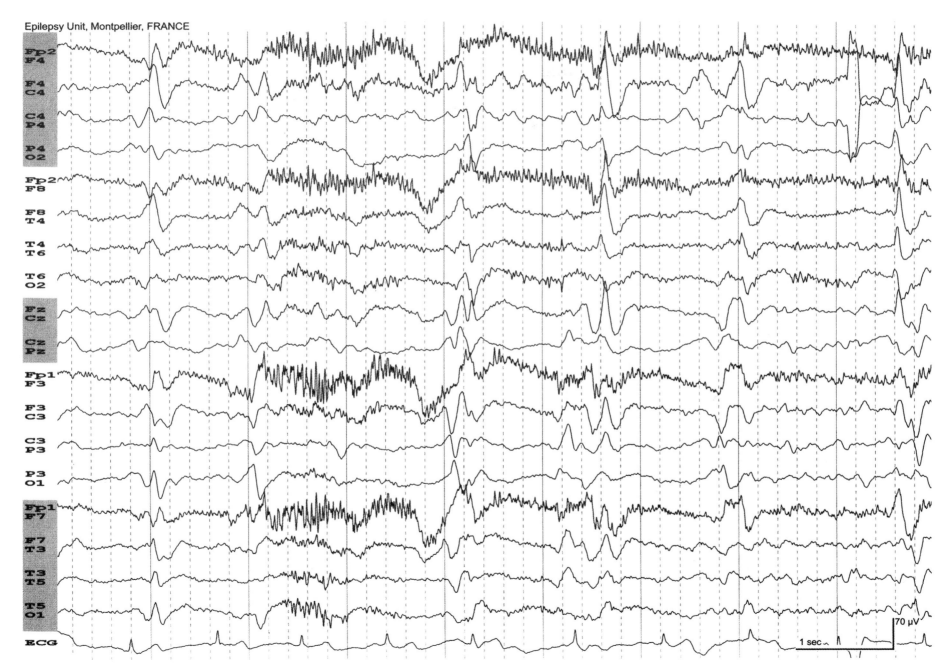

V · 3　老年肌阵挛性癫痫（1）

临床提示

患者，女，57岁。患有唐氏综合征及阿尔茨海默病。50岁时首次出现全面性强直－阵挛发作，3年后出现肌阵挛发作。肌阵挛发作频率及强度随着痴呆的进展而逐渐增加。

脑电图特征

国际10-20系统，附加颞下／颞前电极（TA2、TA1、T2、T1）。患者处于睁眼状态。背景活动异常，可见弥漫性、不规则、或多或少的尖慢复合波及弥漫性棘波独立呈现。

评注

唐氏综合征老年患者中观察到肌阵挛癫痫发作。这类癫痫发作出现于阿尔茨海默病相关的认知功能减退开始之后（Genton & Paglia，1994；De Simone 等，2010）。

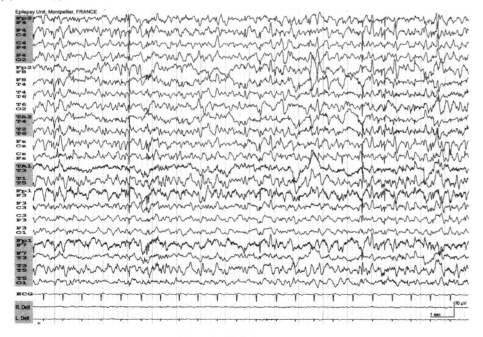

图a　记录速度15mm/s

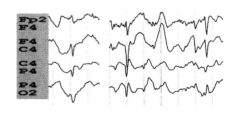

图b　棘波混合θ波

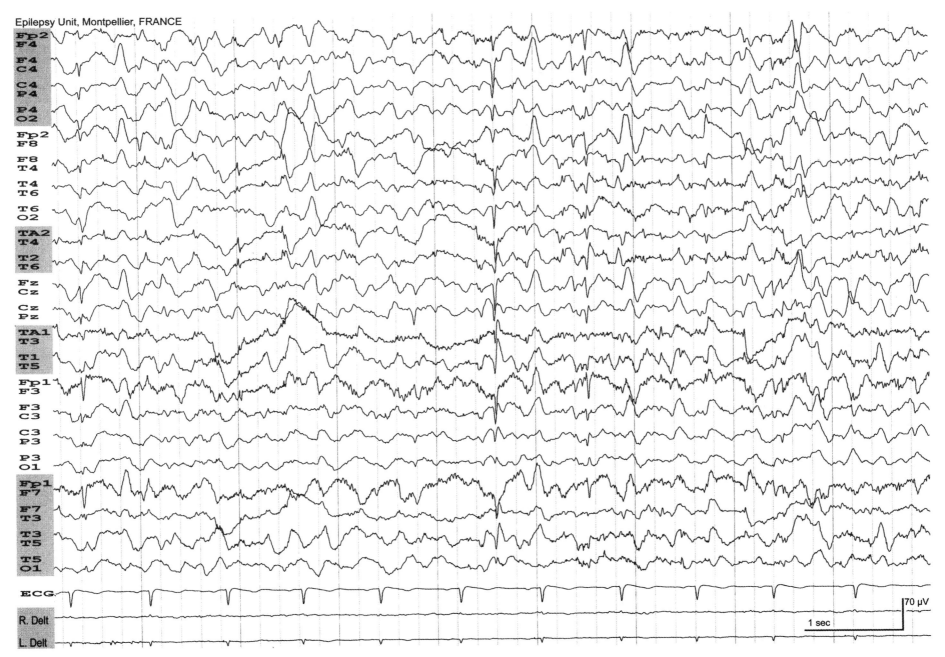

V · 4 老年肌阵挛性癫痫（2）

临床提示

同 V · 3 患者。

脑电图特征

国际10-20系统，附加颞下/颞前电极（TA2、TA1、T2、T1）。图左：自发性肌阵挛发作（见三角肌肌电），同期脑电图示非常快的广泛性三联棘慢复合波暴发；图右：间歇性21Hz的光刺激触发肌阵挛性抽搐，同期出现阵发广泛性多棘波。

评注

老年肌阵挛癫痫是一种进展性肌阵挛癫痫。本例患者在 11 ～ 21Hz 闪光刺激出现了伴有棘波和抽搐的光阵发反应，但在 3 年前没有发现。对于 57 岁晚期阿尔茨海默病患者而言，白天肌阵挛频繁发作。肌阵挛发作可能在睡眠中消失，而夜间睡眠觉醒后再次出现。3 年前，仅在觉醒期观察到肌阵挛发作。

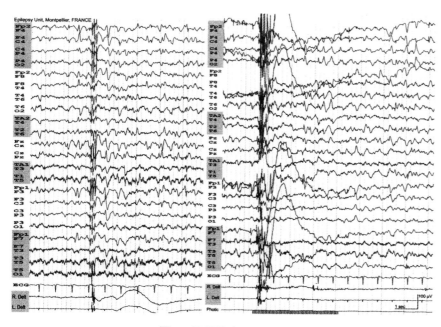

图a 记录速度15mm/s

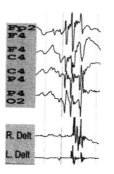

图b 棘波暴发触发双侧略微不同步的肌阵挛发作

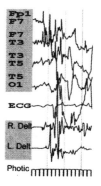

图c 间断闪光刺激诱发伴有多棘波暴发的肌阵挛

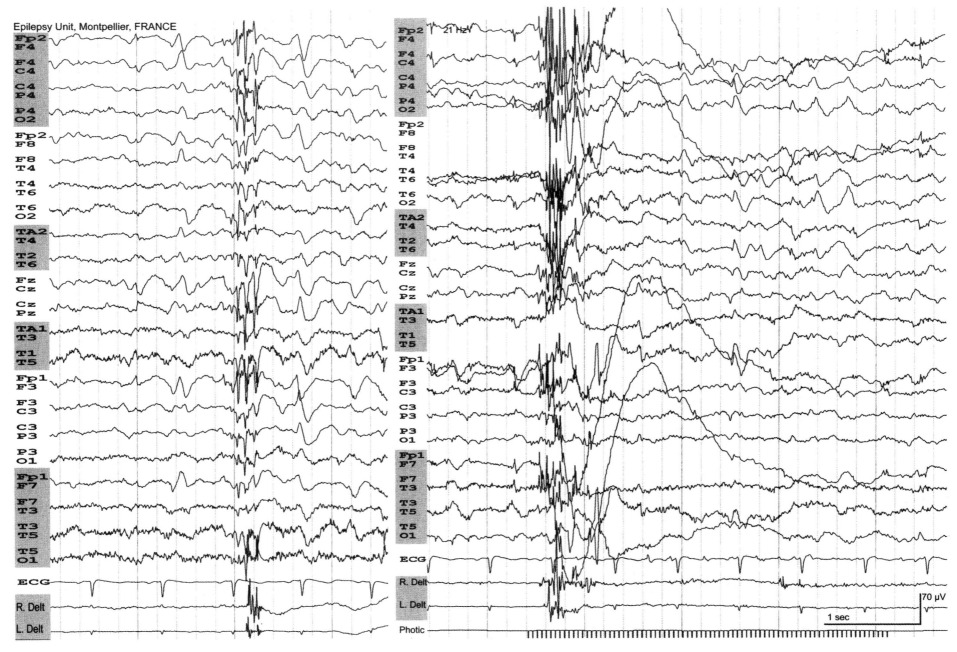

V · 5　血管性痴呆伴丛集性癫痫发作

临床提示

患者，男，84岁。患有血管性痴呆。脑电图检查前一天出现1次全面性强直-阵挛发作，之后出现数次局灶性发作。

脑电图特征

闭目伪差后可见1次右颞起源的癫痫发作。右侧前颞区可见波幅逐渐增高的4Hz阵发节律性尖样θ波。可见咀嚼伪差。发作持续1分钟（发作结束部分未显示）。

评注

阿尔茨海默病或血管性痴呆患者出现癫痫发作的风险较高。据统计，阿尔茨海默病患者的癫痫/癫痫发作发生率为5.6/1000人年，血管性痴呆患者为7.5/1000人年（对照组非痴呆老年人为0.8/1000人年）。病程大于3年的阿尔茨海默病患者癫痫发作的风险略高，而病程不足1年的血管性痴呆患者癫痫发作风险增加（Imfeld等，2013）。低龄、早发型痴呆、使用乙酰胆碱酯酶抑制剂均与癫痫发作风险无相关性。

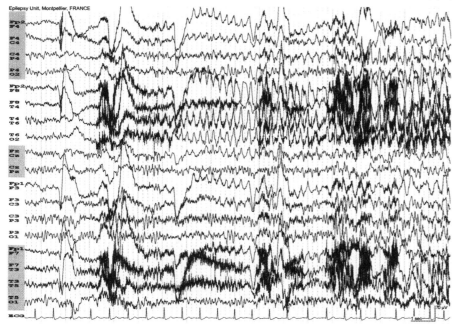

图a　记录速度15mm/s

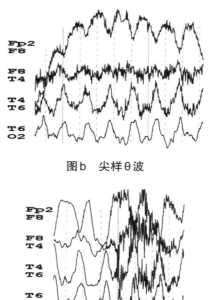

图b　尖样θ波

图c　θ波及咀嚼伪差

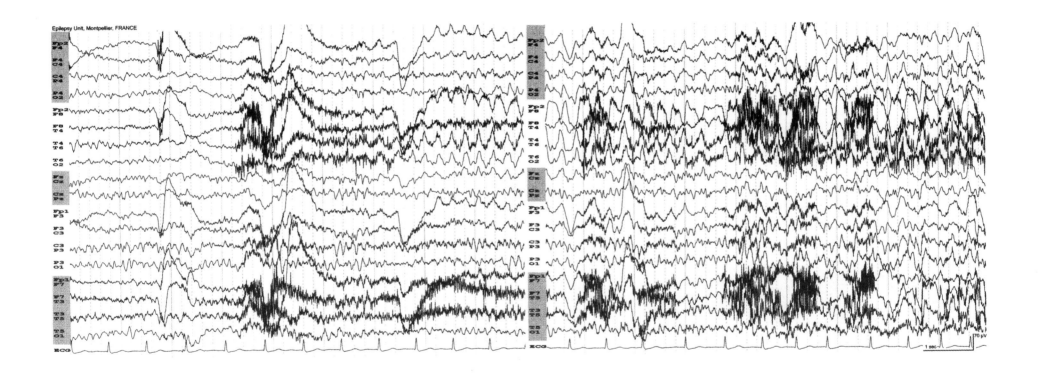

V·6 神经退行性疾病局灶运动性癫痫持续状态（1）

临床提示

患者，女，68岁。因意识障碍伴头部向右侧偏转的阵挛发作入院。患有未明确的神经退行性疾病和痴呆。MRI示脑萎缩及弥漫性白质病变。

脑电图特征

A：初始，发作间期放电异常，表现为顶区暴发多棘波。后出现顶区起源的癫痫，表现为顶区波幅迅速增高的多棘波放电，并扩散至右侧中央区。B：发作继续。顶区及中央区出现快活动混合θ波。C：20秒后，出现双侧高波幅δ波混合快节律，δ波在右侧半球优势性分布。注意心电导联上对应头部向右侧阵挛运动的同步伪差。D：发作结束。在顶区及右侧中央区仍可见快活动。癫痫发作持续1分钟。

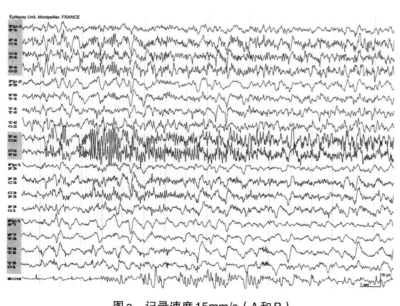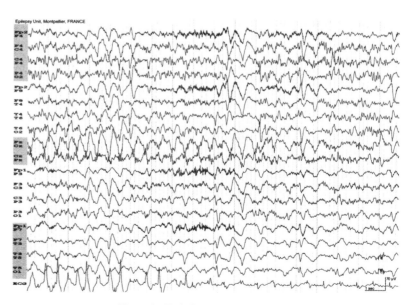

图a　记录速度15mm/s（A和B）　　　　图b　记录速度15mm/s（C和D）

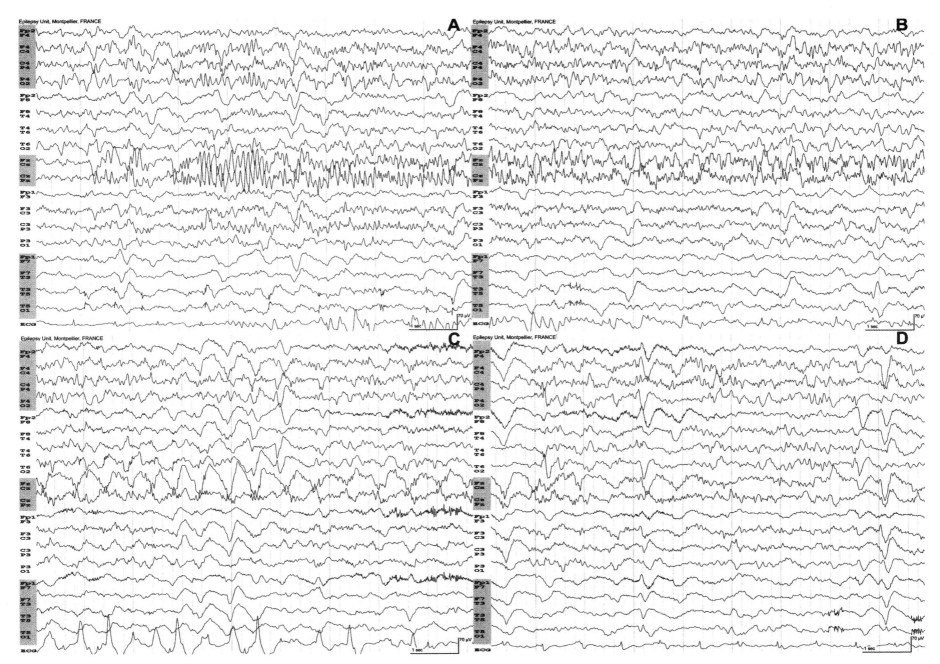

临床提示

同 V·6 患者。

脑电图特征

在10分钟脑电图监测中，本例患者出现5次癫痫发作，其间意识水平未恢复到正常。癫痫发作间期，顶区多棘波暴发向右侧中央区扩散，符合LPDs "附加" 模式。背景不对称，右侧中央区出现快活动混合θ波，左侧半球脑电慢化伴随尖波。

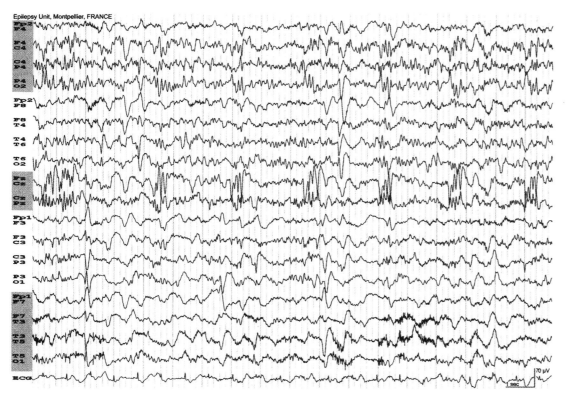

图a　记录速度15mm/s

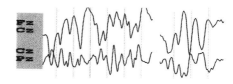

图b　顶区多棘波暴发

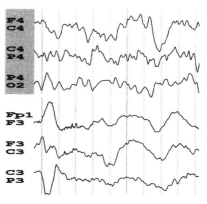

图c　背景不对称，右侧中央区快活动混合θ波

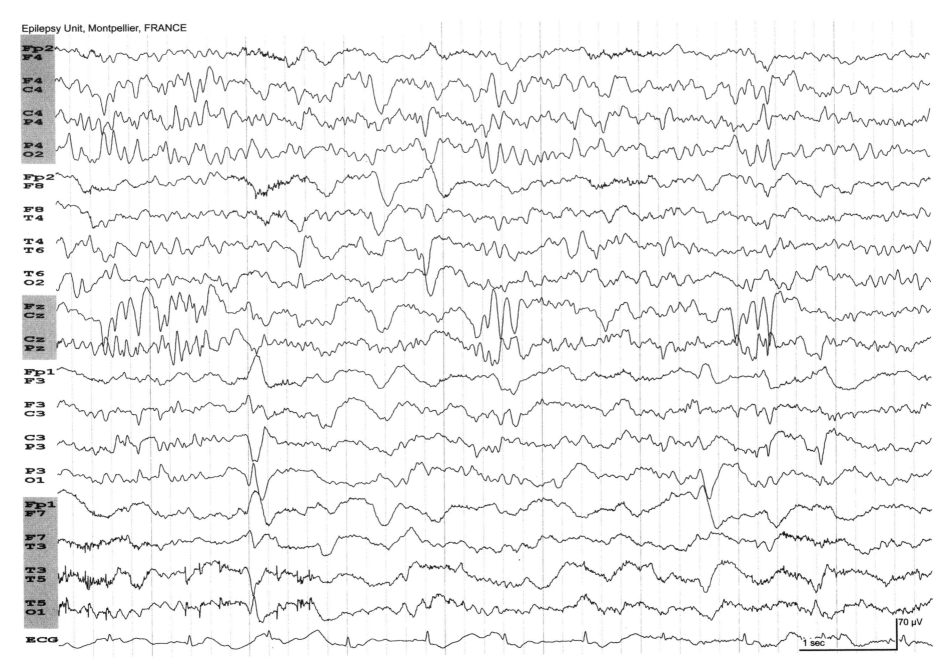

Epilepsy Unit, Montpellier, FRANCE

临床提示

患者，男，75岁。患有克–雅病。以视觉障碍及共济失调为首发症状。脑脊液检查：14-3-3蛋白阳性。患者于此次脑电图检查后13天死亡。

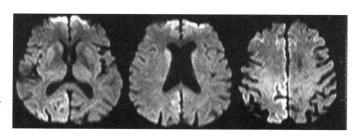

DWI示右枕顶叶区域和右尾状核的高信号

脑电图特征

背景活动慢化，双侧出现频率为1Hz的具有三相波形态的伪周期性放电。

评注

在不了解患者临床表现的情况下，该脑电图可能被误诊为代谢性脑病。

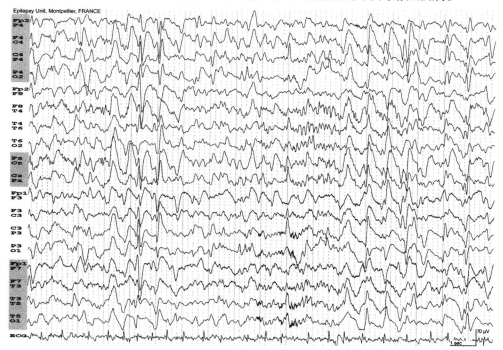

图a　记录速度15mm/s

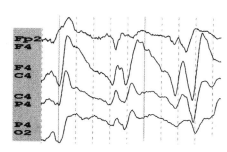

图b　周期性尖慢复合波

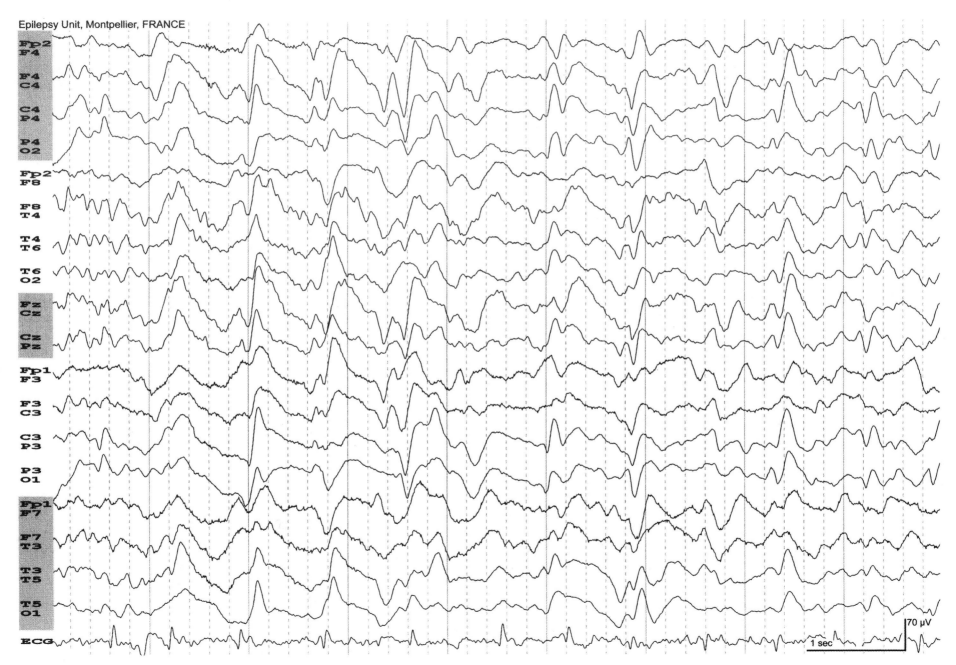

Epilepsy Unit, Montpellier, FRANCE

临床提示

患者，男，88岁。表现为失语与记忆力障碍。患者右利手。脑脊液检查：14-3-3蛋白阳性。首次脑电图检查10天后病情加重，头MRI显示左半球高信号。

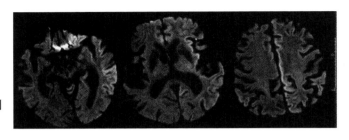

DWI示左侧颞叶、岛叶和内侧额顶叶皮质高信号

脑电图特征

所有图例均为闭目脑电图。A：右侧10Hz α节律。左侧半球可见1.5～2.5Hz的周期性复合波，以外侧裂占优。T3导联存在伪差（阻抗导致）。B：10天后复查脑电图。与前图相比，右侧半球背景活动不良。左侧半球周期性复合波显著，且较前更加弥散，波幅更高。此次脑电图检查10天后患者死亡。

评注

在第一张图中，可见左侧半球占优的明显非对称的周期性复合波，伴有临床症状（失语）。这种非对称在克−雅病中并不少见。有人提出，这些表现反映了疾病的早期阶段（Wieser等，2006）。

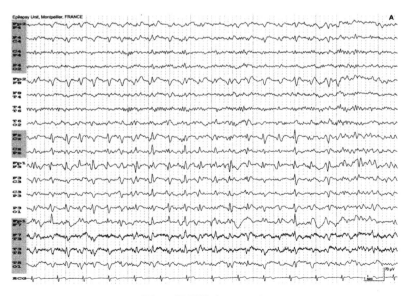

图a　记录速度 15mm/s

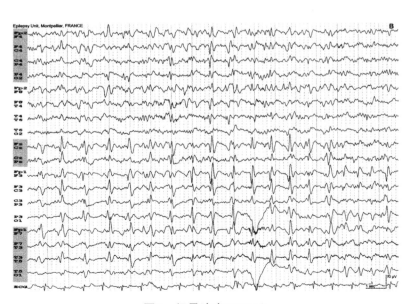

图b　记录速度 15mm/s

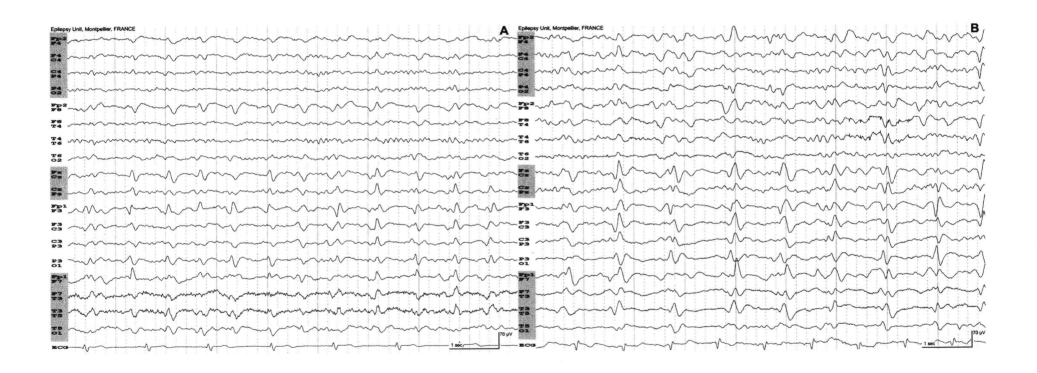

V · 10 克-雅病（3）

临床提示

患者，女，84岁。最初因疑似癫痫持续状态收入ICU监测。临床表现为进行性认知功能下降、共济失调和异常运动。脑脊液检查：14-3-3蛋白阳性。

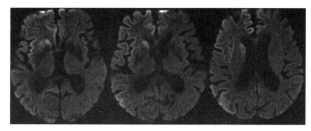

MRI DWI示右侧尾状核、右侧苍白球、右侧大脑半球皮质呈现高信号

脑电图特征

明显非对称性1～1.5Hz的周期性复合波，右侧为著。由于这种非对称性，脑电图被认为可能与非惊厥性癫痫持续状态相关。脑电图监测期间注射氯硝西泮（1mg）后周期性复合波减少（图b），但临床症状没有改善。患者进入睡眠中。

评注

苯二氮䓬类药物对克-雅病脑电监测的影响不是由于药物的直接效应，而是由于睡眠诱导。周期性复合波可在睡眠中消失（Wieser等，2006）。

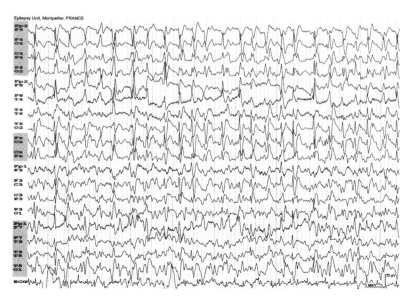

图a　记录速度15mm/s

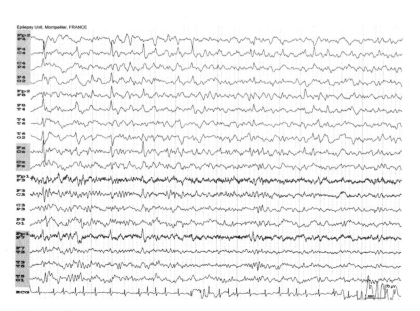

图b　记录速度15mm/s，注射氯硝西泮（1mg）导致周期性复合波减少

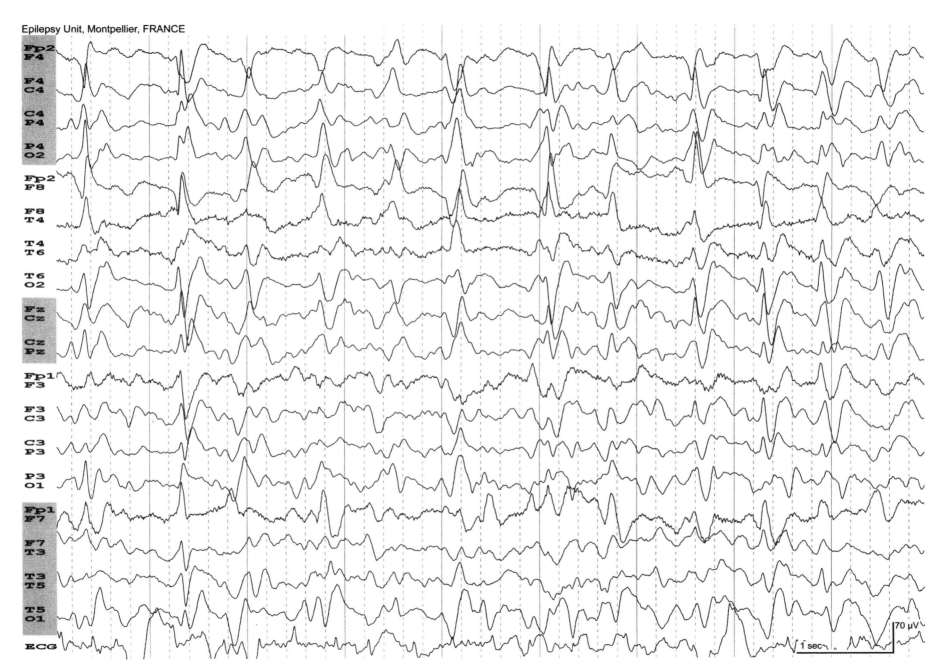

Epilepsy Unit, Montpellier, FRANCE

V · 11　克-雅病（4）

临床提示

同 V · 10 患者，数分钟后进行脑电图。

脑电图特征

记录本段脑电图起始时患者处于睡眠状态。刺激导致患者觉醒（心电导联可见伪差），在觉醒转换期，再次出现周期性复合波，其后跟着一段脑电抑制期。这些复合波仍然是右侧半球明显。

评注

这两段脑电图展示了克-雅病患者典型的觉醒现象，即重复出现的周期性复合波。有些学者将这种现象解释为刺激引起的节律性、周期性或发作性放电（SIRPID），或者刺激引起的节律性δ活动（SIRAD）（Fisch等，2006）。笔者认为，这是克-雅病患者觉醒时的常见模式。

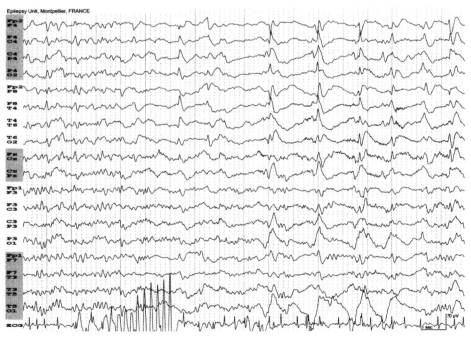

图a　记录速度15mm/s

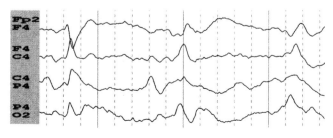

图b　周期性复合波和脑电抑制期

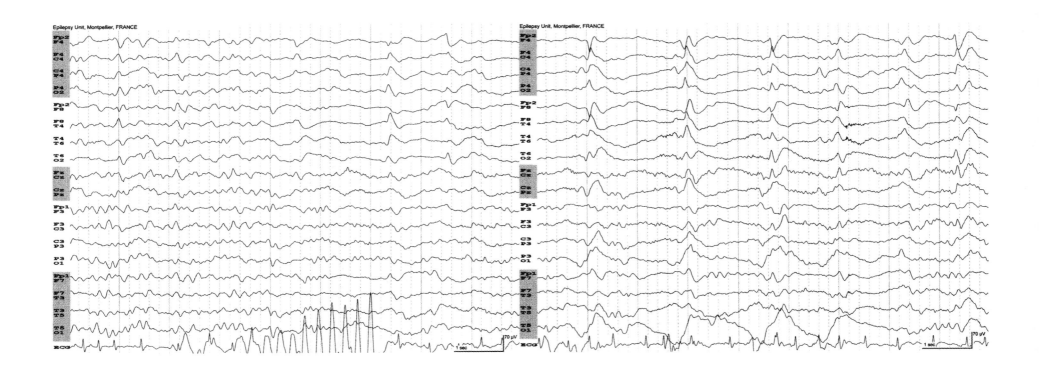

V·12 克-雅病（5）

临床提示

患者，女，67岁。因快速进展的认知减退、缄默及反射性肌阵挛就诊。脑脊液检
查：14-3-3蛋白阳性。

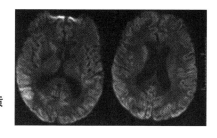

MRI DWI示右侧尾状核和皮质
高信号，尤其是右侧颞枕叶

脑电图特征

右侧颞区为著的频率约1Hz周期性复合波，与MRI结果相符。图b初始患者处于
睡眠状态，此时未见复合波。在这段脑电图的中段（箭头处）有一声音刺激，诱发觉醒和广泛周期性复合波再现。前两个出现的复合波后跟随着一段时间
的弥漫性脑电抑制。这是克-雅病觉醒时常见的放电模式。

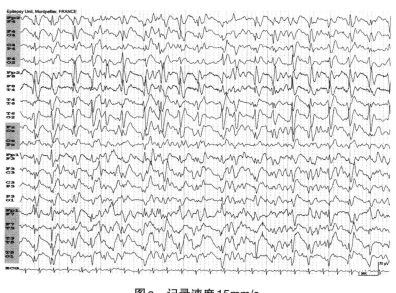

图a　记录速度15mm/s

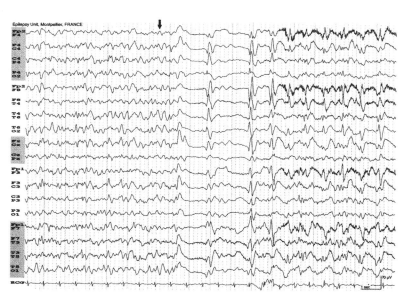

图b　记录速度15mm/s。患者睡眠状态没有周期性复合波，声音刺
激（箭头所指）后再次出现

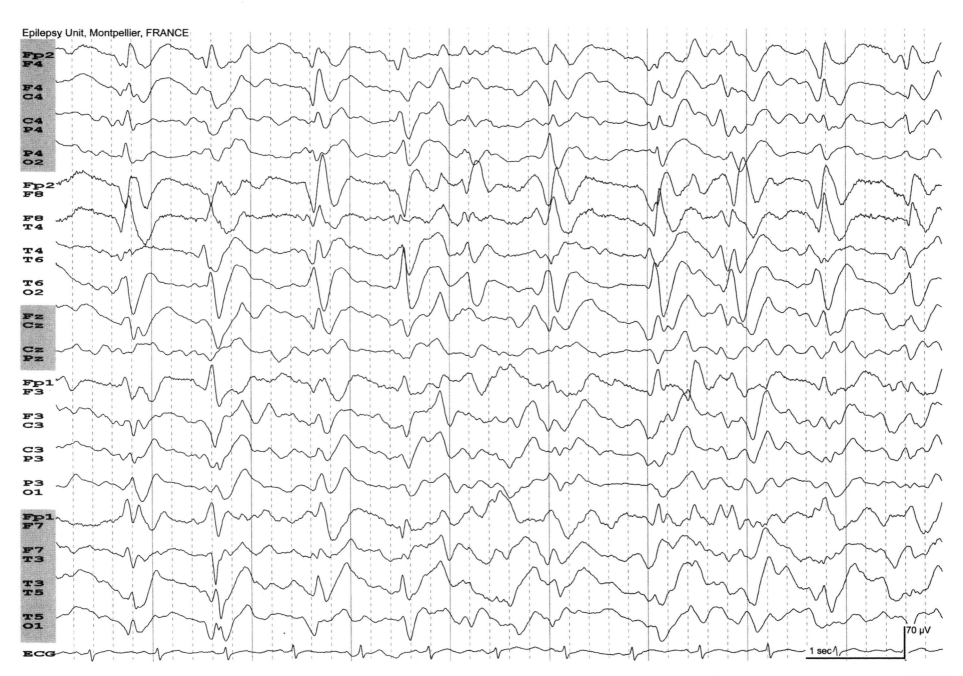

V·13 克−雅病（6）

临床提示

患者，女，72岁。因抑郁和行为异常入院。

脑电图特征

患者初始处于睡眠状态，于自发觉醒后开始呻吟，在心电导联上可见肌电伪差。此时周期性复合波再现，双侧半球均存在。这段脑电图被认为是发声刺激诱发的SIRPID。本例患者接受抗癫痫发作药物治疗后的脑电见Ⅴ·14。这是克−雅病觉醒时常见的放电模式。

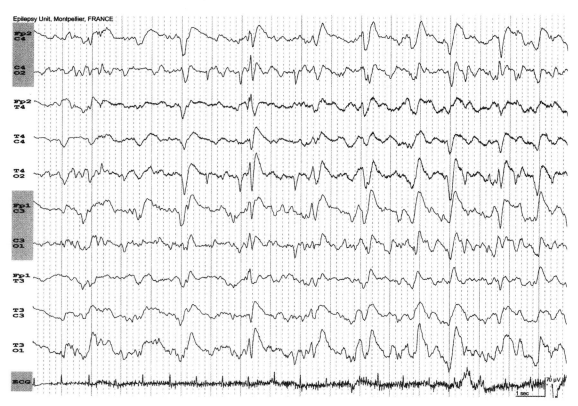

图a　记录速度15mm/s

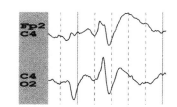

图b　尖波复合波（节选自图左）

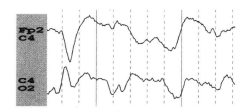

图c　周期性复合波（节选自图右）

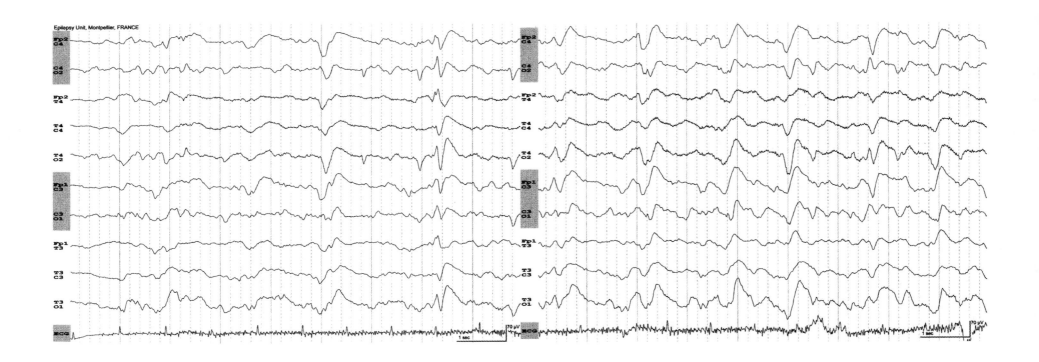

临床提示

同 V·13 患者，首次监测2天后脑电图。患者在接受苯巴比妥和左乙拉西坦治疗后无改善。同日行MRI，解释为可能的"发作后状态"。

脑电图特征

脑电图可见频率1～1.5Hz弥漫性周期性复合波，右侧半球和中线区更显著。这段脑电图被识别为非惊厥性癫痫持续状态，苯巴比妥和左乙拉西坦治疗无效。脑电图监测后患者被转入ICU（见 V·15 图）。

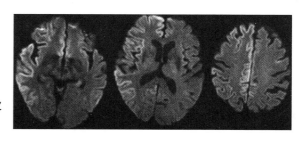

MRI DWI 示右侧半球皮质高信号

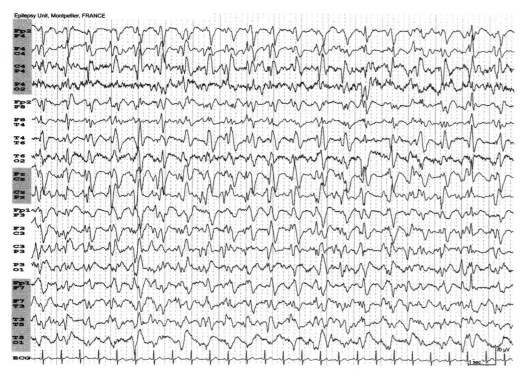

图a　记录速度 15mm/s

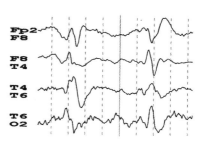

图b　频率为1Hz的周期性复合波

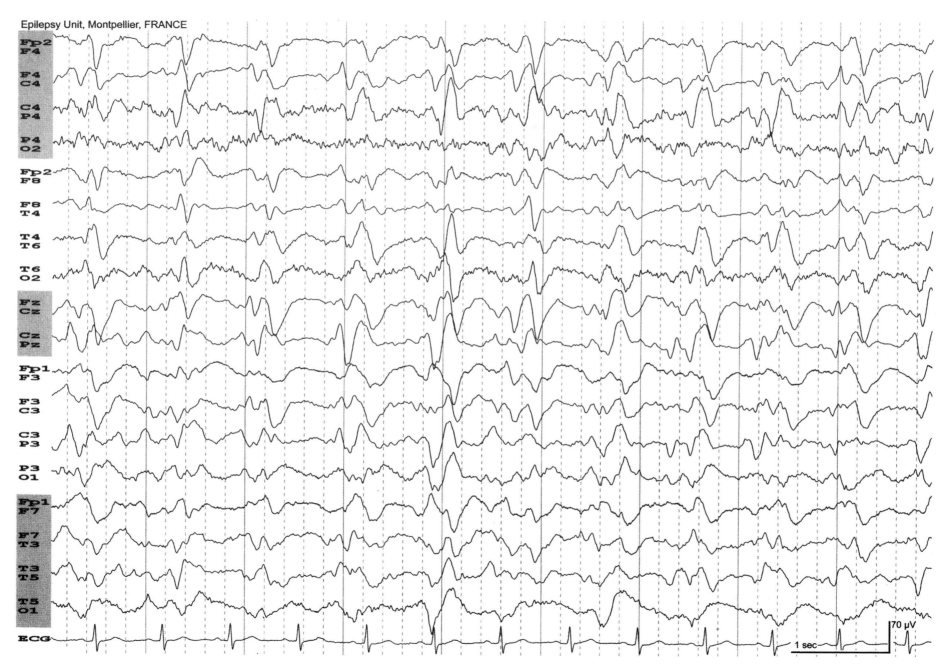

Epilepsy Unit, Montpellier, FRANCE

V·15　克-雅病（8）

临床提示

同 V·13 患者，第 2 次脑电监测 3 天后脑电图。予咪达唑仑、丙泊酚、舒芬太尼治疗。

脑电图特征

患者处于镇静催眠药物诱导的昏迷状态，脑电图存在暴发-抑制。图 a：双侧半球背景不对称，左侧半球背景活动较好。周期性复合波减少使脑电活动看似有好转，脑电图中可见单个复合波。镇静催眠药物诱导的睡眠使脑电图看似有改善。在减停镇静药物时，周期性复合波再次出现，最终诊断为克-雅病。

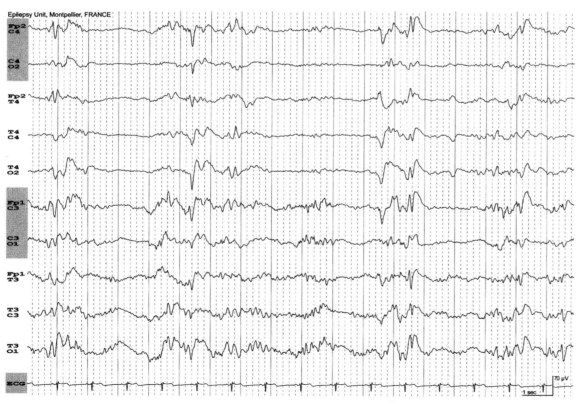

图 a　记录速度 15mm/s

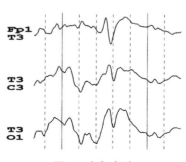

图 b　小复合波

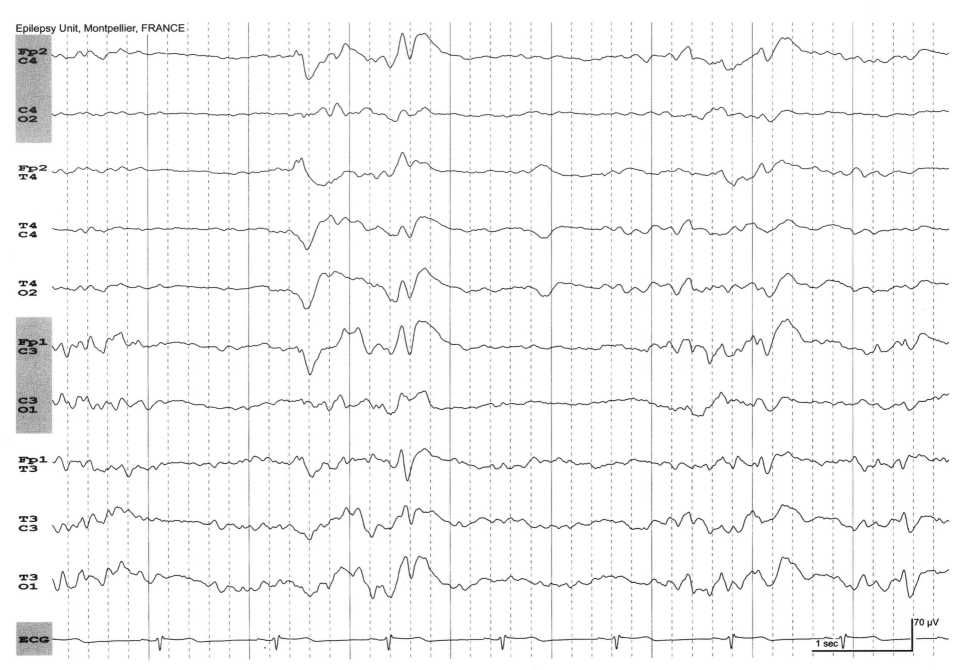

V·16 克-雅病（9）

临床提示

同 V·13 患者。第3次脑电监测后15天，即首次脑电监测后20天。

脑电图特征

脑电图的波幅已降至100μV/cm。终末期克-雅病的典型放电模式——频率1Hz的广泛性高波幅周期性尖波复合波（GPDs），复合波后跟随脑电抑制期。

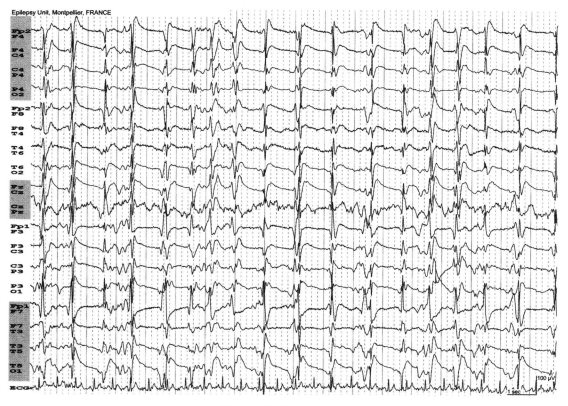

图a　记录速度15mm/s

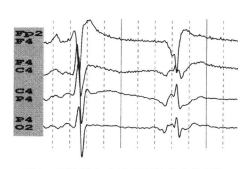

图b　周期性复合波后跟随脑电抑制期

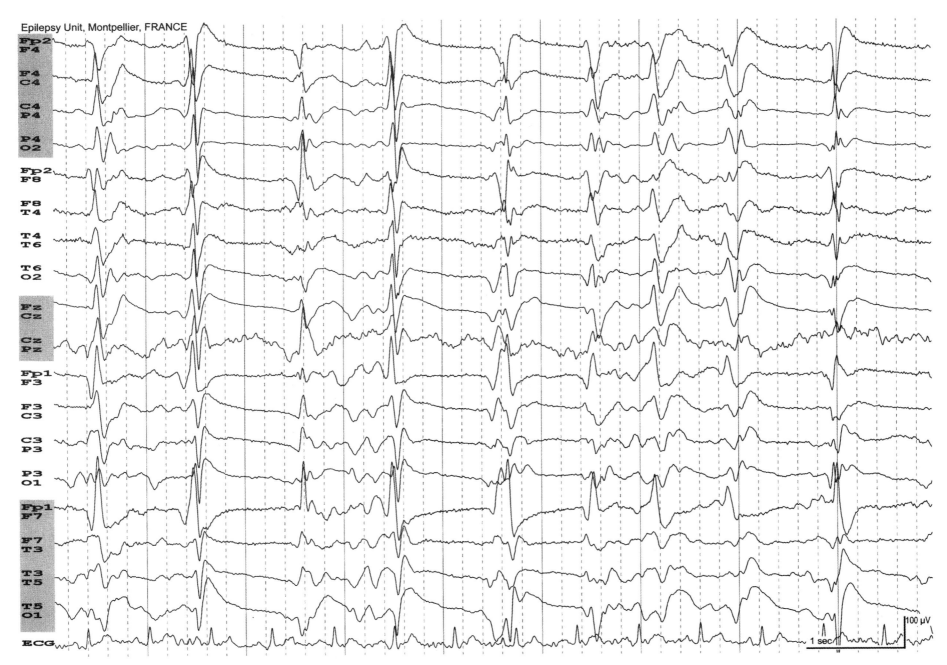

Epilepsy Unit, Montpellier, FRANCE

V · 17 　放射后脑病

临床提示

患者，女，73岁。2年前出现卵巢癌脑转移，行全脑放射治疗和转移瘤处增强放射治疗。出现进行性认知功能减退和一次惊厥发作。皮质醇治疗后精神状态得到部分改善。

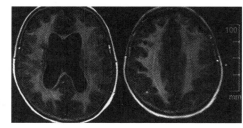

T2 FLAIR示弥漫性脑白质病，右侧内囊脑转移瘤后遗症

脑电图特征

图a：患者处于睡眠期。图中可见睡眠期慢波，但双侧半球显著不对称，右侧半球存在异常的θ波。生理性睡眠结构未出现。在下页全幅图和本页图b中，患者在声音刺激后觉醒，出现明显不对称的非代谢性三相波，右侧半球为著。

评注

三相波可以在代谢性脑病以外的其他情况中出现。在阅读脑电图时临床背景很重要。在这个病例中，三相波明显不对称，而在代谢性脑病中是双侧出现的。这些非代谢性三相波与代谢性三相波有相同的反应性，在睡眠中消失，觉醒时重复出现。

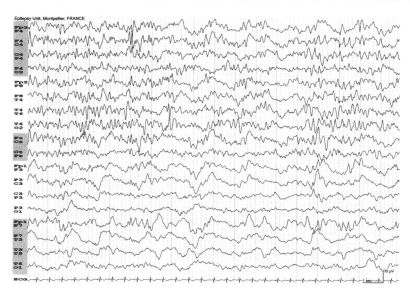

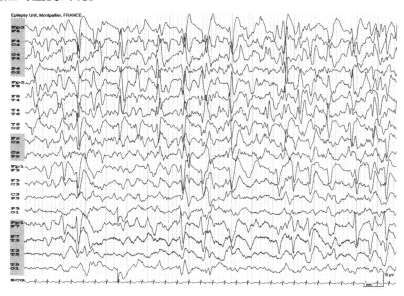

图a　记录速度15mm/s。NREM睡眠期生理性睡眠波形成差，右侧半球异常θ波

图b　记录速度15mm/s

Epilepsy Unit, Montpellier, FRANCE

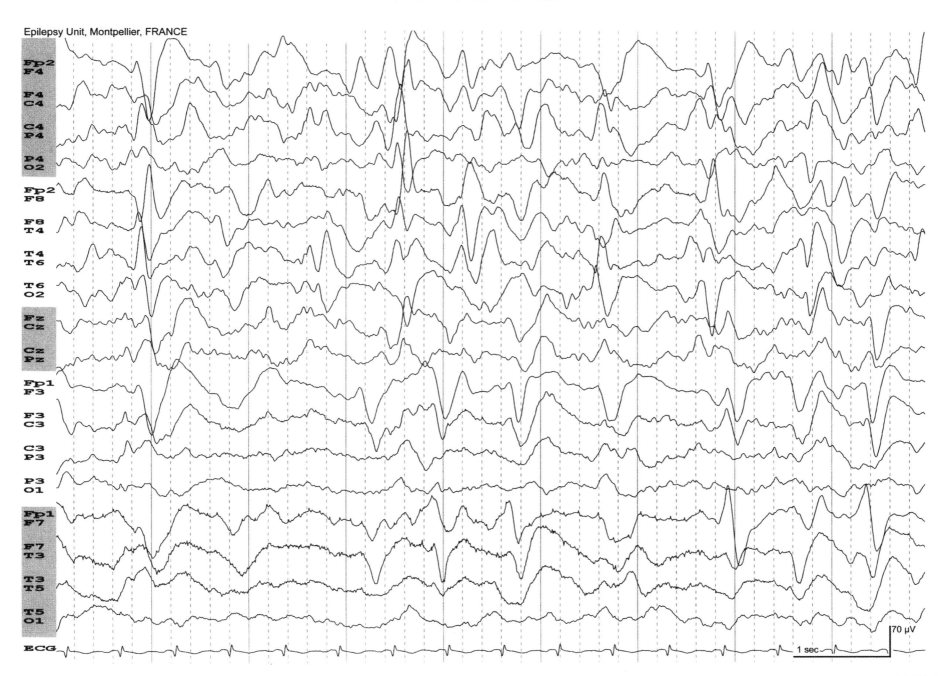

第六章

神经外科与脑电图

VI · 1　脑肿瘤

临床提示

患者，男，80岁。因出现全面性强直-阵挛发作伴睡眠增多住院治疗。CT示左额脑膜瘤伴脑组织水肿。

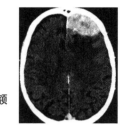

对比增强CT扫描示左额
脑膜瘤伴病灶周围组织水肿

脑电图特征

左额区出现持续性多形δ波，可扩布至Fz导联，右额也有轻度受累。部分波形尖锐但图中无癫痫样放电。图中右侧半球尤其是P4-O2导联有脉搏伪差。

评注

通常生长缓慢的轴外肿瘤导致的脑电图变化不如恶性胶质瘤、脑脓肿等疾病显著。在这例患者中，δ活动与脑水肿相关。

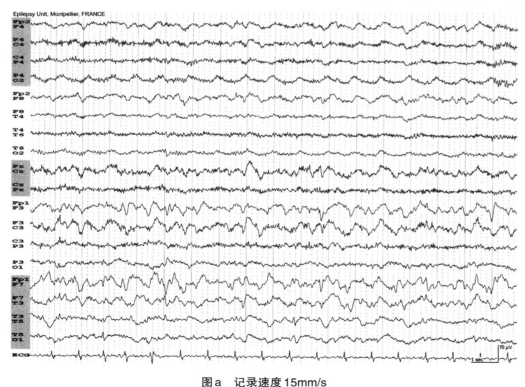

图a　记录速度15mm/s

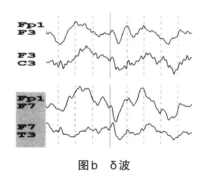

图b　δ波

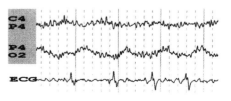

图c　脉搏伪差

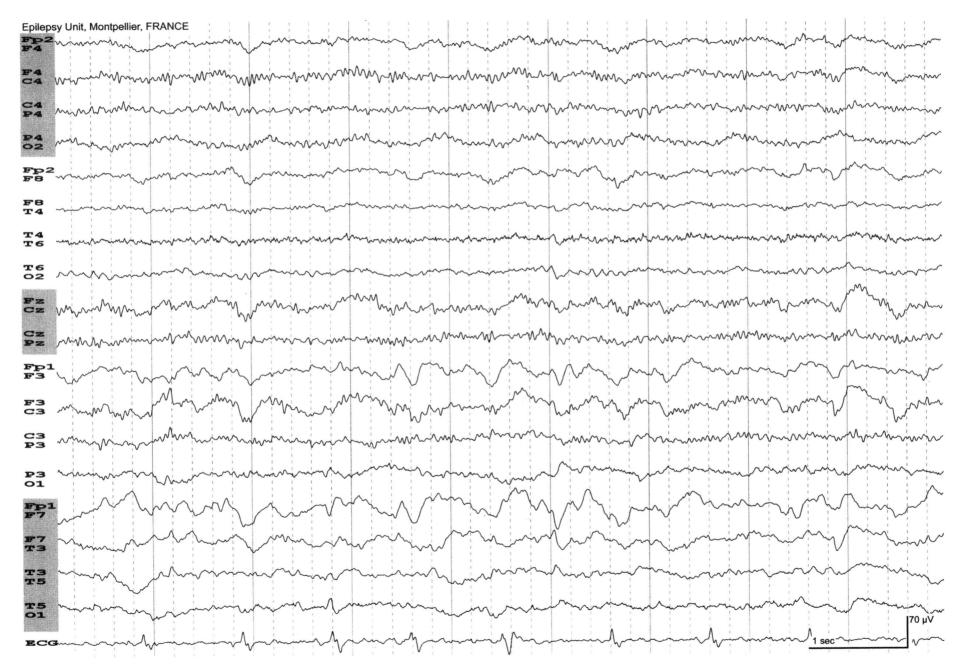

Epilepsy Unit, Montpellier, FRANCE

临床提示

患儿，男，6.5岁。患有左颞枕胶质瘤。患儿昏睡状态。

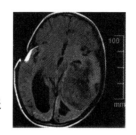

T2 FLAIR 示左侧半球广泛
性不均匀低密度影

脑电图特征

　　A 和 B：灵敏度降至 250μV/cm。A 中，左额区出现 3.5Hz 棘慢复合波后发作结束。新的发作起始于左额中央区出现 8.5Hz 节律性活动，这些波形有分叉。C 和 D：3 分钟后，灵敏度降至 300μV/cm。左额区出现持续性 2.5Hz 棘慢复合波，这次发作持续超过 30 分钟，注意无肌电伪差，仅出现意识模糊。

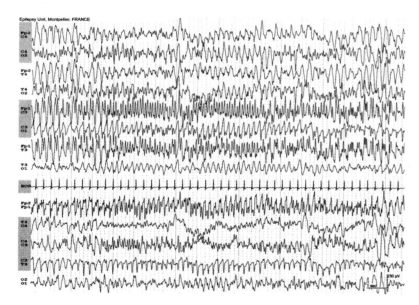

图 a　记录速度 15mm/s（A 和 B）

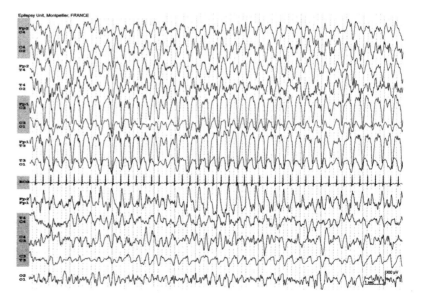

图 b　记录速度 15mm/s（C 和 D）

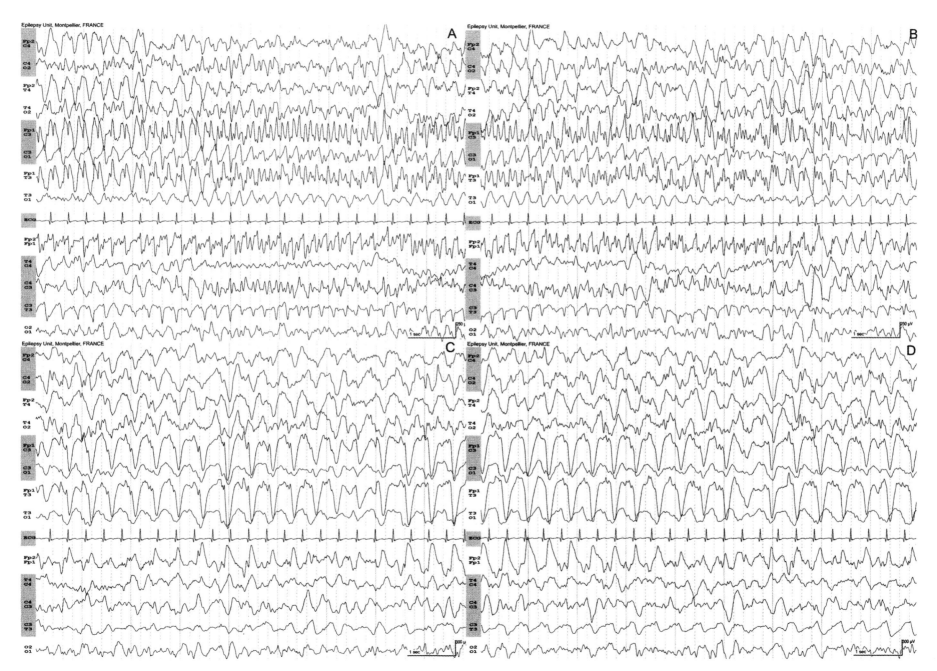

VI · 3　脑肿瘤：局灶性非惊厥性癫痫持续状态（2）

临床提示

患者，女，46岁。患有Ⅳ级胶质瘤，头痛伴发作性空间定向障碍。

脑电图特征

睁眼状态。额中央区和顶区出现1～2Hz周期性棘慢复合波。该活动对刺激无反应，与非惊厥性癫痫持续状态一致。

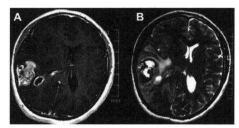

A：T1增强相
B：T2示右侧颞顶脑肿瘤，伴瘤内出血、瘤周水肿和中线偏移

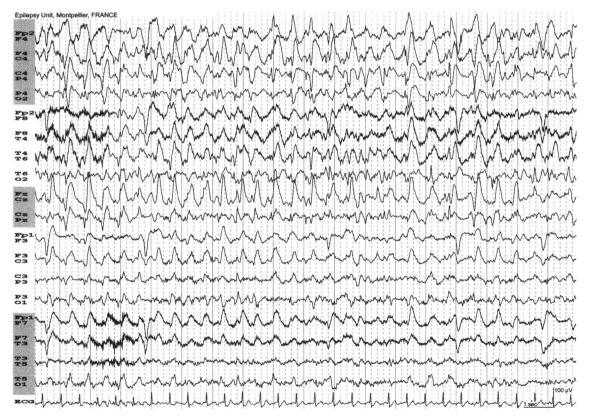

Epilepsy Unit, Montpellier, FRANCE

图a　记录速度15mm/s

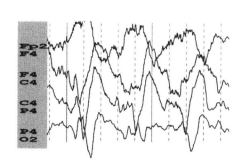

图b　右侧额中央区棘慢复合波

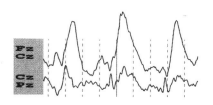

图c　颅顶区（Cz）棘慢复合波

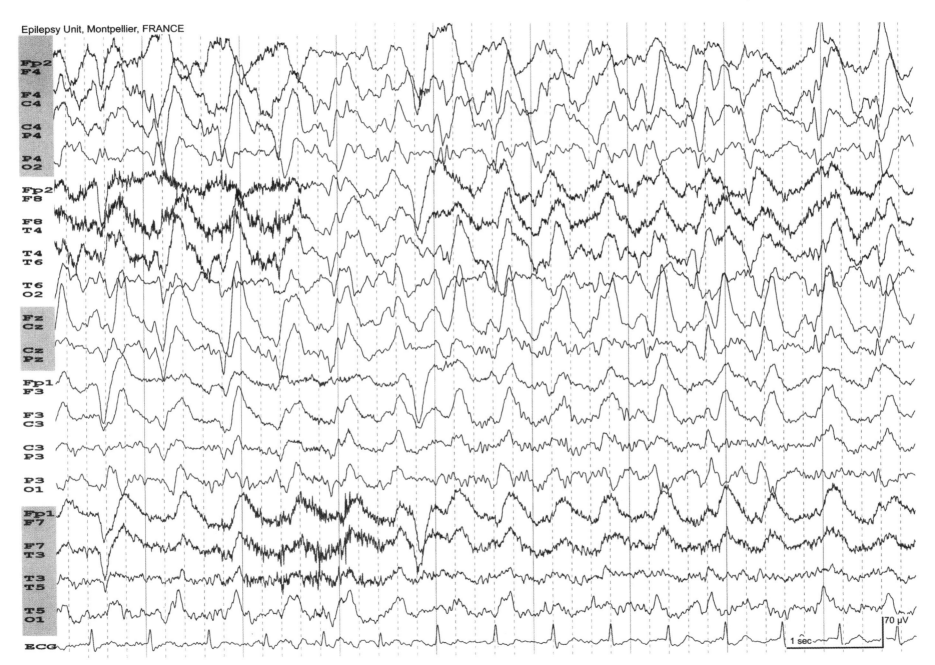

Epilepsy Unit, Montpellier, FRANCE

临床提示

患者，男，85岁。于度假中起病。7日前出现全面性惊厥发作。因意识模糊数小时伴左侧视野偏盲、左侧空间忽视及左上肢感觉减退急诊入院和行脑电图检查。这种状态持续了数天，患者缓解后归家，未行手术治疗。

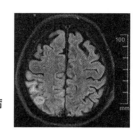

T2 FLAIR示右顶病灶伴病灶前部水肿

脑电图特点

右侧颞顶枕区频率为1Hz的偏侧周期性放电，符合LPDs"附加"模式（复合波里面有多棘波）。这些LPDs"附加"必须被视为发作期模式，并给予充分的抗癫痫发作药物治疗。本段脑电图是顶叶受累伴意识模糊的非惊厥性持续状态。注意T3-T5上的假性等电位线。

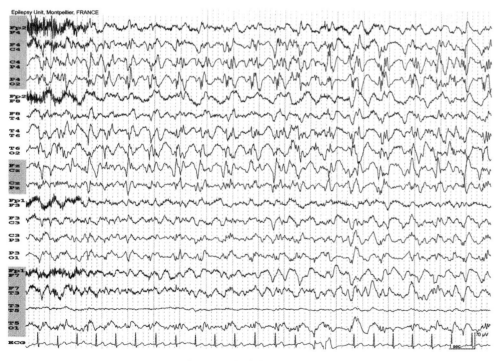

图a　记录速度15mm/s

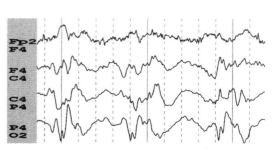

图b　LPDs"附加"模式，注意复合波中的棘波

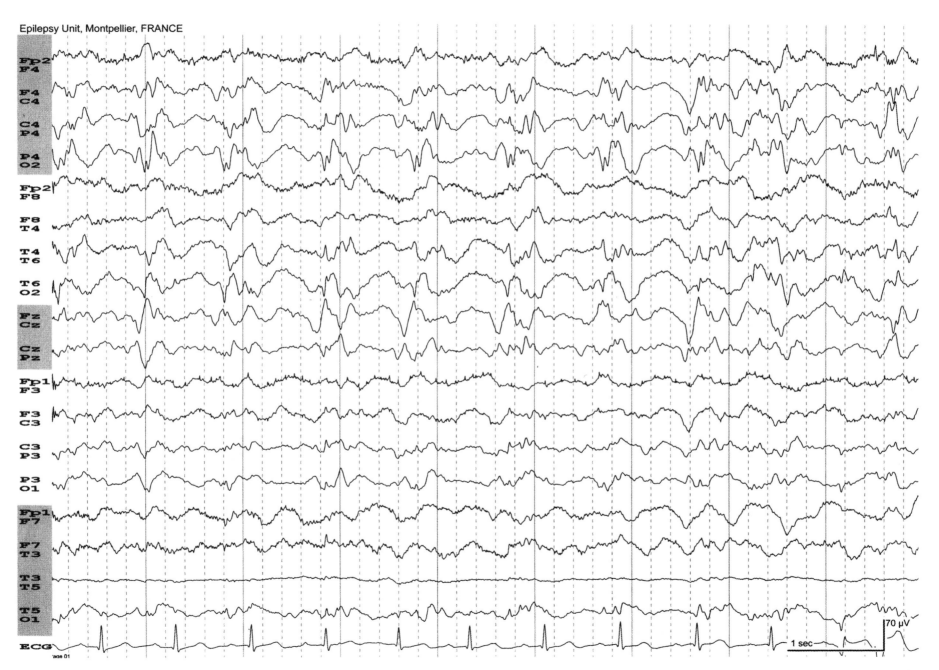

Epilepsy Unit, Montpellier, FRANCE

Ⅵ·5 脑肿瘤：局灶性非惊厥性癫痫持续状态（4）

临床提示

患者，男，66岁。因意识模糊入院。进行性认知及言语功能障碍3个月。头MRI示低级别胶质瘤。

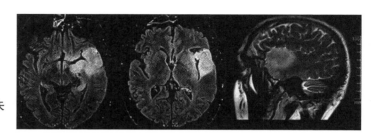

T2 FLAIR轴位和T2矢状位示左侧颞岛脑肿瘤

脑电图特征

闭目状态。在第一段脑电图的起始，背景是不对称的，右侧半球为α节律。左侧中颞区低波幅慢波是一次局灶性发作的起始。在第二段脑电图中电活动波幅渐高，频率渐慢，但仍为局灶性。注意这两段脑电图中，右侧半球的α节律没有变化。

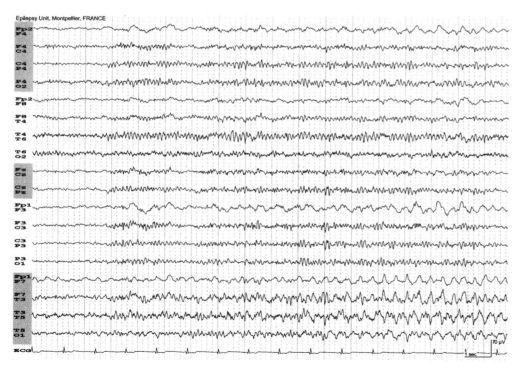

图a 记录速度15mm/s

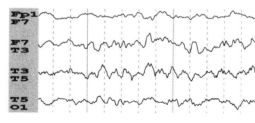

图b 发作起始（节选自图左）

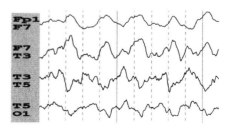

图c 电活动波幅渐高，频率渐慢（节选自图右）

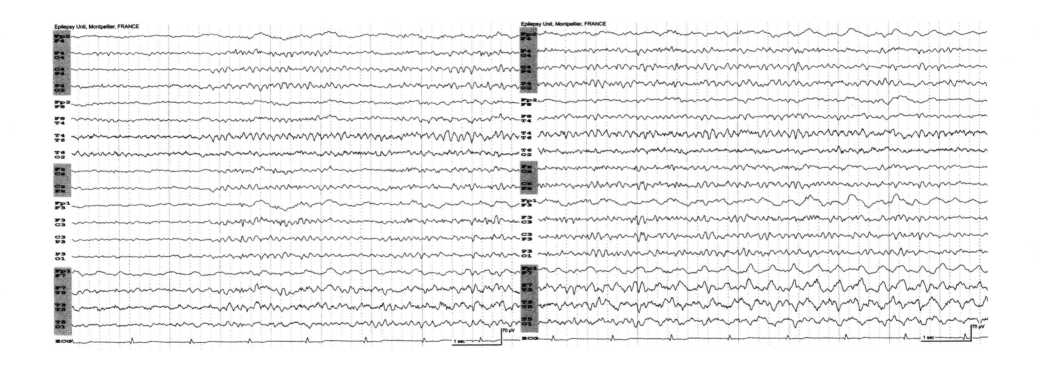

临床提示

同Ⅵ·5患者。癫痫发作持续。

脑电图特点

A和B：左侧颞区持续癫痫发作，无肉眼可见的临床症状。脑电图未见肌电伪差，右侧半球仍存在α节律。C：20秒后。D：发作结束，患者睁眼（睁眼伪差），右侧半球α节律受睁眼影响。

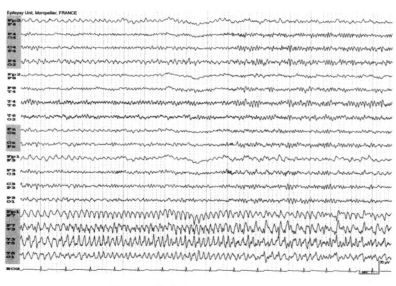

图a　记录速度15mm/s（A和B）

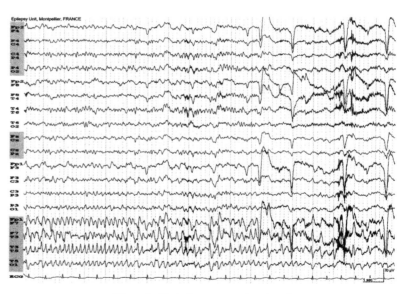

图b　记录速度15mm/s（C和D）

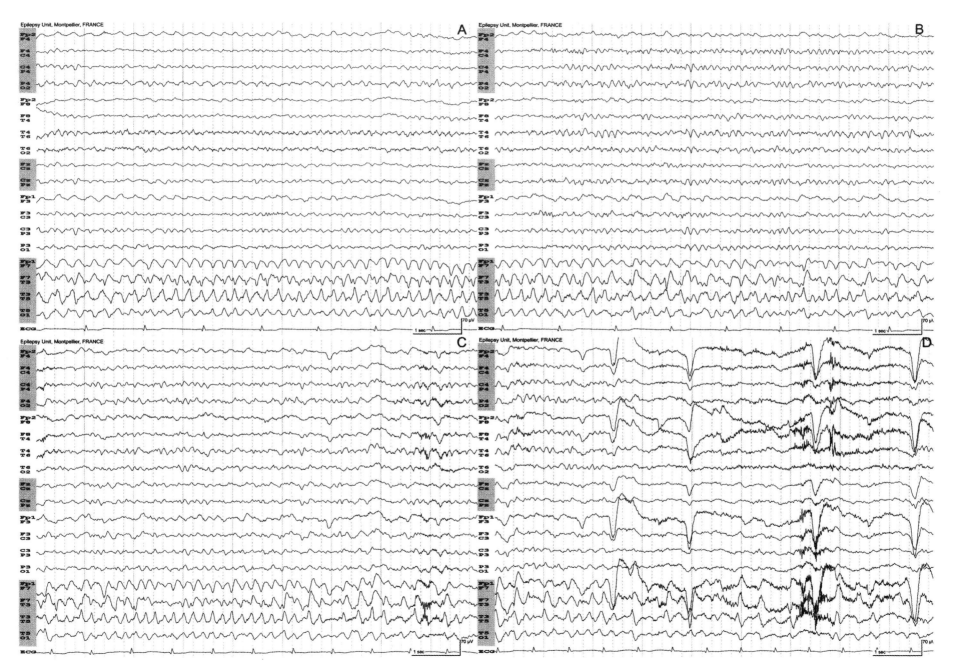

临床提示

患者，女，66岁。结肠癌伴肝脏和骨转移。左侧面部－上肢阵挛发作5次，给予氯硝西泮治疗。入院时表现为警觉性下降、缄默和右侧轻偏瘫。MRI可见3处脑转移。

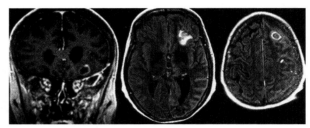

左侧眶额、额叶和中央前回转移瘤，以及与癫痫持续状态相关的左侧丘脑和左侧半球皮质弥漫性高信号

脑电图特征

A：这段脑电图的起始记录了一次发作的结尾，出现一段脑电抑制期，之后跟随一次短暂的发作，表现为棘波起始继而出现波幅渐高的快节律和棘慢复合波。发作起始于左半球中央－顶－颞交界区。发作后脑电抑制期后又出现一次新的发作，这次发作持续时间较长，延续至B、C和D段脑电图。本次癫痫持续状态的诱因似乎为左侧中央前回的转移瘤，而非额叶的病灶。

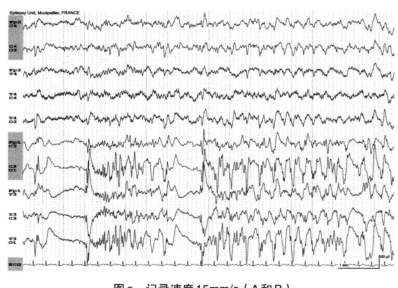

图a　记录速度15mm/s（A和B）

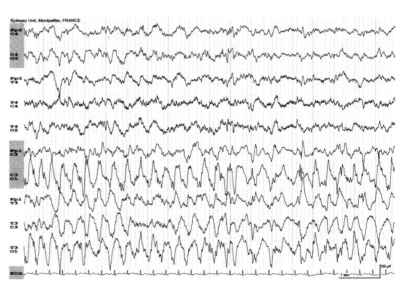

图b　记录速度15mm/s（C和D）

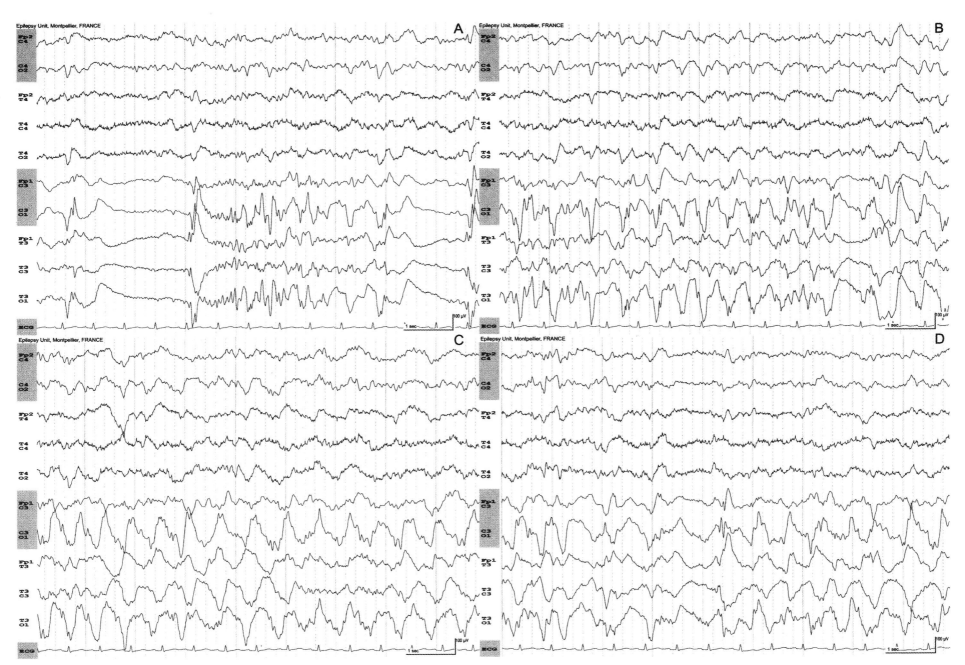

临床提示

患者，男，62岁。因失语就诊。1个月前行胶质瘤手术治疗。CT提示肿瘤复发。

脑电图特征

左侧侧裂上方区域出现频率为1Hz的多棘慢复合波发放，是本例患者的发作模式，符合LPD"附加"模式。周期越短，发作的可能性越大。同时需注意左侧颞区独立低波幅棘慢复合波的出现。本段脑电图展示了一例失语性癫痫持续状态。

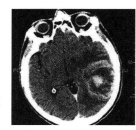

CT示左侧颞叶胶质母细胞瘤

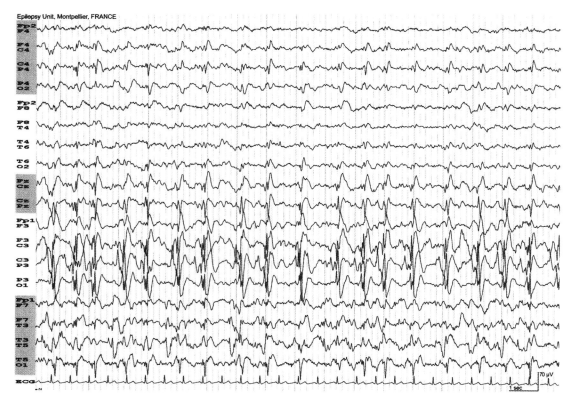

图a　记录速度15mm/s

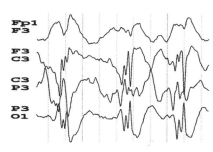

图b　周期性多棘慢复合波

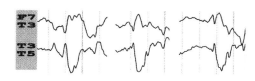

图c　颞区棘慢复合波

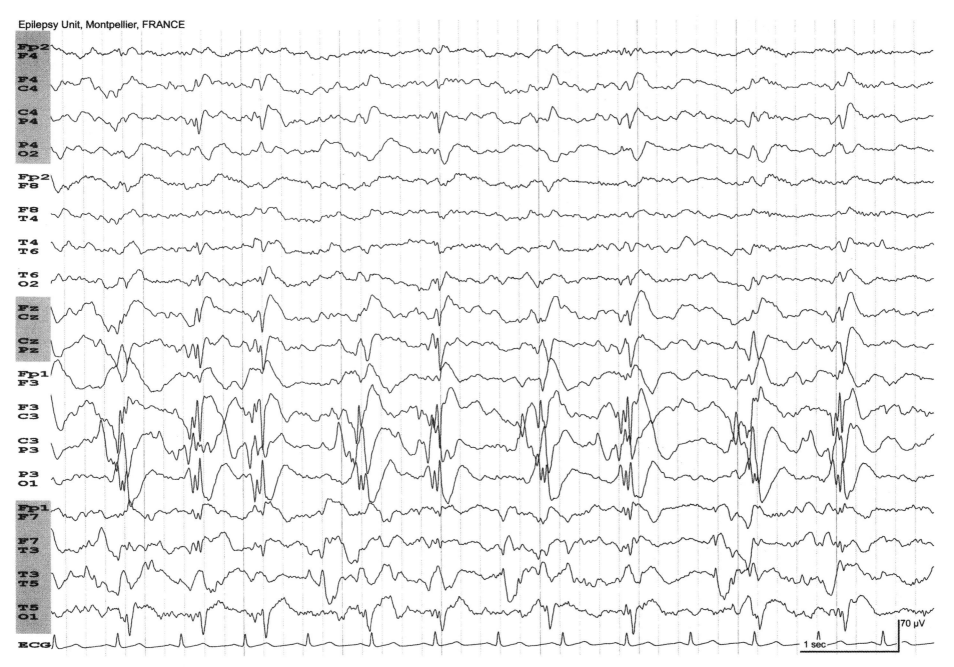

临床提示

患者，男，59岁。因言语障碍入院。2年前因脑转移瘤行手术治疗。

脑电图特征

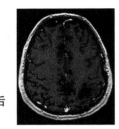

MRI示左侧中央后区术后

低波幅的多棘波后跟随高波幅的多相慢波复合波发放，频率约为1Hz，为LPDs。需注意C3-P3导联位相倒置。放电传播至左颞区，尤其是多棘波放电，亦可波及右侧中央区。这种LPDs"附加"模式与失语性癫痫持续状态相关。

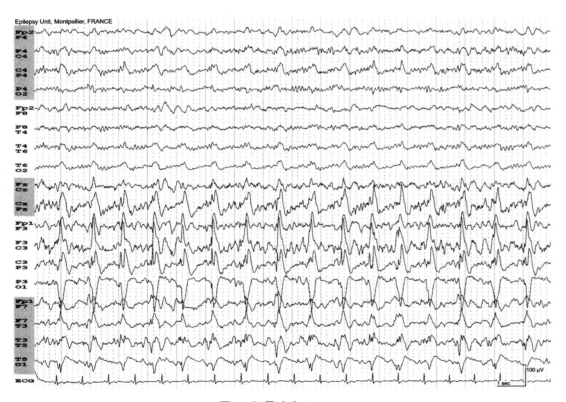

图a 记录速度15mm/s

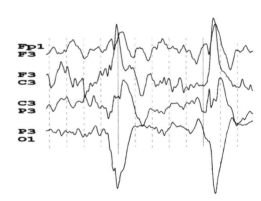

图b C3-P3导联可见位相倒置的LPDs

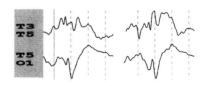

图c 左后颞区低波幅多棘波放电

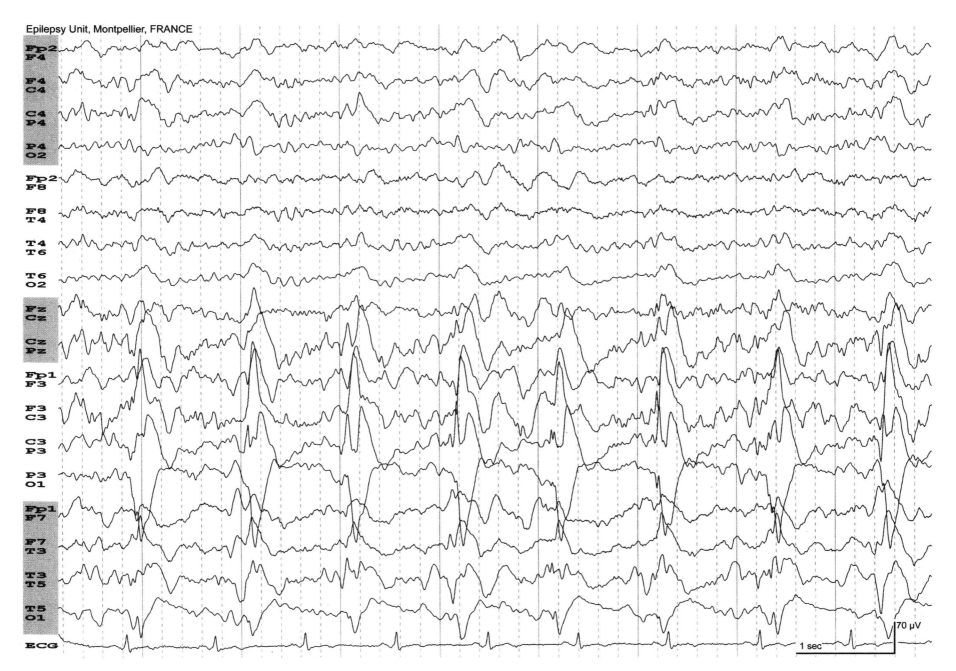

Epilepsy Unit, Montpellier, FRANCE

临床提示

同Ⅵ·10患者。癫痫持续状态终止后4天。

脑电图特点

P3导联见每4～5秒一次位相倒置的LPDs。波形已不如之前高幅及尖锐。相较于上一段脑电图，复合波中未见多棘波成分，可见单个棘波。这些脑电图特征对应发作间期改变。

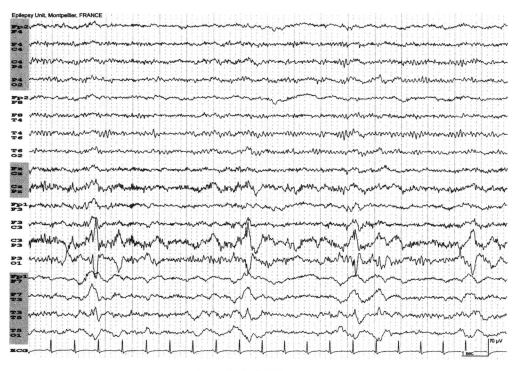

图a　记录速度15mm/s

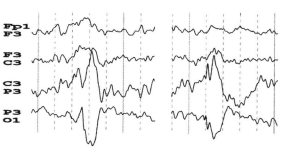

图b　左顶区LPDs

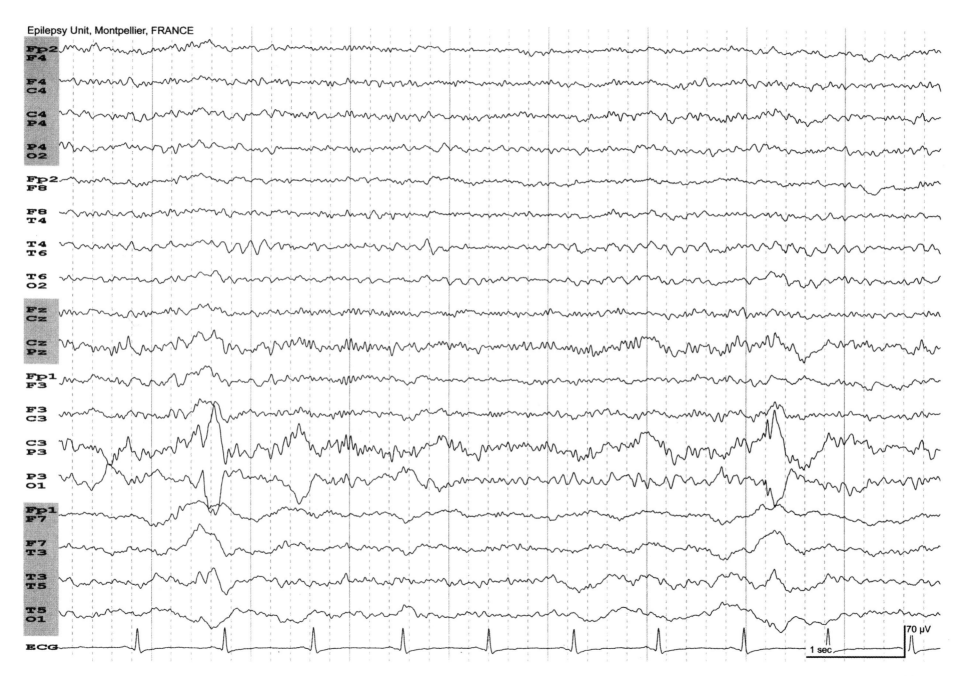

Epilepsy Unit, Montpellier, FRANCE

临床提示

患者，男，35岁。因发作性意识障碍伴双眼左侧偏转入院。患有Ⅲ级胶质瘤进展为恶性神经胶质瘤。

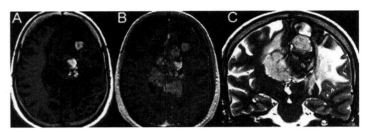

MRI示肿瘤累及胼胝体，周围血管性水肿，瘤体内出血
A. T1像；B.钆增强T1像；
C. T2像

脑电图特征

癫痫发作起始表现为顶中线区14Hz的节律性快活动，之后播散至双侧中央区，左侧为著。

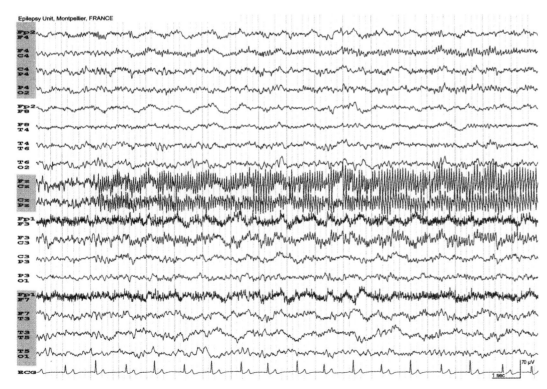

图a　记录速度15mm/s

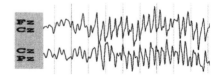

图b　发作起始（节选自图左）

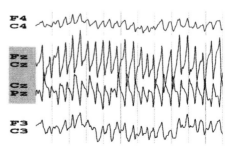

图c　放电扩散至左侧及右侧中央区（节选自图右）

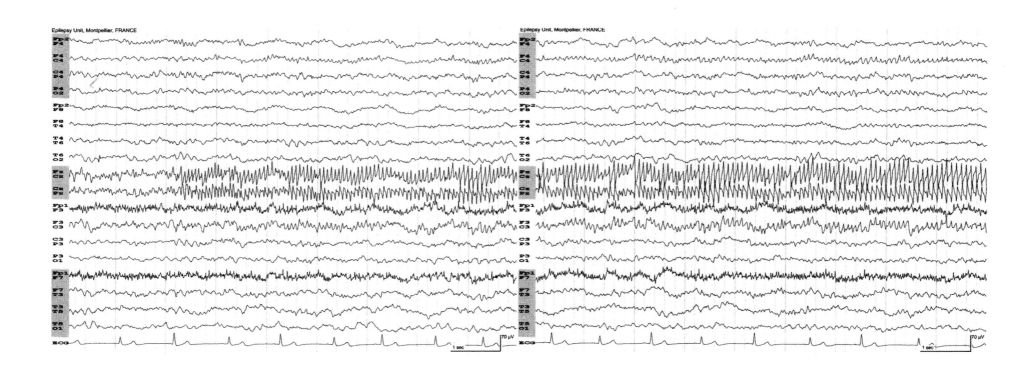

临床提示

同Ⅵ · 11患者。

脑电图特点

A：20秒后，癫痫发作持续于顶中线区。B：发作期癫痫样放电的频率逐渐降低，出现棘慢波。C：发作逐渐停止，顶中线区仍有棘慢波发放。D：发作结束。背景减慢。在15分钟的脑电监测中，患者出现了6次刻板的局灶性发作，顶中线区起源。临床表现为双眼左侧偏转伴意识障碍。注意脑电图上并无肌电伪差。

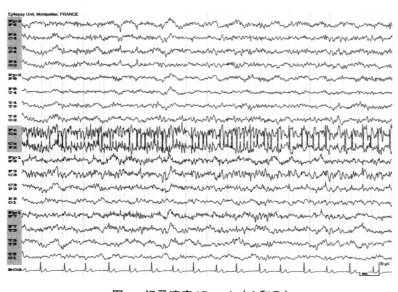

图a　记录速度15mm/s（A和B）

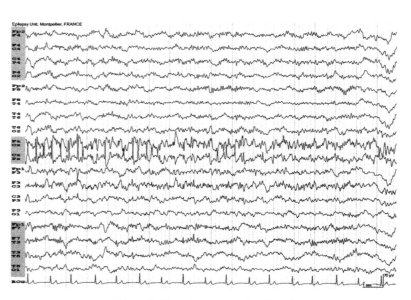

图b　记录速度15mm/s（C和D）

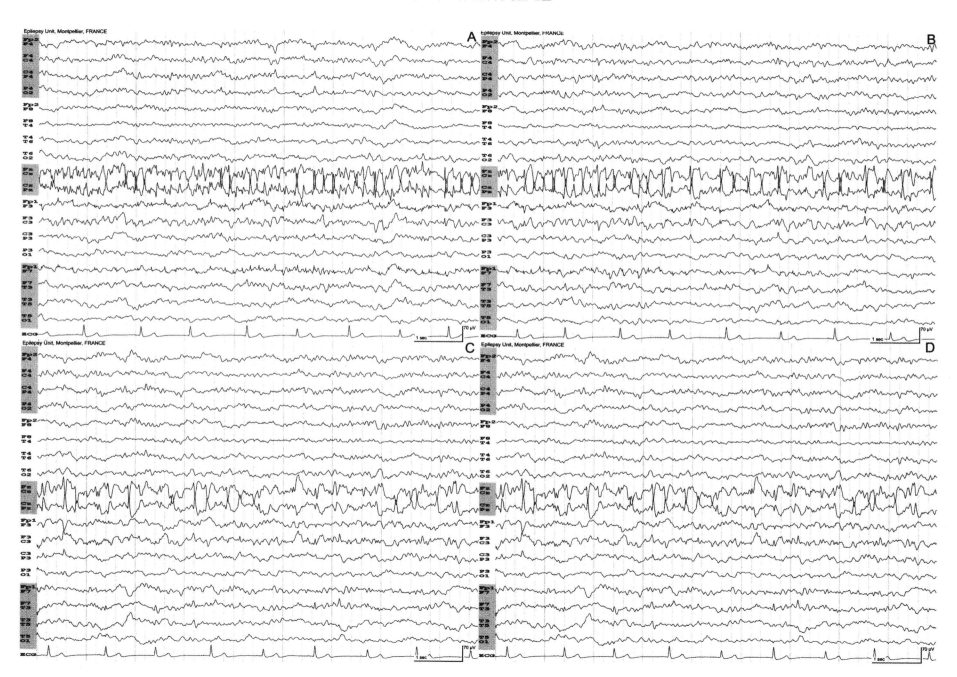

VI · 13　脑肿瘤：部分性癫痫持续状态

临床提示

患者，男，63岁。右侧中央前区Ⅲ级少突胶质细胞瘤。左侧面部阵挛。

脑电图特征

同步左侧面部EMG。此脑电图仅显示了左侧面部肌肉收缩时的肌电伪差。注意EMG上记录的肌肉收缩。尽管该患者处于癫痫持续状态，脑电图上并未显示明显的癫痫样电活动。

评注

部分性癫痫持续状态是具有简单运动特征的局灶性癫痫持续状态的一种，通常只能记录到肌电伪差。有时，脑电图逆向平均电位技术可以检测到中央沟附近的异常电位。

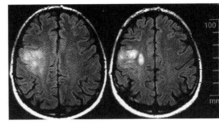

T2 FLAIR示右侧中央前区肿瘤

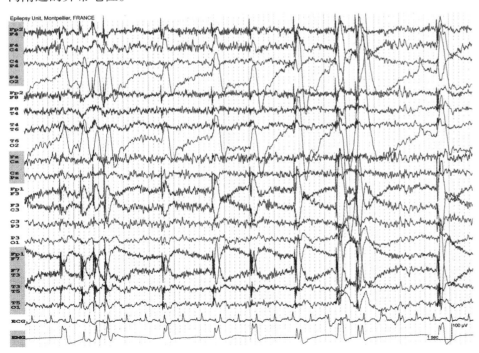

图a　记录速度15mm/s

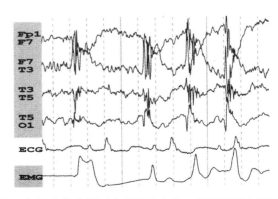

图b　左侧颞区与肌电伪差相对应的快速电位，同时伴随左侧面颊肌肉收缩

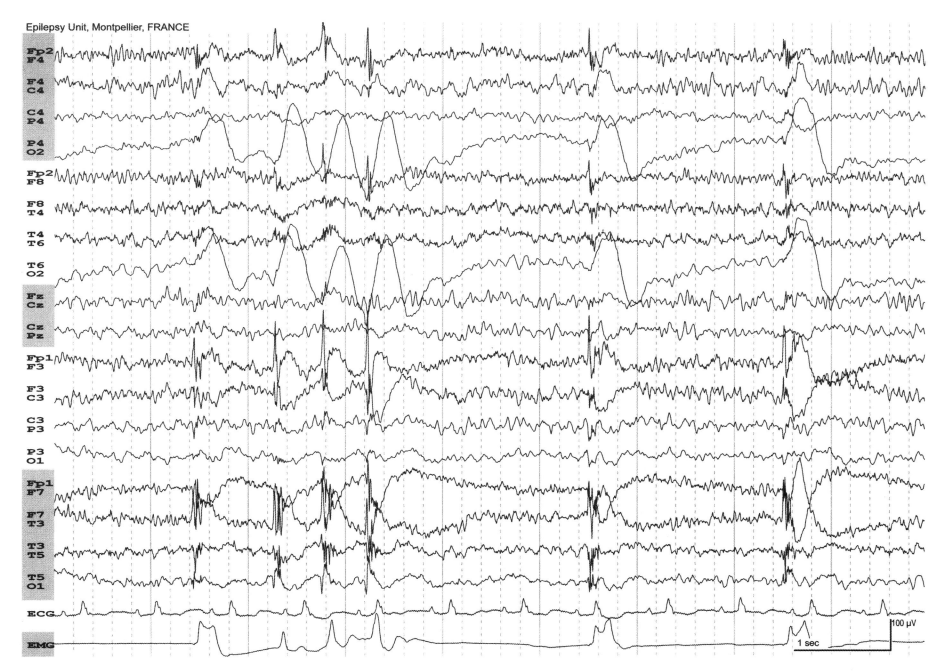

Epilepsy Unit, Montpellier, FRANCE

临床提示

患者，女，62岁。因严重脑外伤就诊。伤后第9天监测脑电图，尽管监测5天前已经停用镇静药物，患者仍未苏醒。无脓毒血症或代谢异常。脑电图监测13天后患者逐渐恢复。

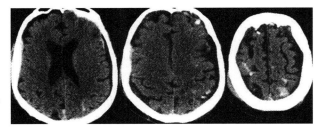

CT示右侧硬膜外血肿，外伤性挫伤及蛛网膜下腔出血

脑电图特征

可见双侧不对称的具有三相波形态的周期性放电，频率为1.5Hz。右侧为著，该侧存在硬膜外血肿。

评注

颅内出血及脑外伤中均可记录到三相波（Sutter等，2013）。这种脑电图改变可理解为代谢性脑病，但并不是非惊厥性癫痫持续状态。放电模式常呈单一形态。

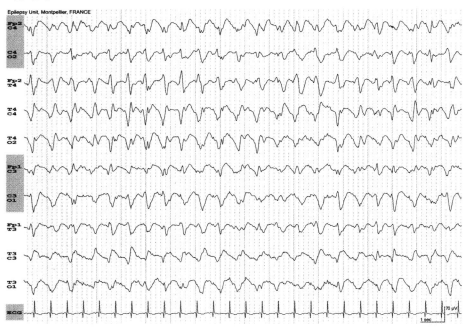

图a　记录速度15mm/s

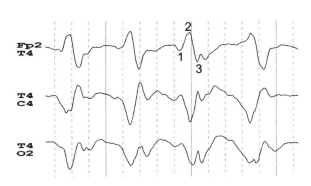

图b　非代谢性三相波发放

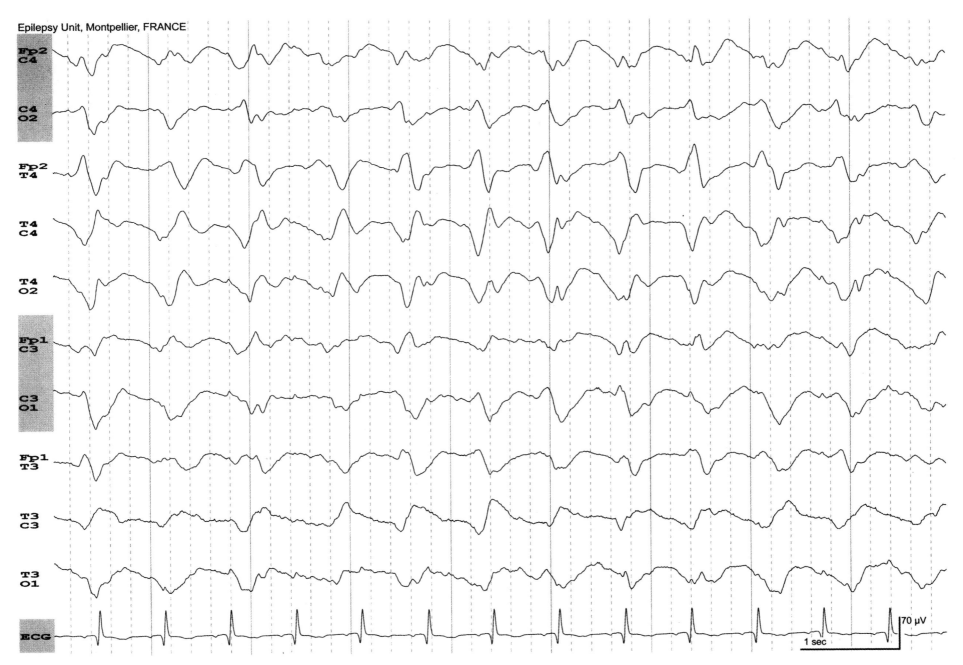

Epilepsy Unit, Montpellier, FRANCE

临床提示

患者，男，66岁。因酗酒后头部外伤就诊。脑电图示局灶性运动性癫痫发作。

脑电图特点

左图：左侧中央区11Hz的低波幅电活动提示癫痫发作起始。右图：可见左侧中央区电活动持续，并扩散至顶中线区，继而扩散至对侧。未见临床症状。

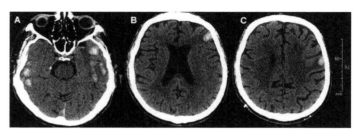

CT示左侧及右侧颞区（A）、左侧额区（B）及左侧前运动区（C）出血性脑挫伤

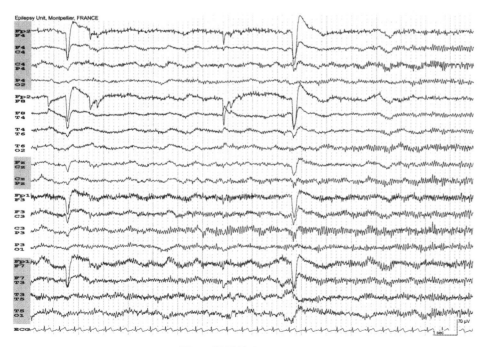

图a　记录速度15mm/s

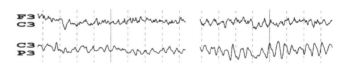

图b　癫痫发作起始于左侧中央区（节选自图左）

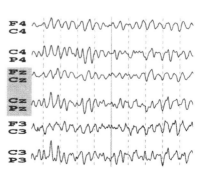

图c　左侧、右侧中央区及顶中线区的发作期电活动（节选自图右）

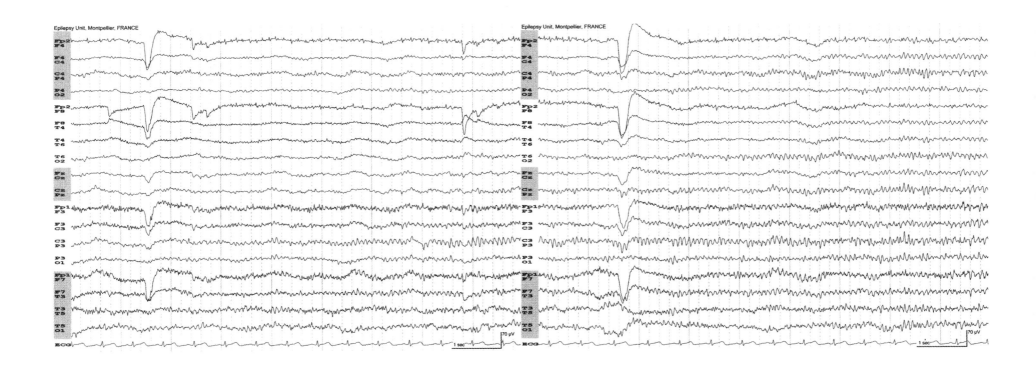

临床提示

同Ⅵ · 15患者。

脑电图特征

A：左半球发作期持续放电，逐渐扩散至右侧中央区。B：患者头向右侧偏转，注意左颞区的头动伪差及肌电伪差。C：10秒后，患者右侧半身肌肉收缩。注意肌电伪差是非对称性的，以右侧为著。发作期电活动仅见于T5-O1导联。D：20秒后，肌肉逐渐松弛。患者临床表现为右半身阵挛。肌电伪差以右侧为著。此后右侧抽搐逐渐减少，并在第4张脑电图后20秒停止。发作结束后可见弥漫性低电压。

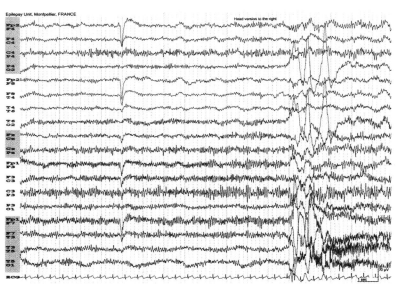

图a　记录速度15mm/s（A和B）

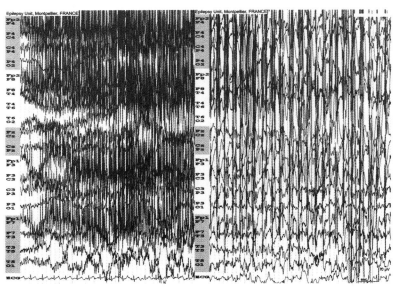

图b　记录速度15mm/s（C和D）

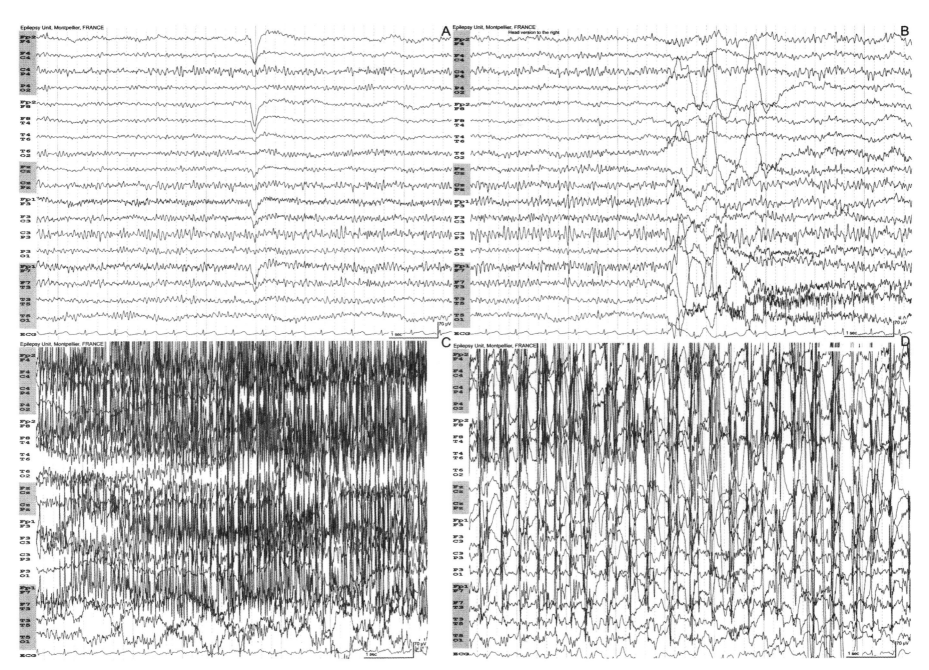

临床提示

患者，男，69岁。因严重头外伤3周后左侧偏身阵挛发作伴意识障碍就诊。

脑电图特点

偏侧高波幅伪周期样放电，里面可见棘波或多棘波，周期并非固定不变，符合 LPDs "附加"模式。LPDs在顶－颞－枕交界区更著。部分复合波后伴随全面抑制（脑电记录速度15mm/s）。高波幅、短周期、合并棘波、周期性全面抑制及神经系统体征均提示高致痫性，需要给予积极抗癫痫治疗。

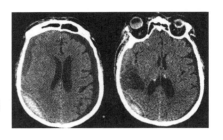

CT示右侧亚急性硬膜下血肿及右侧脑挫伤

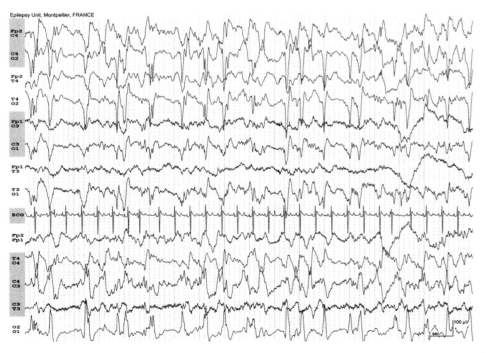

图a　记录速度15mm/s

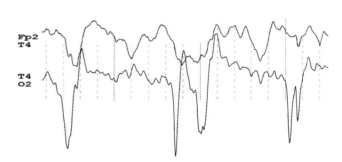

图b　LPDs "附加"模式

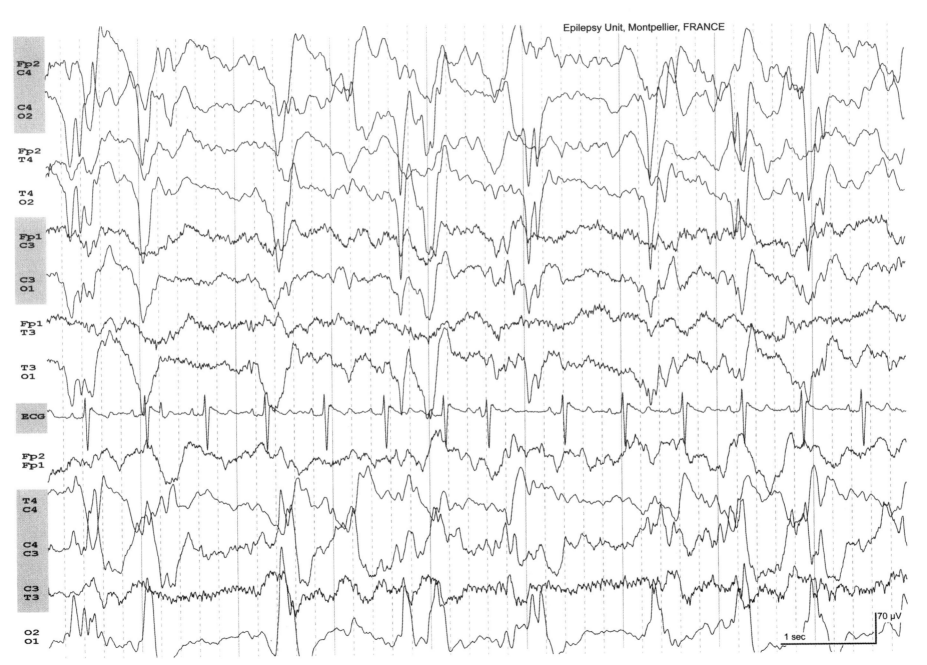

临床提示

同Ⅵ · 17患者，且为同次脑电记录。

脑电图特征

A：由发作间期向发作期过渡。LPDs的周期变短。图的末端可见发作起始。B：右侧中央区节律性慢波起始，其上叠加低波幅快节律，T4-C4及C4-C3
导联为著。需注意心电图上记录的与左侧偏身阵挛锁时的伪差。发作中顶－颞－枕交界区的LPDs持续存在，O2-O1导联为著。C和D：可见右侧中央区发
作期持续10 ～ 12Hz低波幅放电。10秒后发作停止。LPDs持续存在，心电图上的肌电伪差消失。

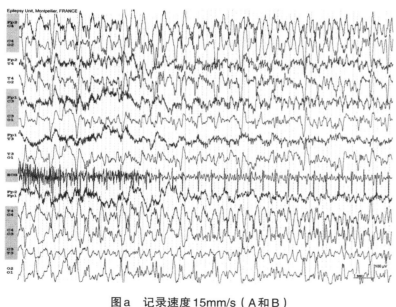

图a　记录速度15mm/s（A和B）

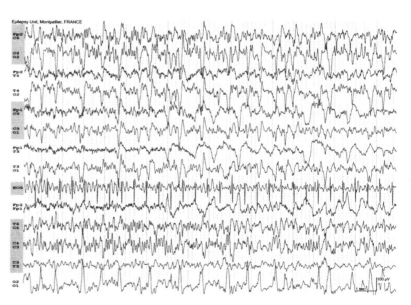

图b　记录速度15mm/s（C和D）

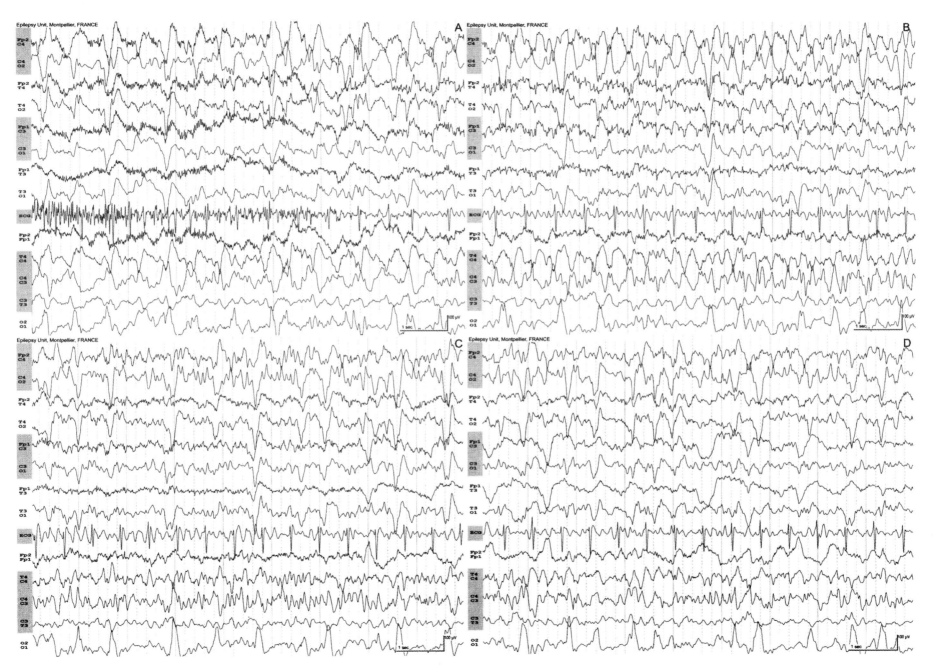

临床提示

患者，女，66岁。5年前在严重头外伤后因脑血肿行手术治疗，首次因左侧偏身局灶性运动性癫痫发作及偏瘫就诊。左侧面颊肌肉阵挛。

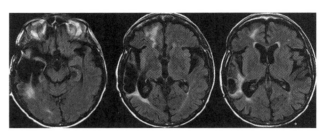

T2 FLAIR 示脑外伤后遗症
及右侧脑血肿术后改变

脑电图特征

左侧导联，尤其是颞区导联可见肌电伪差，与部分性癫痫持续状态下几乎连续的、不规则的阵挛发作相对应。右侧中央区并未见到明显的棘波发放，主要为δ波。右侧颞区亦可见阵挛伪差，部分似乎独立于左侧的阵挛发作。

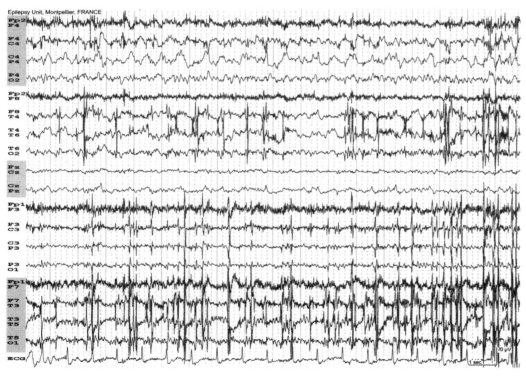

图a　记录速度15mm/s

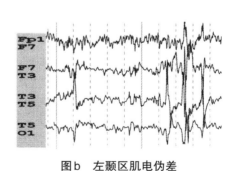

图b　左颞区肌电伪差

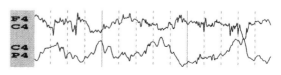

图c　右侧中央区δ慢波

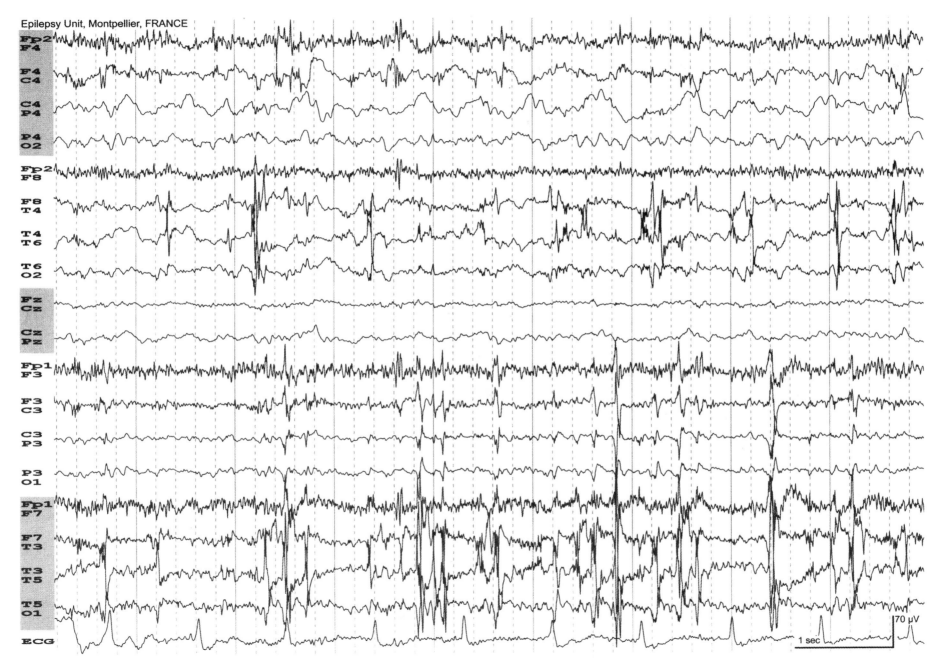

临床提示

同Ⅵ·19患者，且为同次脑电记录。

脑电图特征

A：阵挛伪差后跟随右侧中央区节律性电活动。B：癫痫发作持续，放电局限于右侧中央区。C和D：发作期电活动逐渐演变为周期样发放，D图末尾发作终止。本次癫痫发作为临床下发作。注意发作期间左颞区未见阵挛伪差。

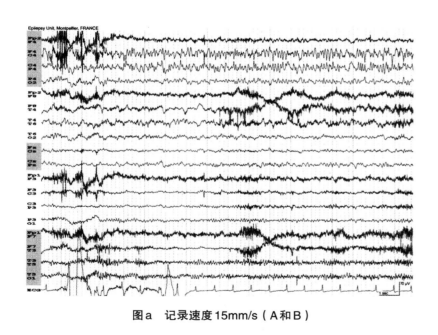

图a　记录速度15mm/s（A和B）

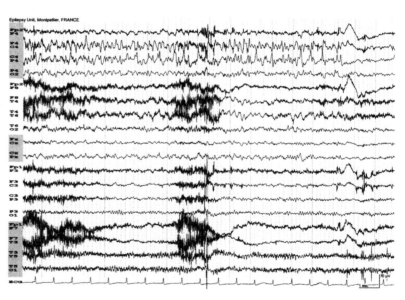

图b　记录速度15mm/s（C和D）

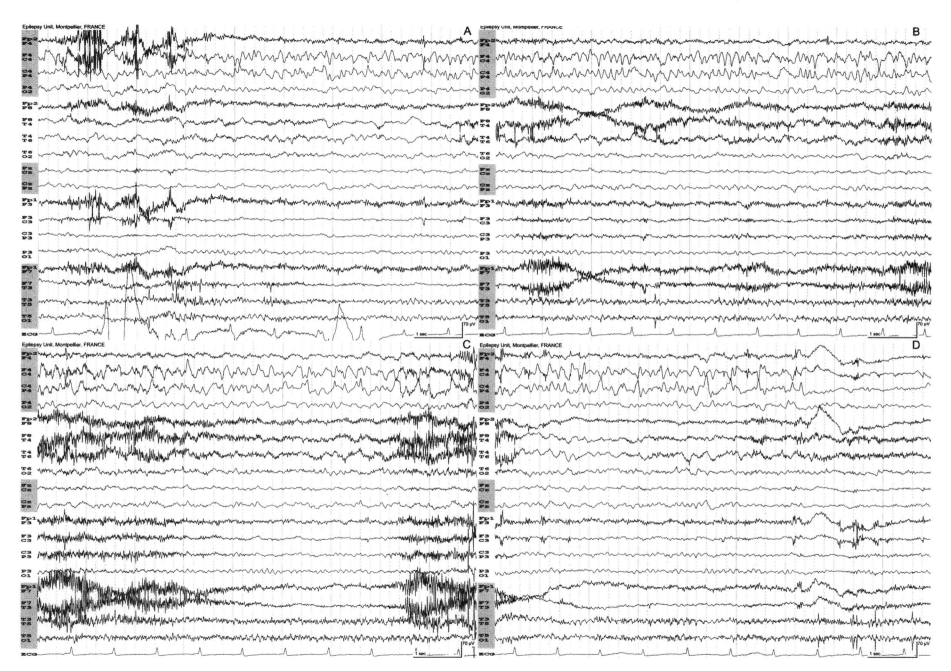

VI · 21　硬膜下血肿：非惊厥性癫痫持续状态

临床提示

患者，男，59岁。因左侧偏身运动性癫痫发作伴发作后偏瘫5次入院治疗。CT示双侧慢性硬膜下血肿伴近期出血。入院后3天行脑电图检查，患者意识模糊。

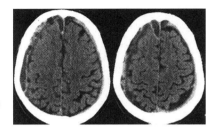

CT示双侧硬膜下血肿，
右侧为著

脑电图特点

右侧顶–枕–颞区1Hz的偏侧周期性放电，符合LPDs "附加"模式。注意周期并非固定。
LPDs "附加"模式及其动态演变支持该脑电图为癫痫发作期表现，在本例中患者仅表现为意识模糊，即非惊厥性癫痫持续状态。

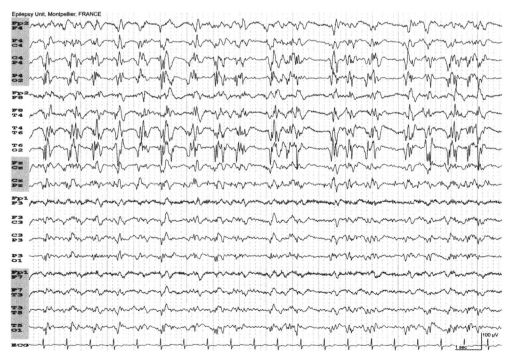

Epilepsy Unit, Montpellier, FRANCE

图a　记录速度15mm/s

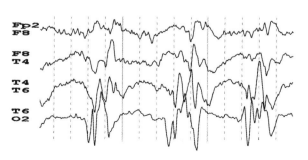

图b　LPDs "附加"模式（复合波包含多棘波）

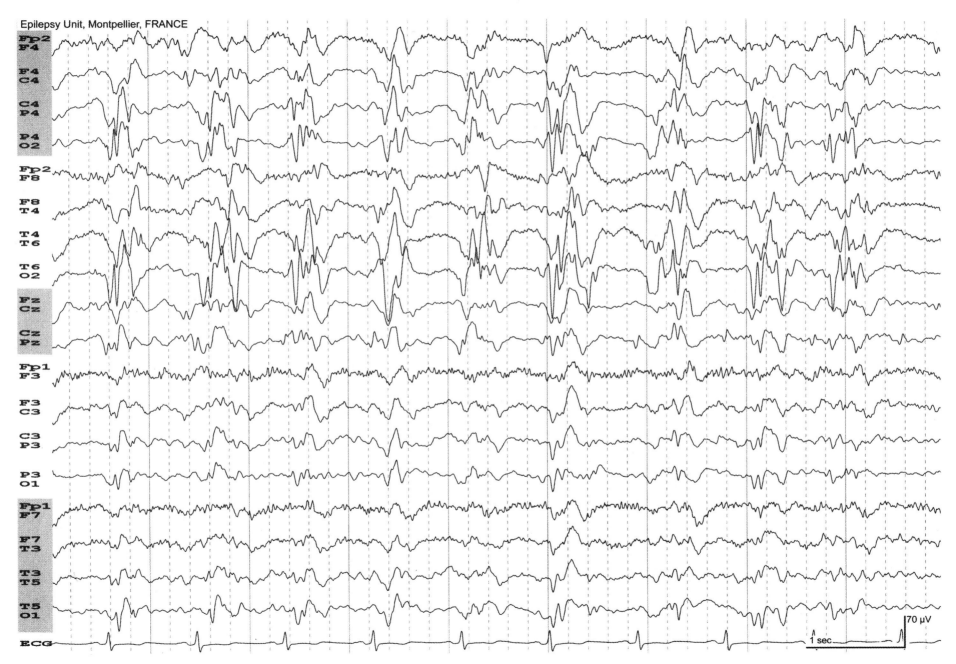

Epilepsy Unit, Montpellier, FRANCE

参 考 文 献

1. Auer RN. Hypoglycemic brain damage. Forensic Sci Intn 2004; 146: 105-10.

2. Aurangzeb S, Symmonds M, Knight RK, Kennett R, Wehner T, Irani SR. LGI1-antibody encephalitis is characterised by frequent, multifocal clinical and subclinical seizures. Seizure 2017; 50: 14-17.

3. Baldy-Moulinier M, Besset A, Calvet B, Michel H. [24 hour polygraphic study of the waking-up and falling asleep periods in patients with hepatic encephalopathy (author's transl)]. Rev Electroencephalogr Neurophysiol Clin 1981; 11: 123-32.

4. Bora I, Demir AB, Uzun P. Nonconvulsive status epilepticus cases arising in connection with cephalosporins. Epilepsy Behav Case Rep 2016; 6: 23-7.

5. Canafoglia L, Franceschetti S, Antozzi C, et al. Epileptic phenotypes associated with mitochondrial disorders. Neurology 2001; 56: 1340-6.

6. De Simone R, Puig XS, Gélisse P, Crespel A, Genton P. Senile myoclonic epilepsy: delineation of a common condition associated with Alzheimer's disease in Down syndrome. Seizure 2010; 19: 383-9.

7. Dichgans M, Mayer M, Uttner I, et al. The phenotypic spectrum of CADASIL: clinical findings in 102 cases. Ann Neurol 1998; 44: 731-9.

8. Eriksson B, Wictor L. EEG with triphasic waves in Borrelia burgdorferi meningoencephalitis. Acta Neurol Scand 2007; 116: 133-6.

9. Farrell DF. The EEG in progressive multifocal leukoencephalopathy. Electroencephalogr Clin Neurophysiol 1969; 26: 200-5.

10. Fournet A, Lanternier. Constatations électroencéphalographiques dans 17 cas d'encéphalopathie de Gayet-Wernicke. Rev Neurol (Paris) 1956; 94: 644-5.

11. Gaches J, Foncin JF, Risvegliato M. The diagnostic value of the E.E.G. in herpes encephalitis. Rev EEG Neurophysiol 1978; 8: 426-35.

12. Garrel S, Reymond F, Detter M. [Reye's syndrome a clinical and electrophysiological study of four patients. (author's transl)]. Rev Electroencephalogr Neurophysiol Clin 1977; 7: 479-85.

13. Genton, P, Paglia G. Epilepsie myoclonique sénile? Myoclonies d'apparition tardive dans le syndrome de Down. Epilepsies 1994; 1: 5-11.

14. Hirsch LJ, Brenner RP. Atlas of EEG in critical care. Wiley-Blackwell, 2010.

15. Hirsch LJ, LaRoche SM, Gaspard N, et al. American Clinical Neurophysiology Society's Standardized Critical Care EEG Terminology: 2012 version. J Clin Neurophysiol 2013; 30: 1-27.

16. Ikeda A, Klem GH, Lüders HO. Metabolic, Infectious, and hereditary encephalopathies. In: Ebersolr JS, Pedley TA (editors). Current Pratice of Clinical Electroencephalography, third edition. Lippincott Willams & Wilkins, 2003: pp 348-377.

17. Imfeld P, Bodmer M, Schuerch M, Jick SS, Meier CR. Seizures in patients with Alzheimer's disease or vascular dementia: a population-based nested case-control analysis. Epilepsia 2013; 54: 700-7.

18. Kaplan PW. Clinical presentations of nonconvulsive satus epilepticus. In: Drislane FW (editor). Status Epilepticus. A Clinical Perspective. Totowa, New Jersey: Humana press, 2008: pp 197-220.

19. Kleiter I, Schröder M, Lürding R, et al. Early changes on electroencephalography in natalizumab-associated progressive multifocal leucoencephalopathy. Mult Scler 2010; 16: 749-53.

20. Konno S, Sugimoto H, Nemoto H, et al. Triphasic waves in a patient with tuberculous meningitis. J Neurol Sci 2010; 291: 114-7.

21. Kouraichi N, Brahmi N, Elghord H, Béji O, Thabet H, Amamou A. Chloralose poisoning: Prognostic factors and management. Réanimation 2010; 19: 581-586.

22. Laxenaire-Aug MC, Laxenaire M, Collombier N, Weber M, Saunier C. [EEG changes during acute respiratory failurin chronic pulmonary patients]. Respiration 1970; 27: 345-62.

23. Leff AP, McNabb AW, Hanna MG, Clarke CR, Larner AJ. Complex partial status epilepticus in late-onset MELAS. Epilepsia 1998; 39: 438-41.

24. Lima MA, Drislane FW, Koralnik I. Seizures and their outcome in progressive multifocal leukoencephalopathy. Neurology 2006; 66: 262-4.

25. Miller B, Brick J. Triphasic sharp waves in a patient with carcinomatous meningitis. Clin Electroencephalogr 1989; 20: 259-61.

26. Navarro V, Kas A, Apartis E, et al. Motor cortex and hippocampus are the two main cortical targets in LGI1-antibody encephalitis. Brain 2016; 139: 1079. 93.

27. Nieman EA. The electroencephalogram in myxedema coma: clinical and electroencephalographic study of three cases. Br Med J 1959; 1: 1204-8.

28. Pasarikovski CR, Alotaibi NM, Al-Mufti F, Macdonald RL. Hypertonic saline for increased intracranial pressure after aneurysmal subarachnoid hemorrhage: A systematic review. World Neurosurg 2017; 105: 1-6.

29. Porter RJ, Penry JK. Petit mal status. Adv Neurol 1983; 34: 61-7.

30. Reiher J, Rivest J, Grand'Maison F, Leduc CP. Periodic lateralized epileptiform discharges with transitional rhythmic discharges: association with seizures. Electroencephalogr Clin Neurophysiol 1991; 78: 12-7.

31. Renard D, Nerrant E, Lechiche C. DWI and FLAIR imaging in herpes simplex encephalitis: a comparative and topographical analysis. J Neurol 2015; 262: 2101-5.

32. River Y, Zelig O. Triphasic waves in myxedema coma. Clin Electroencephalogr 1993; 24: 146-50.

33. Sadoul P, Laxenaire M, Aug MC, Collombier N, Weber M, Saunier C. [Value of EEG during resuscitation in chronic pulmonary with acute decompensation]. Rev Electroencephalogr Neurophysiol Clin 1971; 1: 203-4.

34. Schmitt SE, Pargeon K, Frechette ES, Hirsch U, Dalmau J, Friedman D. Extreme delta brush: a unique EEG pattern in adults with anti-NMDA receptor encephalitis. Neurology 2012; 79: 1094-100.

35. Slaughter AF, Roddy SM, Holshouser BA, Abd-Allah SA. Magnetic resonance spectroscopy and electroencephalography in baclofen coma. Pediatr Neurol 2006; 34: 151-5.

36. Subramanian R, Khardori R. Severe hypophosphatemia. Pathophysiologic implications, clinical presentations, and treatment. Medicine (Baltimore) 2000; 79: 1-8.

37. Sutter R, Kaplan PW. Uncovering clinical and radiological associations of triphasic waves in acute encephalopathy: a case-control study. Eur J Neurol 2014; 21: 660-6.

38. Sutter R, Stevens RD, Kaplan PW. Significance of triphasic waves in patients with acute encephalopathy: a nine-year cohort study. Clin Neurophysiol 2013; 124: 1952-8.

39. Westmoreland BF. The EEG in cerebral inflammatory processes. In: Nidermeyer E, Da Silva FL. (editors). Electroencephalography: Basic Principles, Clinical Applications and Related Fields, fifth edition. Philadelphia: Lippincott Williams & Wilkins, 2005: pp 323-338.

40. Wieser HG, Schindler K, Zumsteg D. EEG in Creutzfeldt-Jakob disease. Clin Neurophysiol 2006; 117: 935-51.

41. Wijdicks EF. Hepatic encephalopathy. N Engl J Med 2016; 375: 1660-1670.

42. Wilson JX, Young GB. Progress in clinical neurosciences: sepsis-associated encephalopathy: evolving concepts. Can J Neurol Sci 2003; 30: 98-105.

43. Wynn D, Lagerlund T, Mokri B, Westmoreland B. Periodic complexes in hypothyroidism masquerading as Jakob-Creutzfeldt disease: a case report, Electroencephalogr Clin Neurophysiol 1989; 72: 31P (Abstract).

索　引